ドイツ生まれの自然療法

ホメオパシーってなあに？

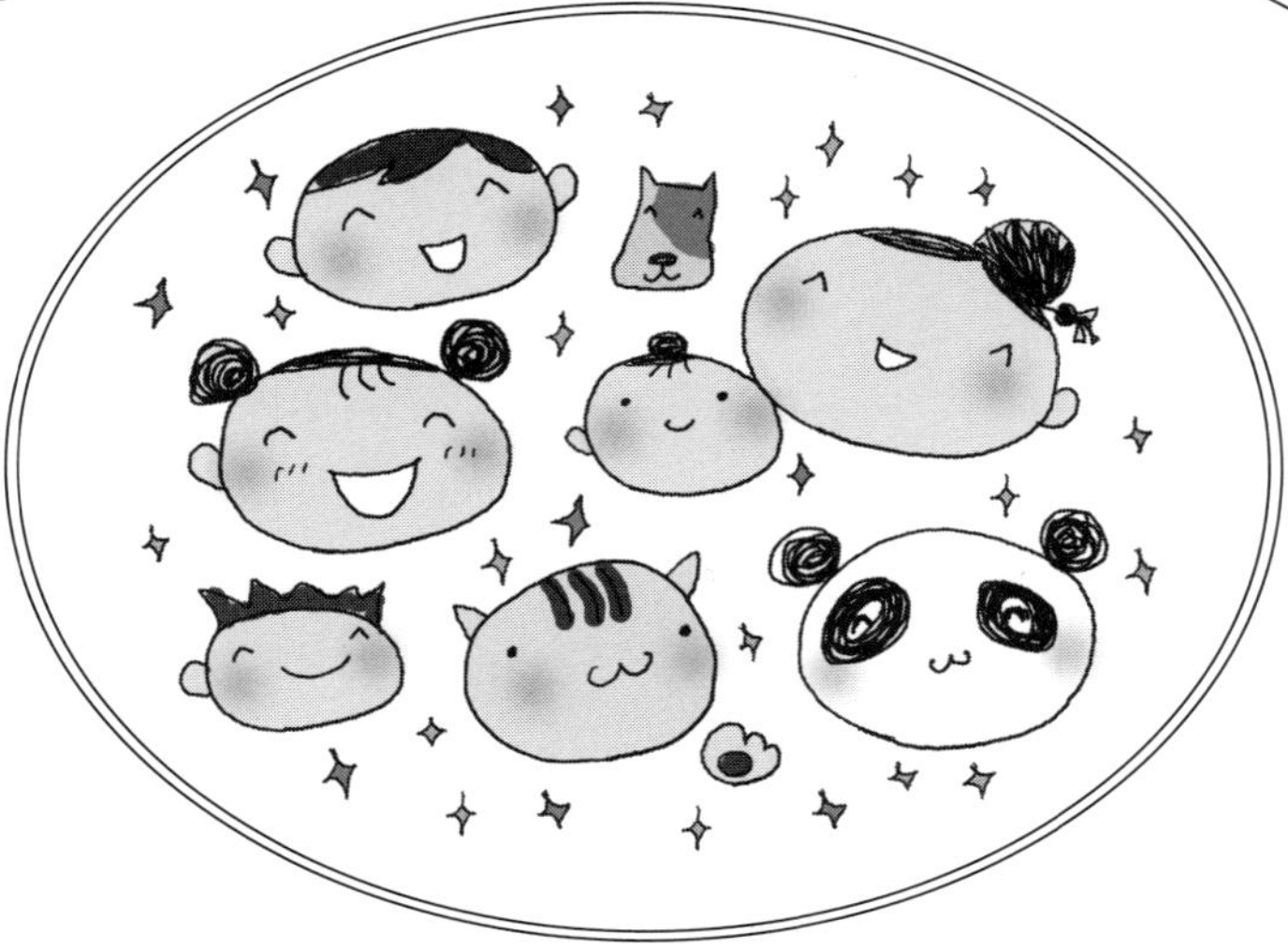

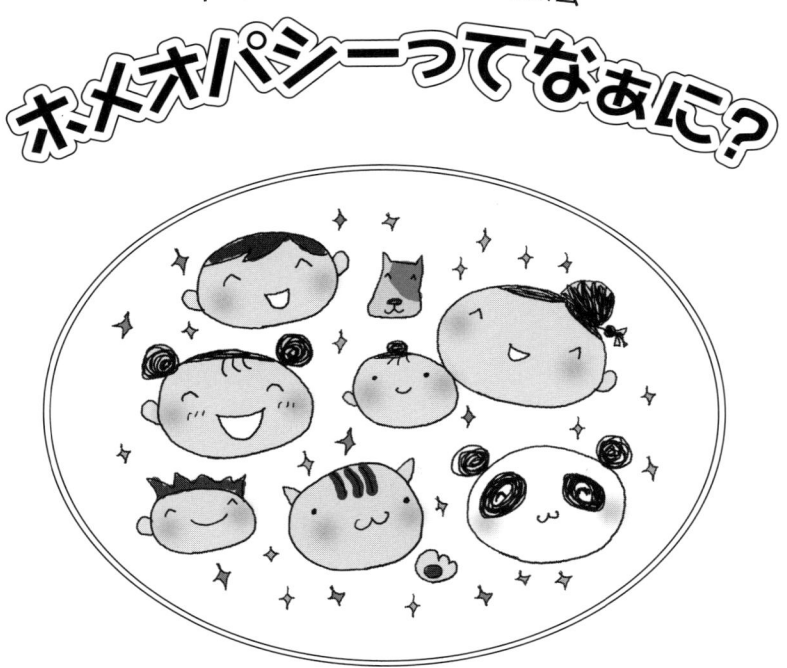

CHhom（カレッジ・オブ・ホリスティック・ホメオパシー）編

橋本美里　絵

ホメオパシー出版

目次

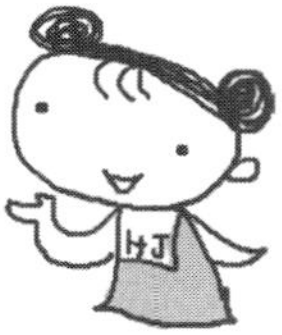

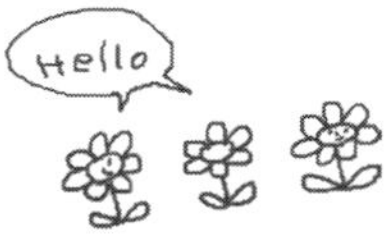

謝辞……11
ごあいさつ……13
はじめに……15

第1章　ホメオパシーってなぁに？……21

ホメオパシーってなぁに？……22
ドイツから世界へ広がったホメオパシー……23
コラム：スイス国民が選んだ代替療法　ホメオパシー……30
ホメオパシーを愛用している世界中の著名人たち……31
ヨーロッパ人は薬をすぐにとらない!?……33
日本は薬の超消費大国……37
自然療法へのステップ……38

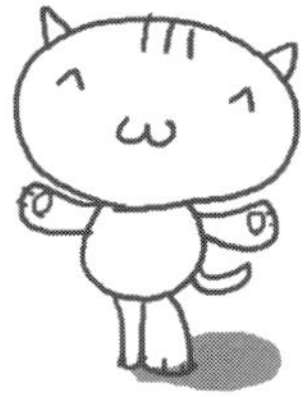

体験談（一般）：お医者さんと自然療法 …… 38
体験談（学生）：検査は必ず！ …… 39
ホメオパシーの「同種療法」とは？ …… 40
体験談（学生）：お風呂の後の行水 …… 41
ホメオパシー（同種療法）とレメディー …… 43
ホメオパシーの歴史１　――ホメオパシーの始まり …… 46
ホメオパシーの歴史２　不思議な砂糖玉――レメディー …… 51
ホメオパシーの歴史３　レメディーってどうやってつくっているの？ …… 54
ポーテンシー …… 56
ホメオパシーの歴史４　病気の源――マヤズム …… 59
マヤズム …… 64
ホメオパシーの歴史５　ハーネマンの生涯 …… 67
マテリア・メディカとレパートリー …… 72
メモ：宇宙探求への鍵――マテリア・メディカ …… 77
急性病と慢性病 …… 78

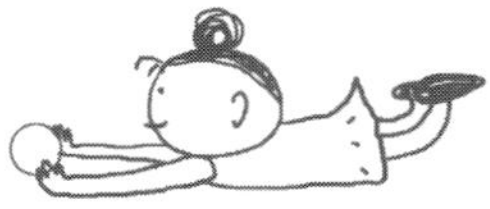

全体をみるホメオパシー …… 80
レメディーの不思議 …… 82
植物にも動物にも使われるホメオパシー …… 86
ホメオパシーのレメディーで実験　――「自分らしく、素のままで」 …… 89
レメディーを試してみたい …… 95
付録：超簡略マテリア・メディカ　――基本レメディー …… 95
体験談（学生）：こどもはホメオパシーっ子 …… 99
体験談（学生）：ホメオパシー仲間がいると心強い …… 99

第2章　**ホメオパシーで意識改革** …… 101

どうして病気になるのかな？ …… 102
バイタルフォースが主役です …… 105

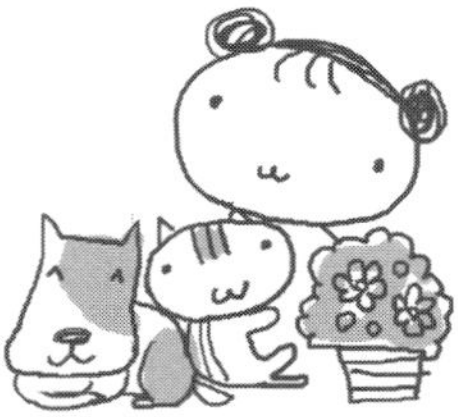

世界に共通の概念：バイタルフォース……106
健康＝自分らしく幸せに生きていること……107
病気は体からの「メッセージ」と「お掃除」……113
体験談（学生）：こどもとホメオパシー……117
メモ：ベラドーナ……117
こども時代は体の基礎づくり……118
心に寄り添うホメオパシーのレメディー……121
体験談（学生）：お母さんはマラソン選手のコーチ……127
ホメオパシーと現代医学の違い　――異種療法と同種療法の違い……128
コラム：抗生物質と耐性菌……132
薬の体への影響力……133
自己治癒力を信じて、病気を治す……133
体験談（学生）：初めてのホメオパシーは次女のとびひ……139
アレルギー体質と免疫と抗体の関係って？……139
コラム：ちょっとまって！　予防接種について考えてみて……145

目次

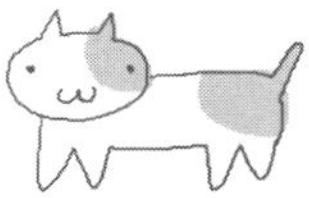

手をつなぐホメオパシーと現代医療……150
あなた自身が選ぶ治療法……153
お母さんが「ガイドライン」をつくって！……154
こどもの病気で自分を責めないで！……158
ホメオパシーと心……159
心のアレルギー……159
常識って何？……162
インナーチャイルドをつくらない子育てって？……165
二人の〝わたし〟の葛藤――虐待・育児放棄の真犯人……167
インナーチャイルドの解放……169
インナーチャイルドの連鎖を断ち切る！……174
心の〝免疫力〟……177
魂の病気……179
解決の鍵は自分がもっている……180

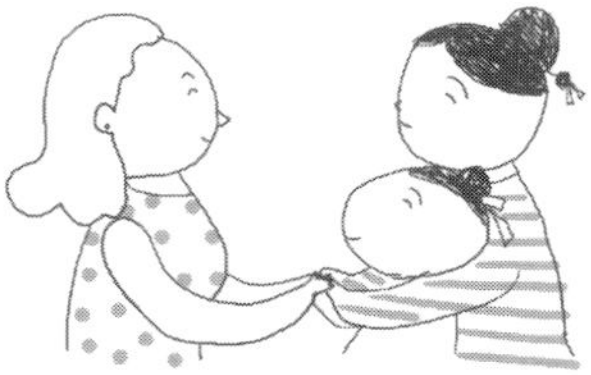

第3章　ホメオパシーのある生活

第3章　ホメオパシーのある生活……185
ホメオパスに会いに……186
質問票が届いたら……188
主訴：自分の一番解決したい問題は何？……189
ゆっくりと時間をかける相談会……193
相談会の費用……194
体験談：ホメオパシー相談会は経済的……195
レメディーの処方や、生活面でのアドバイス……195
健康への早道の基本……197
メモ：レメディーのとり方・注意点……198
コラム：あなたの体を治すのは、あなた自身……199
レメディー摂取後の変化　――好転反応と治癒への道……200
慢性病ならホメオパスに……202
体験談（学生）：お医者さんと自然療法……204

目次

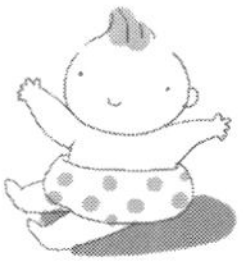

コラム：アトピー性皮膚炎のこどもの治癒への過程 …… 205
「治癒の法則」――病気が治るときってどんなことが起こるの？ …… 205
治癒に要する時間――「いつ病気はよくなるの？」 …… 207
こどもらしいこども・治癒した人の笑顔 …… 209
体験談（学生）：川崎病になった息子も健康に …… 210
ホメオパシーと自然療法 …… 211
生命組織塩（ティッシュソルト）レメディーって何？――「ホメオパシー版サプリメント」 …… 211
付録：12種類の生命組織塩（ティッシュソルト）レメディー …… 214
コラム：サプリメントの落とし穴にご注意！ …… 216
太陽の光と植物の癒し――マザーチンクチャー …… 217

参考図書　ホメオパシー学校学生おすすめの本 …… 221

謝辞

この本を出版するにあたって、いつも学生の声に耳を傾け、母のような寛大な心で学生たちにこのようなチャンスを与えてくださったCHhom / RAH学長の由井寅子博士に心からの敬意と感謝を捧げます。

またホメオパシー出版のスタッフには、資料集めや調整・見直しなど並々ならぬ尽力をいただき、本当にお世話になりました。

いつも親身で誠実な対応をしていただいて感謝しています。ありがとうございました。

学生一同、素敵なホメオパスになれるように、そしてホメオパシーの正しい理解のために、これからも一心にホメオパシーの勉強に励んでいきたいと思います。

森 Wenzel 明華　RAH 12期生　ライター

ホメオパシー・自然療法やヨーロッパのサブカルチャーなどを中心に、企画・取材・執筆を行っている。

水谷　千恵　CHhom 1期生
飯田　朋子　CHhom 1期生
林　尚子　RAH 12期生
柳　千妃路　RAH 12期生
大日方　孝子　RAH 12期生
多々納　みゆき　RAH 12期生
塩林　名帆子　RAH 13期生

イラスト・マンガ：**橋本美里**

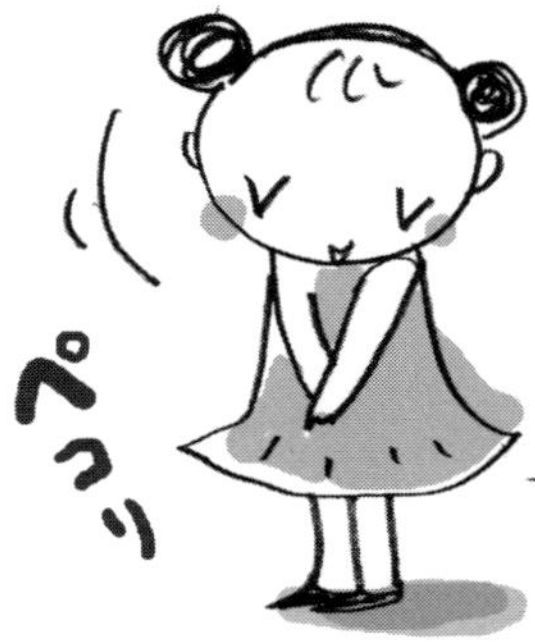

この本は、
「ホメパシーってなぁに?」
という方に、ホメオパシーを
暮らしの中で〝シンプル〟に、
もっと〝自分らしく〟、〝気軽に〟
取り入れてもらうお手伝いがで
きればと、ホメオパシーの学校で
学んでいる学生たちの願いに
よって作られた本です。

ロイヤル・アカデミー・オブ・ホメオパシー（RAH）ならびに、カレッジ・オブ・ホリスティック・ホメオパシー（CHhom：シーエイチホム）学生一同

「ホメオパシーってなぁに?」という疑問に答えたいなと、学校での講義や、学長である由井寅子ホメオパシー博士の講演会や本、そして海外のホメオパス（ホメオパシー療法家）による講義やさまざまな本を参考にして、

- **ホメオパシーのこと**
- **「健康」な体づくりのこと**
- **毎日の暮らしの中でのホメオパシーや自然療法の取り入れ方**
- **実際の体験から生まれたホメオパシー育児・経験談**

などを、多くのイラストやマンガとともに紹介しています。

最後まで楽しく読んでいただけたら幸いです。

はじめに

最近、耳にすることも多くなった〝ホメオパシー〟という言葉。

ホメオパシーって、なんでしょう？

ホメオパシーはドイツ生まれの自然療法で、日本語では「**同種療法**」といいます。

〝同じようなものが、同じようなものを治す〟という考えから成り立っています。

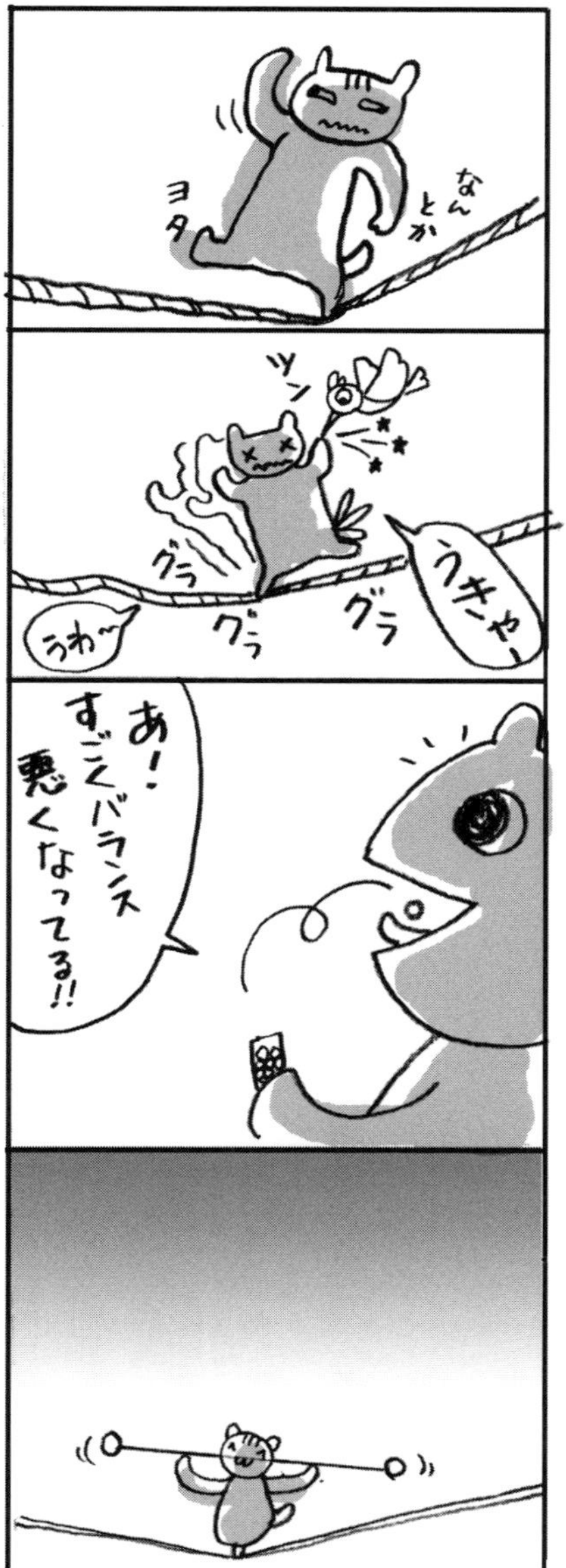

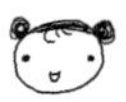

病気を病気と同じようなもの（レメディーといいます）で治癒に導く自然療法をホメオパシーというのですが、それはのちのち説明していきます！

病気のときというのは、心や体がどこかアンバランスになってしまっているのです。それが症状として現れるまで、体がそのアンバランスな状態に気がついていなかったということです。

ホメオパシーは、そのアンバランスな状態と同じような波動のレメディーという砂糖玉（P.43）をとることによって、体がアンバランスさに気がついて、元の元気で自然な状態にもどるという考えに基づく療法なのです。

つまり〝**自分のもつ自己治癒力によって病気を体から追い出して、健康な体をつくっていく！**〟というのが、ホメオパシーの基本的な考え方です。

そしてホメオパシーの特徴は、体だけでなく、心や魂までに働きかけられるということ。体がしんどいときって、気持ちも暗くなりがちですよね。

反対に、何か悩み事があると、体に不調和が出てきたりします。

わたしたちの体の状態は、音楽の三重奏のようなもの。

体・心・魂の三者が調和してこそ、美しいハーモニーを奏でることができます。

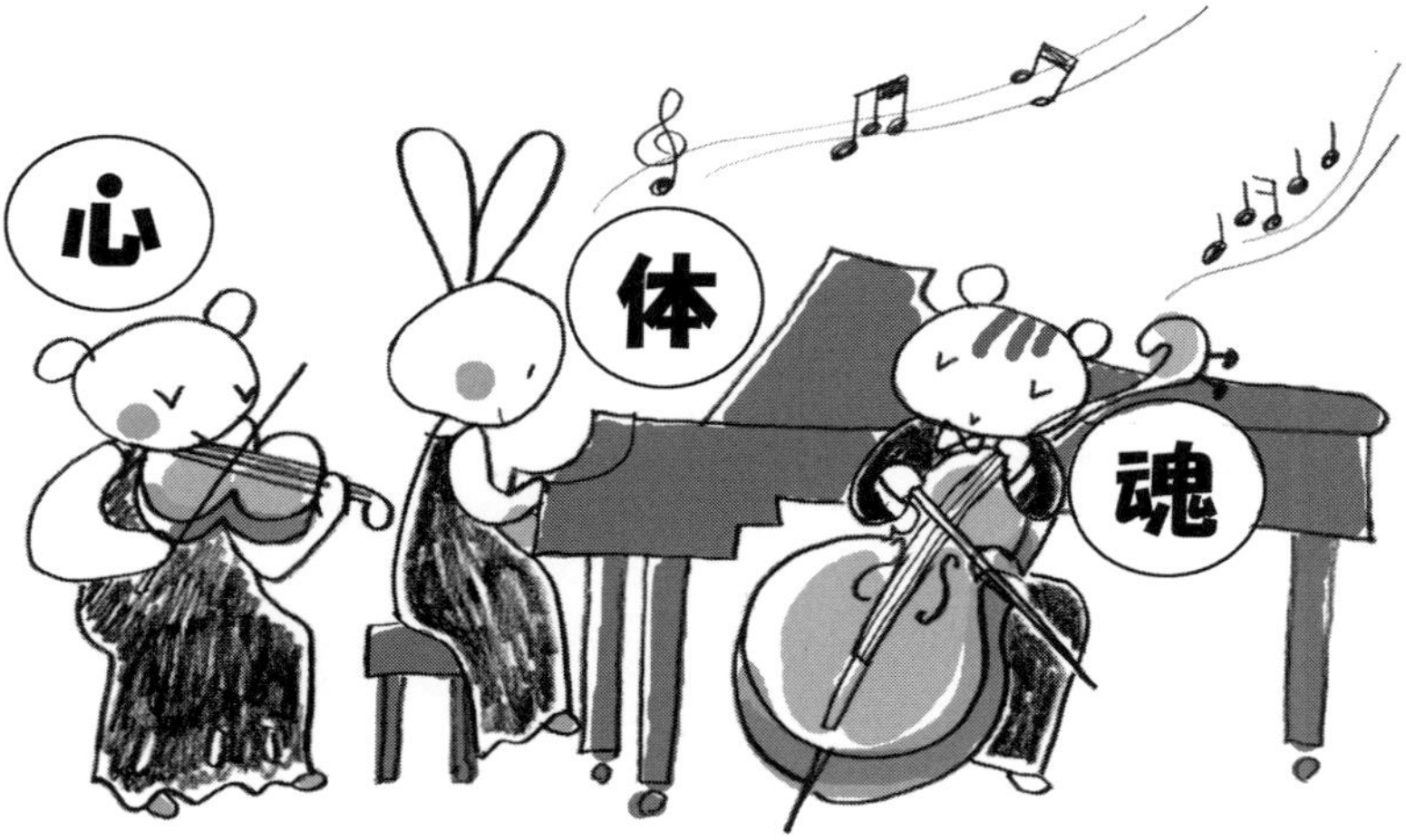

そのハーモニーを奏でるのは、ほかでもないあなた自身です。

誰かに頼るのではなくて、あなたの健康は、あなたが守るもの。

病気治療だけではなく、ホメオパシーにはいろいろな可能性があるのです。

病気予防や健康維持、リラクゼーションや美しくなるためのサポートまで…。

生活のさまざまなシーンに幅広く取り入れることができるのです。

赤ちゃんも、おじいちゃんも、ペットも、ホメオパシー

赤ちゃんからお年寄りまで、年代を問わないのも、また妊婦さんでも使えるのも、ホメオパシーならではの特徴です。

ホメオパシーは、特に赤ちゃんや小さなこどもたちをもつお母さんにはとても心強い自然療法として、ヨーロッパをはじめとする世界中の国々で支持されています。

あなたや家族がかぜをひいたり、おなかを壊したとき、また、こどもがとびひや、水ぼうそう、おたふくかぜなど、こども特有の病気になったときはどうしていますか？

日本ではたいていが、

〃病気になる＝お医者さんへ行って薬〃

もしくは、

〃病気になる＝薬を飲んで治す〃

のが当たり前なのではないでしょうか？

お医者さんに行って、どんな病気なのかを診断してもらうことは大切です。薬も、時と場合によっては必要不可欠なものです。

でも、〃ちょっと具合が悪くなったら、病院へ行ってすぐ薬を飲ます〃

本当にこれでいいのでしょうか？

この本を手にとったのは、

「こんなに小さい子に、すぐ薬をあげても大丈夫なのかなぁ」

「わたしが自分でできることもあるかも…」

「なるべく自分のもっている自己治癒力で健康になりたいなぁ」

そんな思いがあるけれど、どうしたらよいのかわからない…。

漠然とした不安や疑問があるけれど、一歩ふみだせない…。

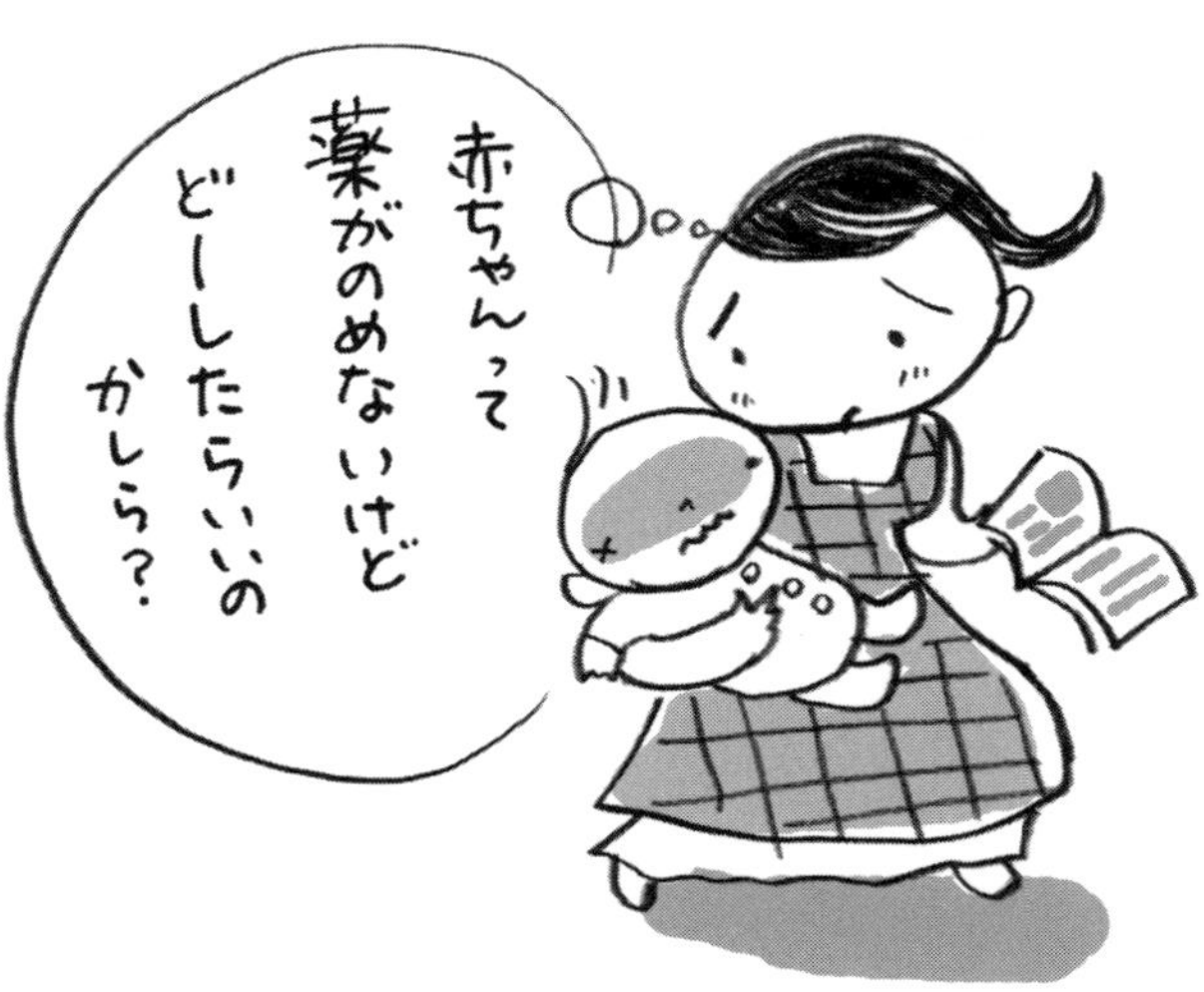
赤ちゃんって
薬がのめないけど
どーしたらいいの
かしら？

そんな方ではないでしょうか？

ホメオパシーの学校で学びはじめた1年生のころは、まだわたしたち学生も、そんな感じでした。

「だったら、自分や家族の健康を守るためには、どうすればいいかしら？」

それなら、体にとって、自分やこどもにとって、何が本当にベストなのかを考えていくことが大切です。

時にはホメオパシーなどの自然療法が最適なこともあれば、現代医学が適していることもあります。

いろいろな療法や現代医学の素晴らしい面を取り入れていけばよいのです。

それを選ぶのは、ほかでもないあなた自身です。

あなたの体はあなたのものです。

〝健康〟になるには、誰かに頼るのではなくて、自分の体の健康に責任をもつという〝**意識改革**〟が必要なのです。

そして一番大切なことは、わたしたちには生まれながらにして〝**自己治癒力**〟という、自分で病気を治す力が備わっているということなのです。

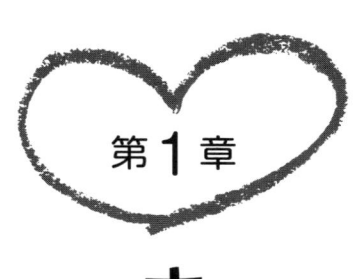

第1章

ホメオパシーってなぁに?

ホメオパシーってなぁに？

ホメオパシーはドイツで生まれた自然療法です。

２００年の歴史があり、今では世界中で親しまれています。

ホメオパシーはナチュラルで、体と心だけでなく、魂にまで働きかけることができる〝優しい〟療法として知られています。

薬のように副作用がないので、赤ちゃんから妊婦さん、お年寄りまで、そしてペットや植物にまで幅広く使用できるというのも、特徴の一つです。

急な事故やけが、慢性・急性問わず、さまざまな体の問題や心の問題に対応できます。

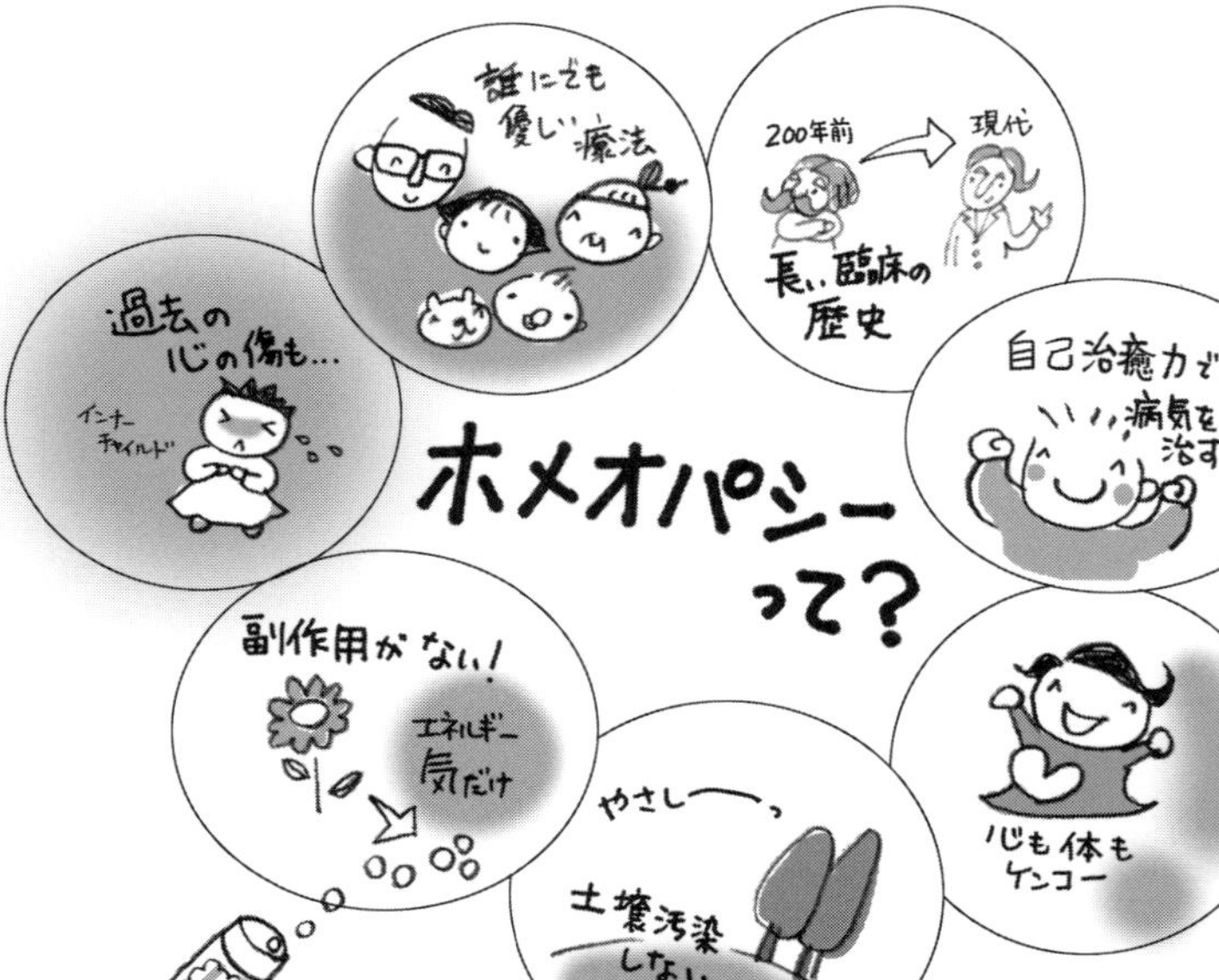
誰にでも優しい療法
200年前
現代
長い臨床の歴史
自己治癒力で
病気を治す
過去の心の傷も…
インナーチャイルド
ホメオパシーって？
副作用がない！
エネルギー
気だけ
やさしー
土壌汚染しない
心も体もケンコー

ドイツから世界へ広がったホメオパシー

自然療法ホメオパシーは、海外では広く生活の中に取り入れられているんですよ。

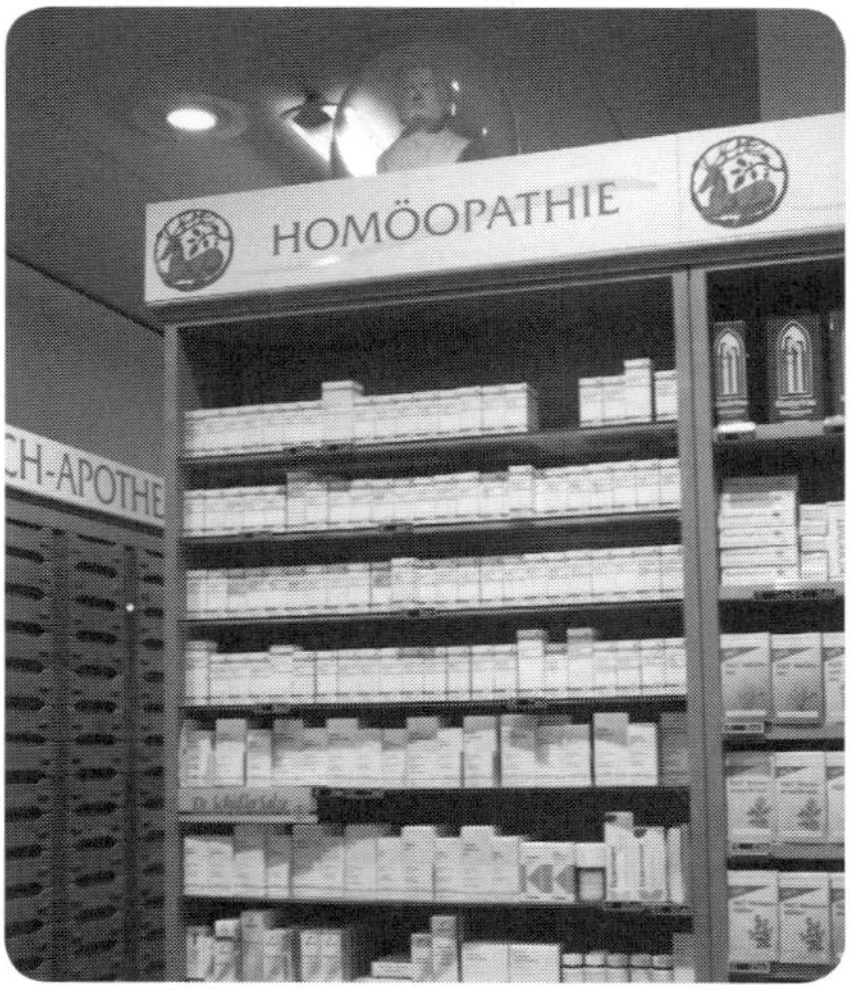

ドイツのファーマシー

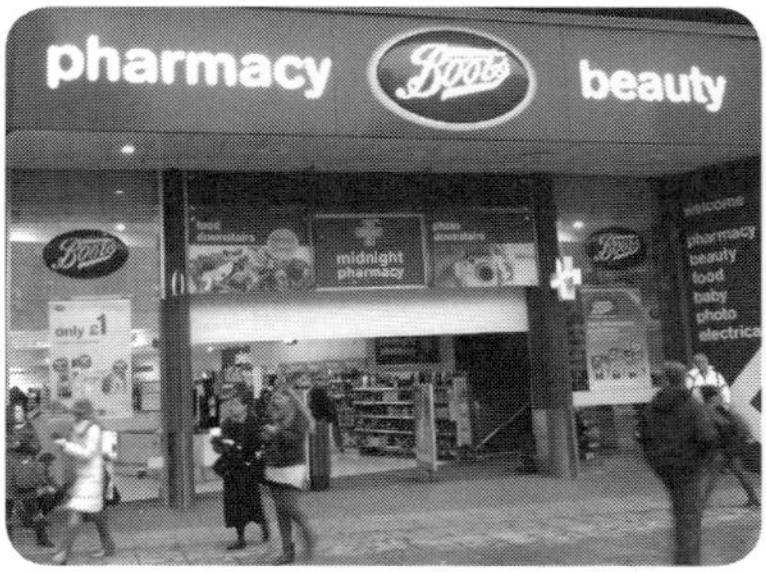

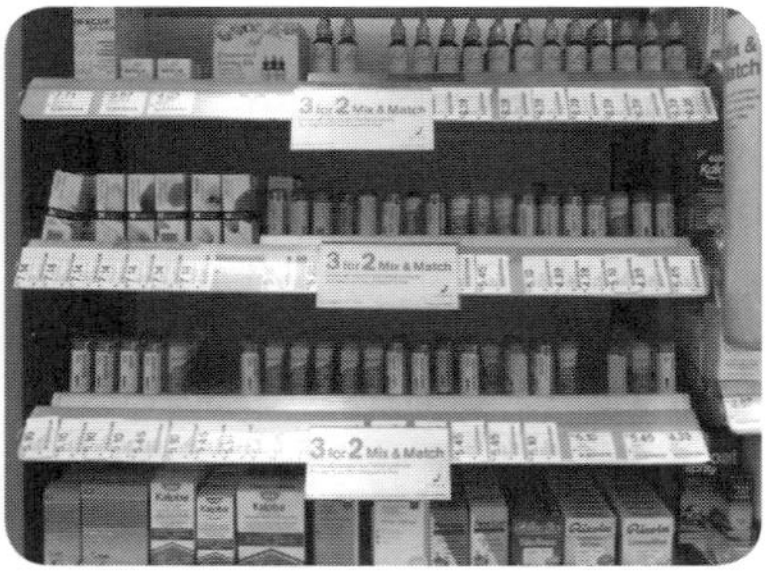

イギリスのファーマシー

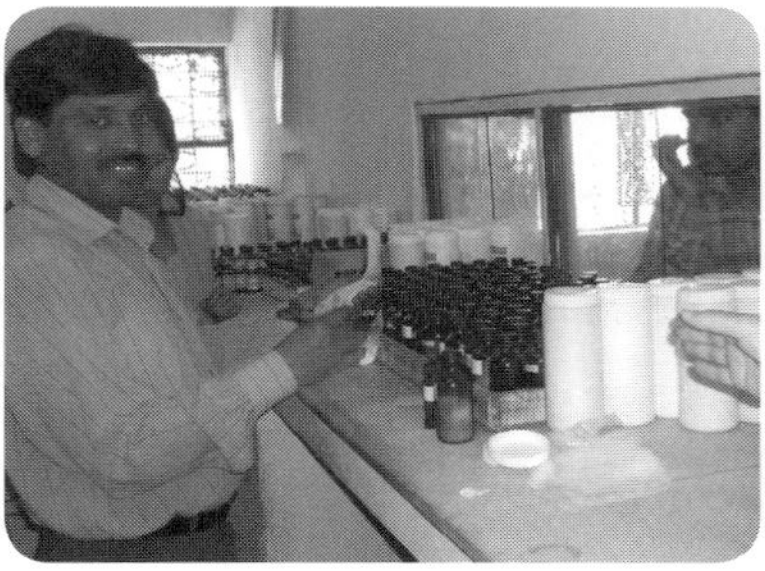

インドホメオパシー病院での処方室

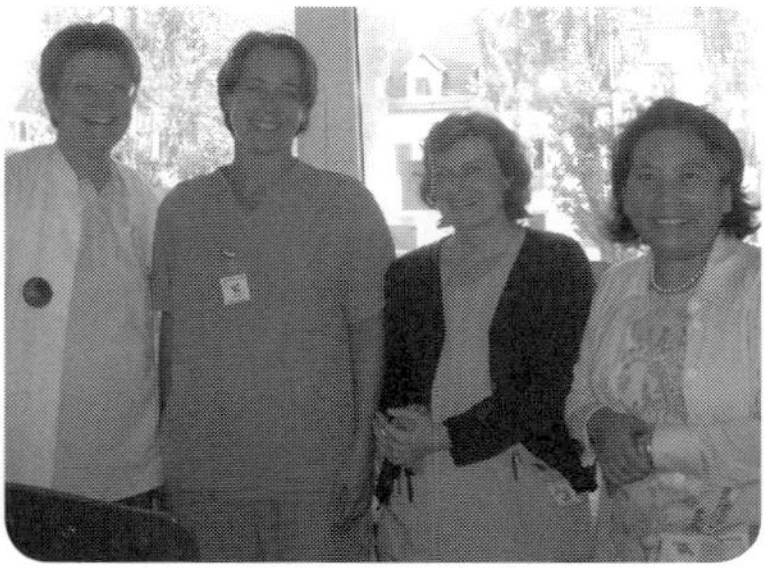

フランスのホメオパシー病院

まずホメオパシーは、発祥地のドイツから、フランス、イギリスなどヨーロッパ各国を経て伝えられ、アメリカ、オーストラリア、南アメリカ、アフリカ、アジアなど世界各国に広がりました。

海外ではホメオパシー療法に医療保険がきく国も多くあります。例えば、公的な医療保険制度が適用されている国として、英国、フランス、ブラジル、メキシコ、インド、パキスタン、スリランカがあります。その他、公的ではありませんが、医療保険が適用になっている国も多くあります。

ヨーロッパでは、オーストリア、ハンガリー、アイルランド、イタリア、ラトビア、リヒテンシュタイン、ルクセンブルク、オランダなどがあり、世界で推定10億人が親しんでいる、漢方の次にポピュラーな療法なのです。

イギリス王室の主治医はホメオパス（ホメオパシー療法家）です。国営のホメオパシー病院が首都ロンドンをはじめ、グラスゴー、リバプール、ブリストルにあります。

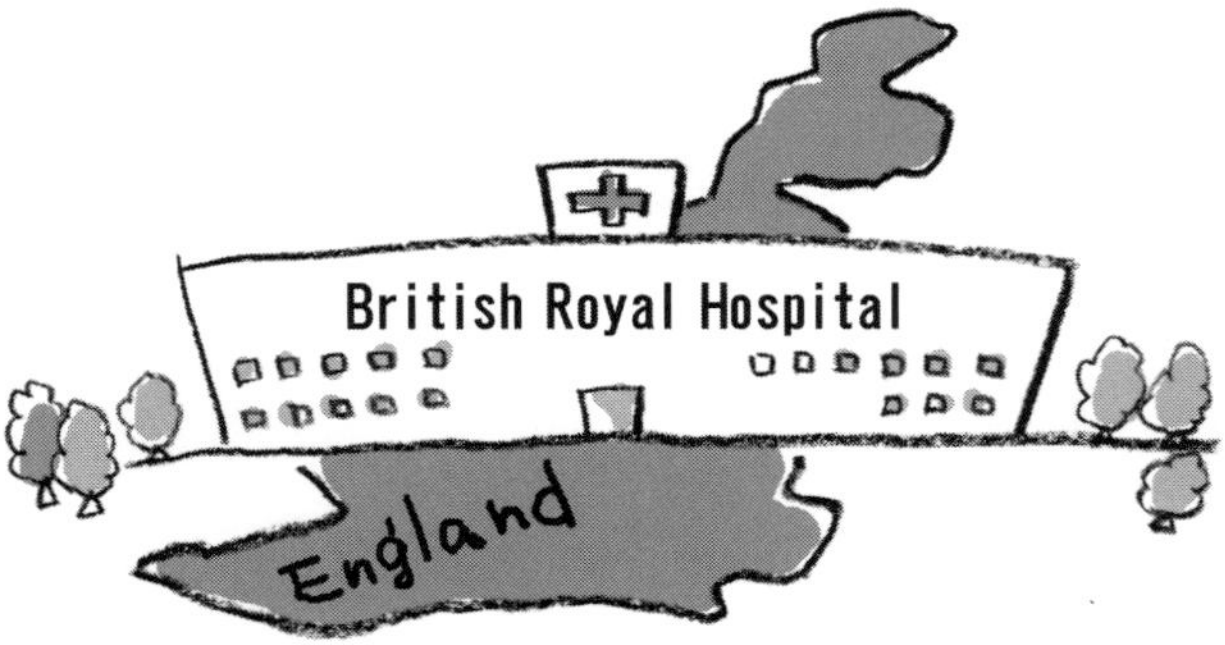

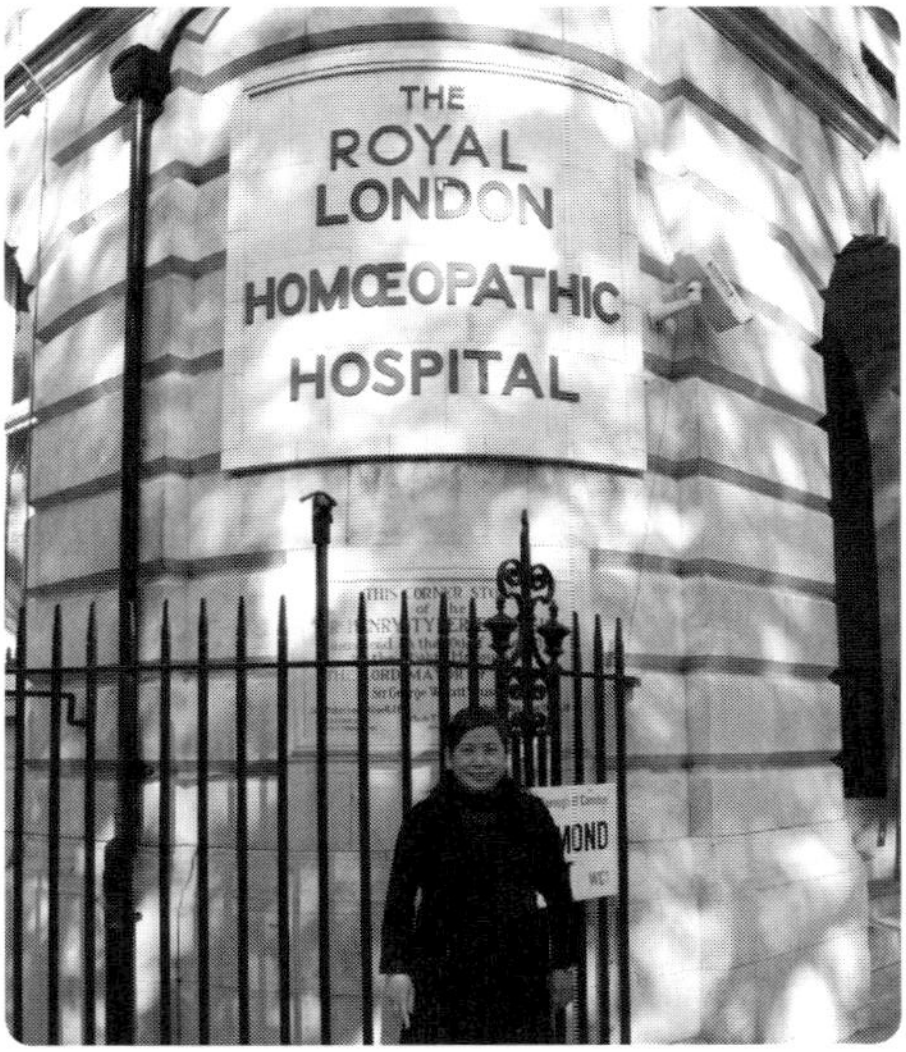

ロイヤル・ロンドン・ホメオパシック・ホスピタル
（現ロイヤル・ロンドン・ホスピタル・フォー・インテグラティド・メディスン）

ヨーロッパ、オーストラリアや南アメリカなどでは、ごく一般的にホメオパシーが家庭でのケアに取り入れられています。

近所の薬局で気軽にレメディー（ホメオパシーで使用する砂糖玉のこと P.43）を手に入れることができます。

インドはホメオパシーがとても盛んな国の一つです。現代医学とならんで、ホメオパシー、アーユルヴェーダが医学の３大柱になっています。学生は自分に合った医療を選択することができます。またインドの医学大学には5年制のホメオパシー専門課程もあるのです。

また多くの国々に、ホメオパシーの専門家（ホメオパス）養成のための専門学校や、大学のコースがあります。

インドの大学
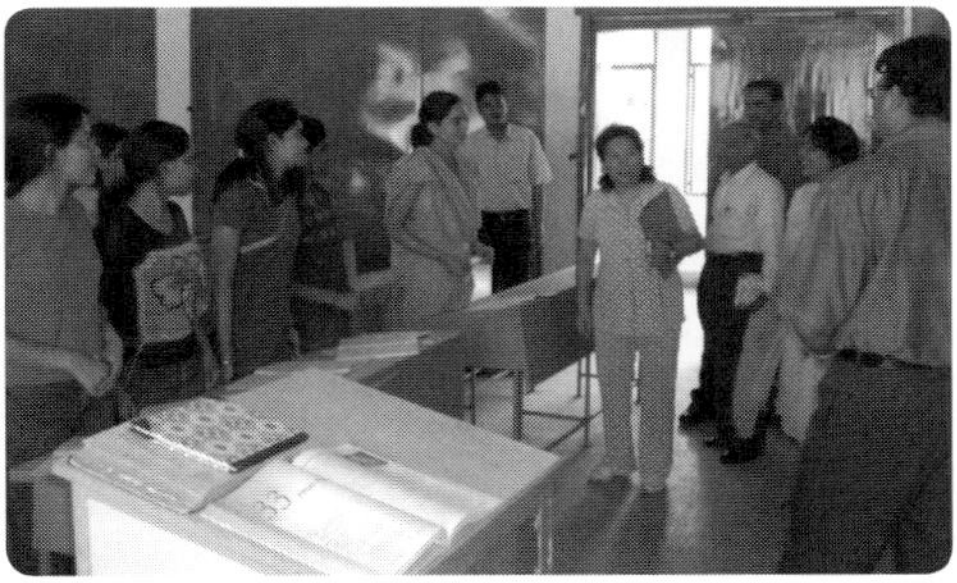

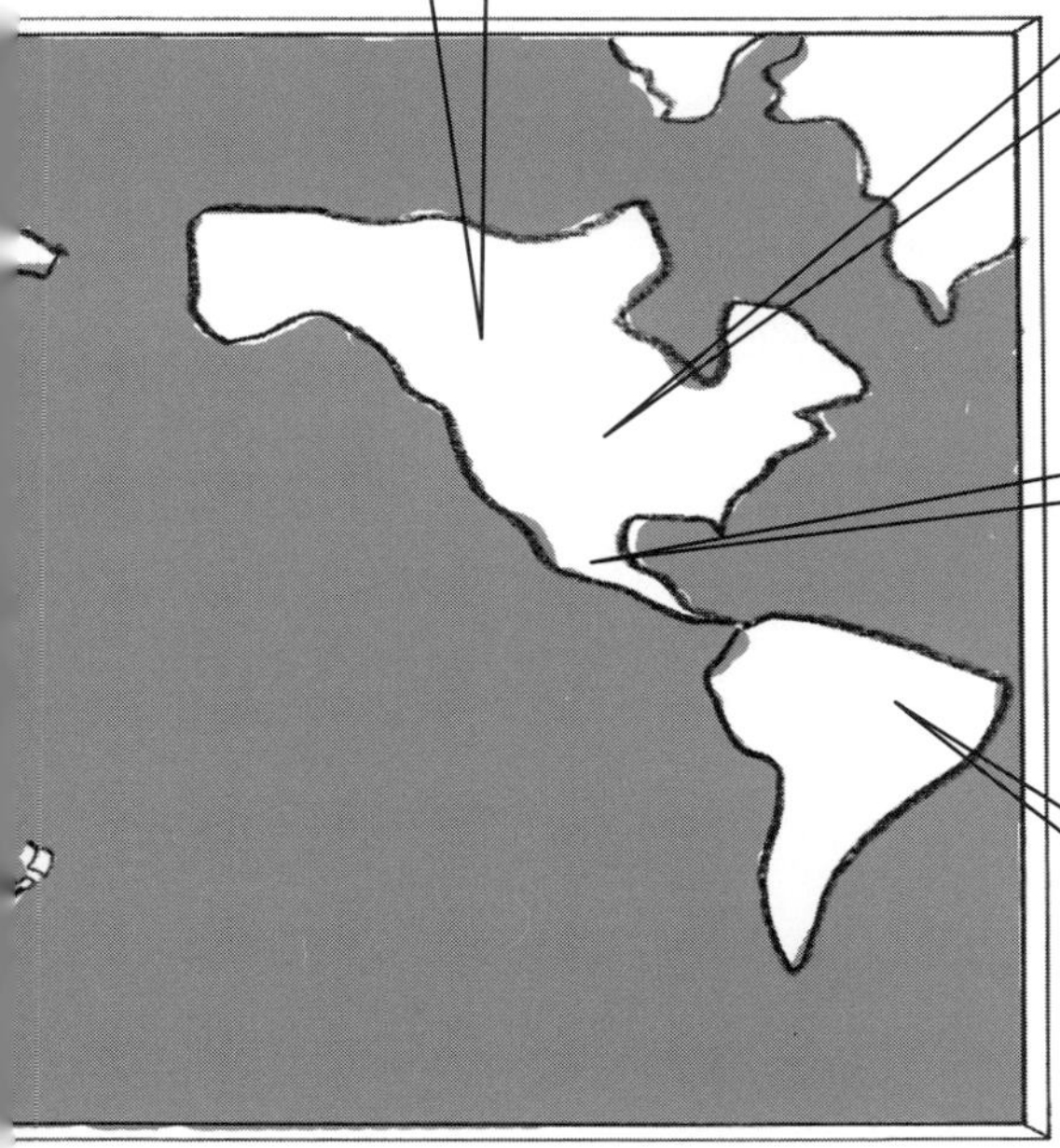
アメリカ
認知度も高く、代替療法として医師もホメオパシーを利用する機会が増えている。
カナダ
多くの薬局でレメディーが販売されている。自然療法の一つとして医師会にも認可されている。
メキシコ
薬局でもレメディーを販売しており専門機関もある。
ブラジル
認知度も高く多くのホメオパスが活躍している。

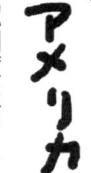

海外では広く知られているホメオパシー。多くの国で医療保険が適用されており、多くの専門家養成のための学校があります。ヨーロッパでは、駅やスーパーマーケット、薬局などで気軽にレメディーを購入できます。

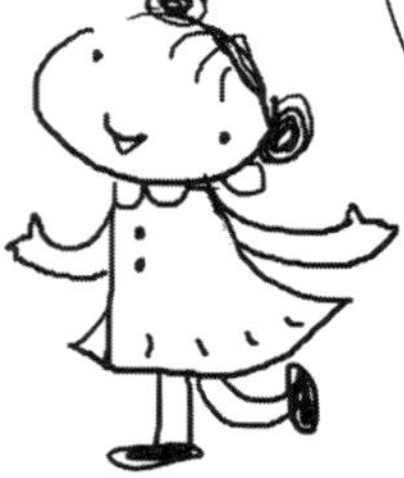

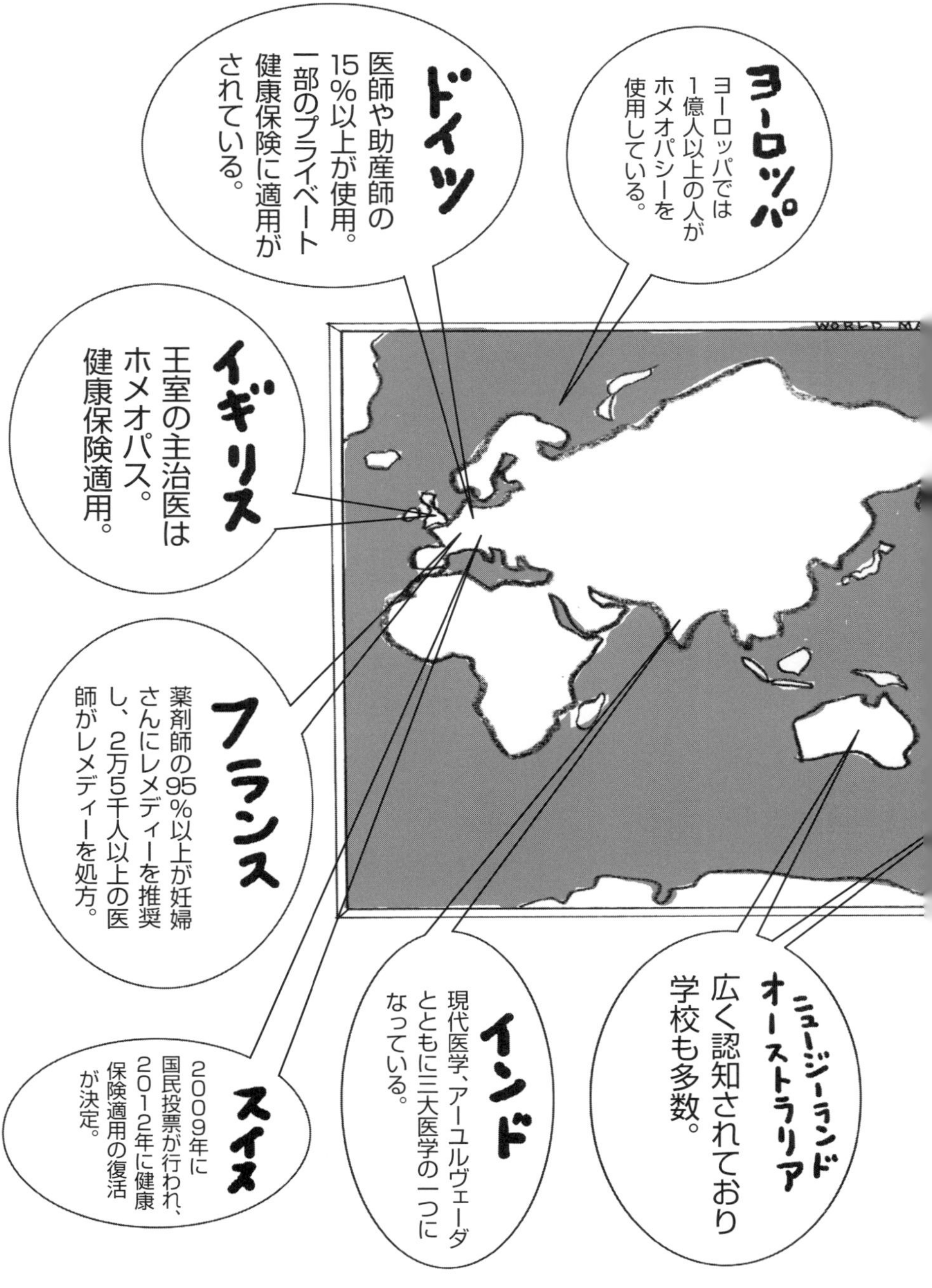

ヨーロッパ
ヨーロッパでは1億人以上の人がホメオパシーを使用している。
ドイツ
医師や助産師の15％以上が使用。一部のプライベート健康保険に適用がされている。
イギリス
王室の主治医はホメオパス。健康保険適用。
フランス
薬剤師の95％以上が妊婦さんにレメディーを推奨し、2万5千人以上の医師がレメディーを処方。
ニュージーランド
オーストラリア
広く認知されており学校も多数。
インド
現代医学、アーユルヴェーダとともに三大医学の一つになっている。
スイス
２００９年に国民投票が行われ、２０１２年に健康保険適用の復活が決定。

現在では、ヨーロッパでは1億人以上の人がホメオパシーを使用しています。

ホメオパシーが代替医療として政府に認められている国はヨーロッパでは、イギリス、フランス、ドイツ、ベルギー、イタリア、スイス、オランダ、ポルトガル、ブルガリア、ハンガリー、リトアニア、ルーマニア、オーストリアなどであり、ロシアもそうです。

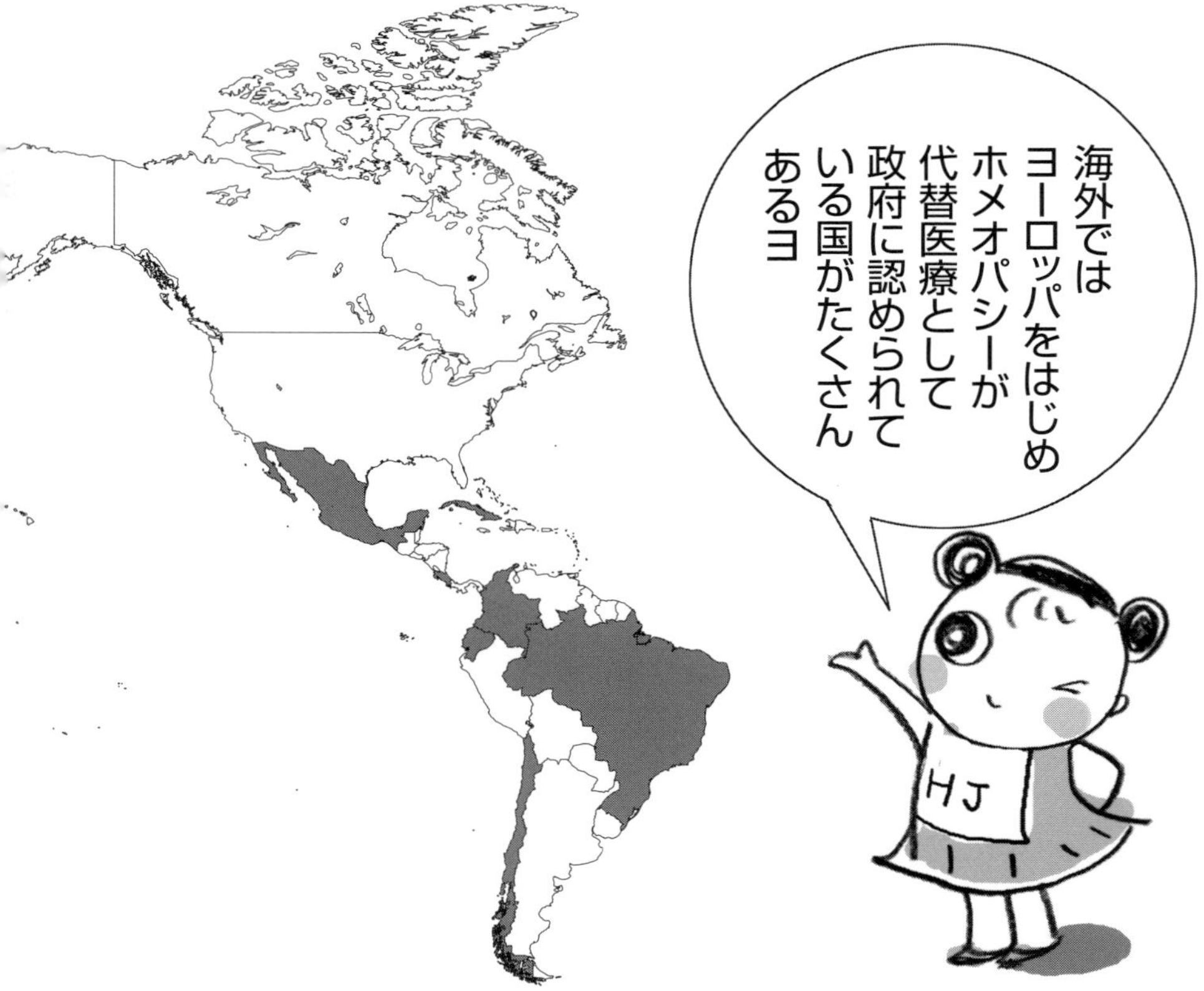
海外ではヨーロッパをはじめホメオパシーが代替医療として政府に認められている国がたくさんあるヨ
HJ

中南米では、メキシコ、キューバ、ブラジル、チリ、コロンビア、コスタリカ、エクアドルなど、アフリカでは、南アフリカ共和国です。

アジアでは、インドをはじめ、パキスタン、スリランカ、シンガポール、そしてお隣の韓国でも！

ホメオパシーは世界的な医療として、多くの国で認められているのです！

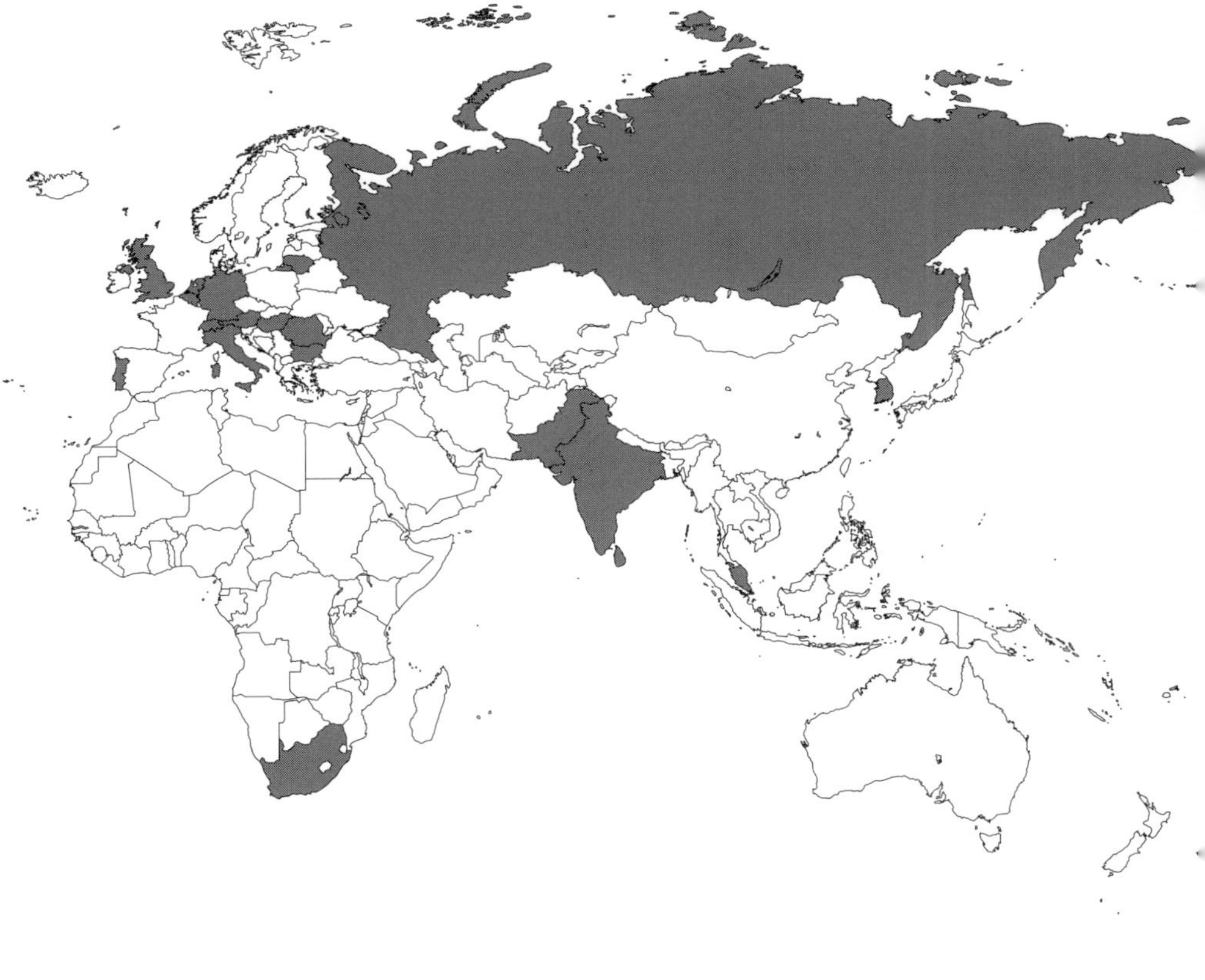

スイス国民が選んだ代替療法　ホメオパシー

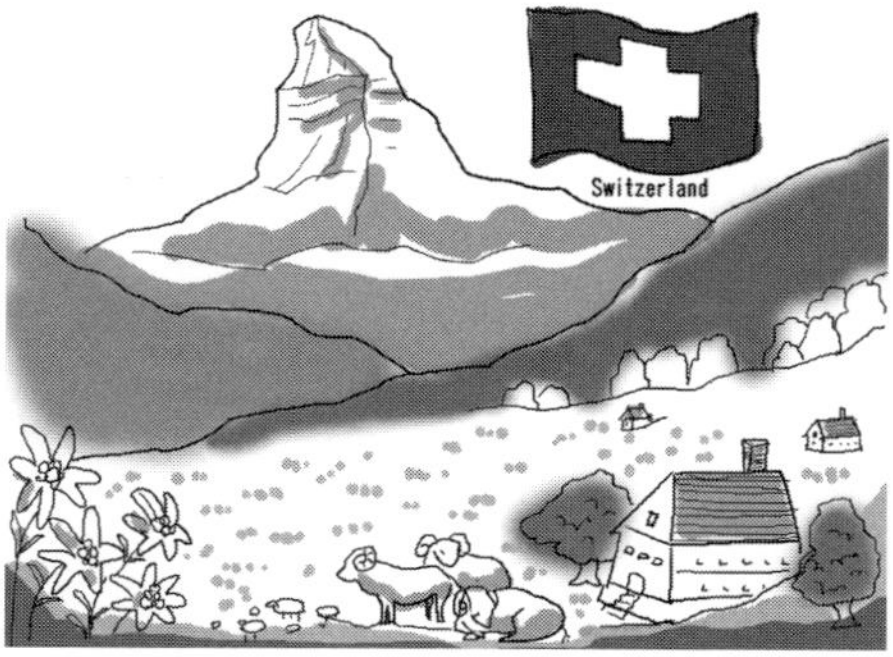

どこまでも続く緑の牧場、「アルプスの少女 ハイジ」や「永世中立国」としても知られるスイス。一度は訪れてみたい憧れの国の一つです。

スイスでは、なんと国民の約20％がホメオパシーを毎日の生活の中に取り入れています。そして80％に使用経験があるのです。

スイスは、ヨーロッパの中でも、ベルギー、オランダ、ノルウェー、フランスなどとともに、補完代替医療の筆頭として、ホメオパシーが普及している国の一つです。

それには、スイス国民が〝自分たちの手で自分たちの健康を守る〟と決めたということが関係しているかもしれません。

２００５年にホメオパシーは、公的な医療保険の適用から外されました。しかし代替療法を求めるスイス国民からは抗議の声が多くあがりました。

そして２００９年に行われた国民投票では、ホメオパシーを含む５つの代替療法が憲法で〝医療〟として正式に認められることとなったのです。それは国民の67％の支持（反対15％）と全州の賛成という圧倒的多数で承認されました。

この結果を受けて、２０１２年に再びホメオパシーを含む５つの代替療法が公的医療保険の適用になることが決定しました。

ホメオパシーを愛用している世界中の著名人たち

ホメオパシーは、世界でも多くの著名人が生活の中に取り入れている自然療法です。それは歴史的人物から、現代の著名人まで、時代を問いません。

〝自己治癒力で本当に健康になりたい〟という姿勢は、それらの人々の**〝生きかた〟**、**〝生きる姿勢〟**ともつながりがあるのではないでしょうか。

歴史的人物
画家：クロード・モネ、ルノワール、エドガー・ドガ、ゴッホ、ガウディ（建築家）など。
音楽家：ベートーヴェン、ショパン、ワーグナー、パガニーニ、シューマン など。
科学者：チャールズ・ダーウィン など。
19世紀の文豪：ゲーテ、マーク・トウェイン、ドストエフスキー、バルザック、ディケンズ など。
思想家：ルドルフ・シュタイナー、ウィリアム・ジェームズ など。

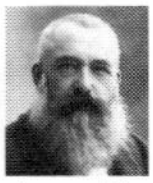
クロード・モネ

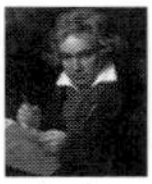
ベートーヴェン

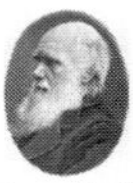
チャールズ・ダーウィン

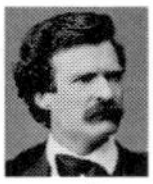
マーク・トウェイン

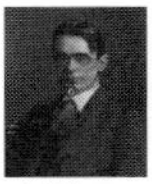
ルドルフ・シュタイナー

歴史的人物

政治家： ジェームズ・ガーフィールド、チェスター・A・アーサー、ジョン・タイラー など。

聖職者： マザー・テレサ、セオドア・パーカー、教皇パウロ6世、ヘンリー・ウォード・ビーチャー、グレゴリウス16世、ヨギ・バジャン など。

平和運動家： マハトマ・ガンジー、エイブラハム・リンカーン、ラザフォード・ヘイズ、ウィリアム・ロイド・ギャリソン など。

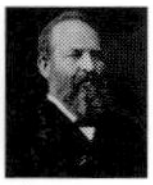
ガーフィールド

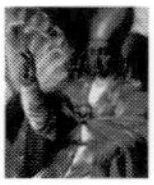
グレゴリウス16世

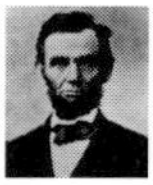
リンカーン

現　代

スポーツ界： デイビッド・ベッカム、マルチナ・ナブラチロワ、ボリス・ベッカー など。

音楽家： ポール・マッカートニー、ティナ・ターナー、ジョージ・ハリソン など。

女優： マレーネ・ディートリッヒ、エリザベス・テイラー、サラ・ベルナール、キャサリン・ゼダ=ジョーンズ、ジェーン・シーモア、ナオミ・ワッツ など。

文豪： ノーマン・カズンズ、バーバラ・カートランド、ジェローム・ディヴィド・サリンジャー など。

女性解放運動家： エリザベス・ケイディ・スタントン、ヴィクトリア・クラフリン・ウッドハル など。

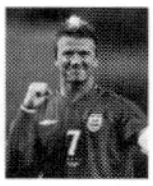
デイビッド・ベッカム

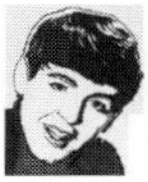
ポール・マッカートニー

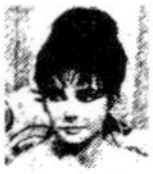
エリザベス・テイラー

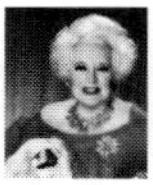
バーバラ・カートランド

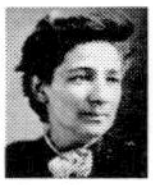
ウッドハル

英国王室：メアリー女王、国王ジョージ5世、エドワード7世、女王エリザベス２世など。

ホメオパシーを支援した企業・慈善活動家：ロックフェラー、ハイラム・シブレイ、ワージントン、サイラス・ウェスト・フィールド、アンドリュー・カーネギー、クーパーなど。

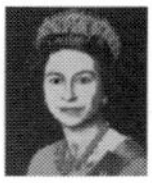
女王エリザベス２世

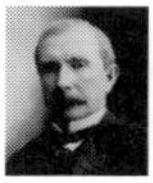
ロックフェラー

こちらでご紹介したのは、ほんの一部です。ほかにも多くの著名人、有名人がホメオパシーを使っているのです（参考図書：『世界の一流有名人がホメオパシーを選ぶ理由』）。

ヨーロッパ人は薬をすぐにとらない!?

こどもの病気は突発的に始まることがよくあります。

また、はじめてのこどもの場合は、何もかもがはじめての経験…こどもの病気には、不安になることも多いですよね。

おばあちゃんに相談すると、「早く病院に連れて行きなさい」と言われたり、幼稚園のママ友は、「あそこの小児科がいいよ」と教えてくれたり。

そんなわけで小児科の緊急外来へ行くと、たいてい混みあっているものです。

しかし実際は、緊急病棟に来るほどの重篤な症状ではない場合が多いようです。

それによって医師の時間外勤務が増えて、やがて激務へとつながり、小児科医を希望する医師の数が減るという問題にもなっているようです。

ただし万が一のことを考えて、検査をすることは大切です。

日本人は、いつから自分自身やこどもの体を他人任せにするようになったのでしょう?

あなたの体は、あなた自身のものなのです。

「あ! 熱が出てる!」＝「お医者さん!」というのではなく、ほかに異常なところがみられなければ、落ち着いて、こどもの症状を見守って、観察するということも大切です。

実際、診察してもらうときに、お母さんがパニックになってあたふたと心配していたり、異様に不安になっているよりも、お母さんが落ち着いて、こどもの様子や症状を報告できるほうが、お医者さんだって助かります。医師もお母さんからの報告をこどもの症状の診断材料として考えることができるでしょう。

ドイツなどをはじめとするヨーロッパでは、こどものかかる病気や簡単な応急処置の場合、多くの家庭で、ホメオパシーなどのさまざまな自然療法が気軽に取り入れられています。

ヨーロッパでは政府によって、ホメオパシーへの保険適用が認められていたり、自然療法としてホメオパシーが認可されている国も多くあります。

ですからホームドクター(かかりつけ医)や助産師がホメオパシーを家庭でのケアに、お母さんや妊婦さんに推薦するほど、ホメオパシー

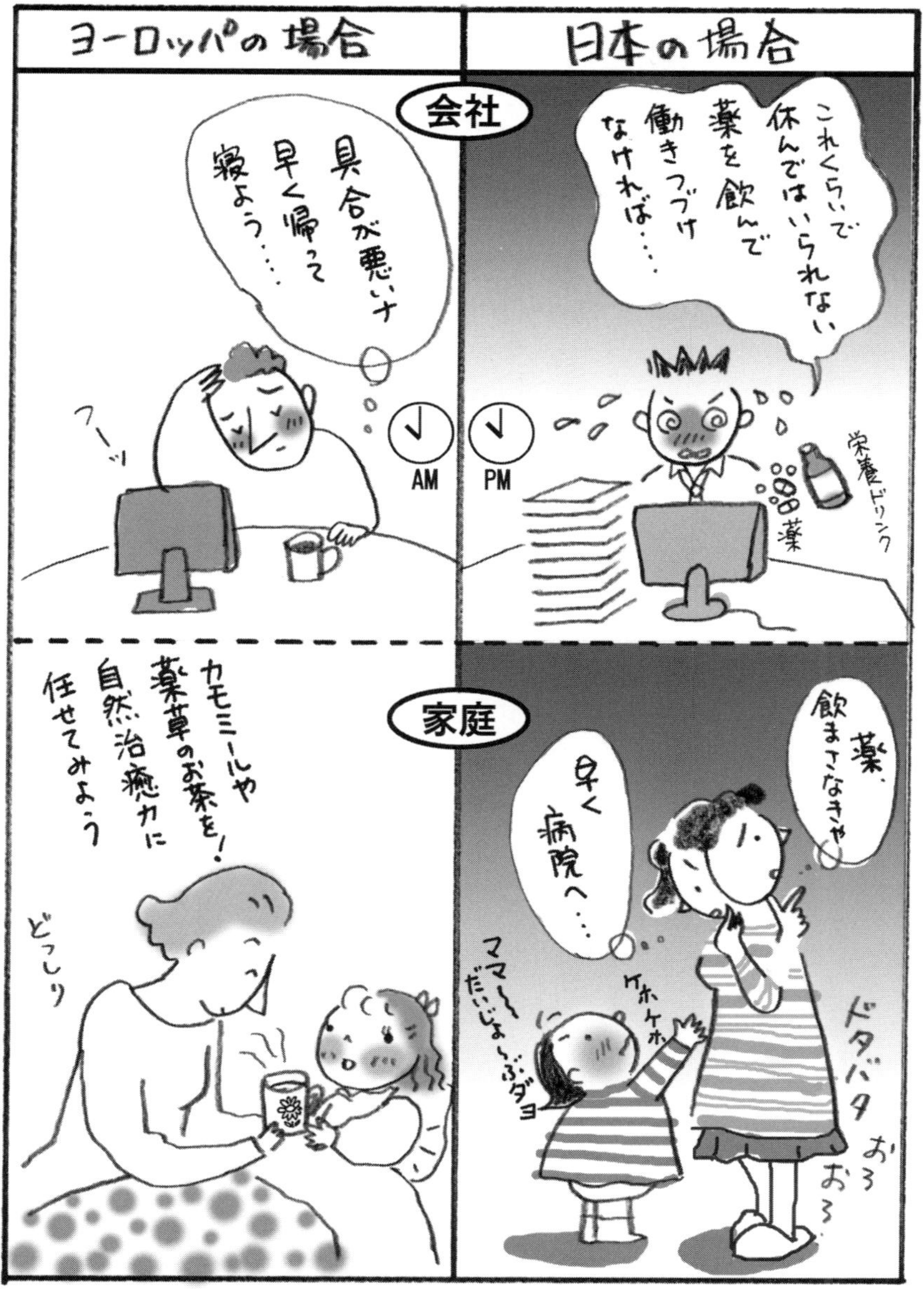
ヨーロッパの場合
日本の場合
会社
具合が悪いナ
早く帰って
寝よう……
フーッ
AM
PM
これくらいで
休んではいられない
薬を飲んで
働きつづけ
なければ……
栄養ドリンク
薬
家庭
カモミールや
薬草のお茶を！
自然治癒力に
任せてみよう
どっしり
薬、
飲まさなきゃ
早く
病院へ……
ケホケホ
ママ〜
だいじょ〜ぶダヨ
ドタバタ
おろおろ

は安全な自然療法として一般に知られています。

ちょっとしたかぜなどの場合は家で観察して、それでも症状がおさまらなかったら、ホームドクターのところに行きます。

その次の段階として専門家のお医者さんへ、という順序になっています。

ですから日本のように「具合が悪い＝医者＝すぐ薬」という習慣ではないのです。

ヨーロッパに渡った日本人留学生が、かぜをひいてお医者さんに診てもらったら、

「家に帰ったら、温かいはちみつレモンを飲んでよく眠りなさい！」とアドバイスだけされて、薬をもらえなかった！という体験談を聞いたことがあります。

「薬をくれないなんて、ひどい医者！」だと思いますか？

そのような診断を下せるのは、素晴らしいお医者さんではないでしょうか？

わたしたちには、生まれながらに備わっている〝**自己治癒力**〟があるのです。

そのお医者さんは「自然に任せてみよう、自分の体を信じてみよう！」という考えなのです。

特にかぜなどのよくある病気は、放っておいても、寝ていれば自然に治ることって、よくありますよね。

ホメオパシーの創始者、ハーネマンは、「**医師の使命は、患者を〝真の健康〟に導くこと**」だと著書の中でいっています。

〝真の健康〟というものは、本来、内から取り戻すもの。

外から薬をとって健康になれるものではないはずです。

日本は薬の超消費大国

日本人がとる薬の量をご存じでしょうか？

少し古い話になりますが、世界でインフルエンザ治療薬の「タミフル」の投与を受けた５０００万人のうち、実は7割が日本人だったというのは新聞（２００４年４月）でも報じられ話題になったので、覚えている方も多いと思います。

また、大学病院の医師から聞いたのですが、日本人はヨーロッパ人に比べて約40倍の抗生物質をとっているそうです。それを聞くとなんだか怖くありませんか？

日本人は世界的にみても、薬の消費大国なのです。

テレビをつけると当たり前のように毎日、薬のコマーシャルが流れていますよね。

「ちょっと頭が痛いなぁ」と、感じたら、気軽に薬をとって、症状を抑える。

当たり前のようですが、これは、本当に当たり前なのかな…と思いませんか？

薬には、どんなものでも必ず副作用がありま す。その危険性を理解することも必要です。

本当は、ちょっと具合が悪いと〝すぐに〟薬をとるということは、とても不自然なことなのです。

でも不自然なことに慣れてしまうと、それが〝当たり前〟だと思ってしまうのです。

わたしたちには持って生まれた「自己治癒力」があるのです。その素晴らしい「自己治癒力」を日本人は忘れてしまったのでしょうか？

自然療法へのステップ

病気になる↓お医者さんに行く↓薬

というのを、

病気になる↓**観察して自然療法でケアしてみる**↓それでもだめなら、お医者さんへ↓薬

もしくは、

お医者さんに行って相談、診断してもらう↓**自然療法**↓薬

というように、1クッションおいてみてはいかがでしょうか?

かぜや腹痛などのよくある病気や、こどものうちにかかる病気などは、まずは家庭で見守ってみることを選択肢の一つに考えてみましょう。

そしてホメオパシーや自然療法を理解するうえで最も大切なのは、**「どうして、病気になるんだろう?」と考えてみる**ことです。

病気に対する根本的な考え方が変わったとき、自分やこどもがかぜや腹痛などになったときも、ど〜んと安心して見守れるようになります。まずは、その〝**意識改革**〟が必要なのです。

体験談(一般):お医者さんと自然療法

わたしの場合は、まずこどもの具合が悪くなったら、心配なのでお医者さんにすぐに診てもらうことにしています。

「悪い病気だったらどうしよう?」と必要以上に不安になるよりも「なんだ、なんてことはない症状だったのか」と、診断してもらうと安心できます。

こどもの現在のかかりつけ医は、3人目で、薬をなるべくとらせないという方針のお医者さんです。一番いいのは、ホメオパシーを理解してくれるお医者さんなのですが、まだ近所にはいないようです。いろいろな考えのお医者さんがいるので、家庭でのホメオパシーとの連携のためにも自分の方針にあったお医者さんを探すのが一番だと思います。

体験談（学生）：検査は必ず！

ホメオパシーの学校1年生のときは、まだまだわたしはこどもが病気になるたびに、焦って心配していました。なので、はじめのうちは薬をとらせたりもしていましたが、だんだん、〝自己治癒力〟はどう働くのか、〝症状〟は怖いものではない、と理解するうちに、薬を使わなくてもよくなりました。またこどもは勝手に元気になるということを目の当たりに…。3年生の今では自信をもって、家庭でケアできています。心配なときは、病院で必ず検査はしてもらいます！

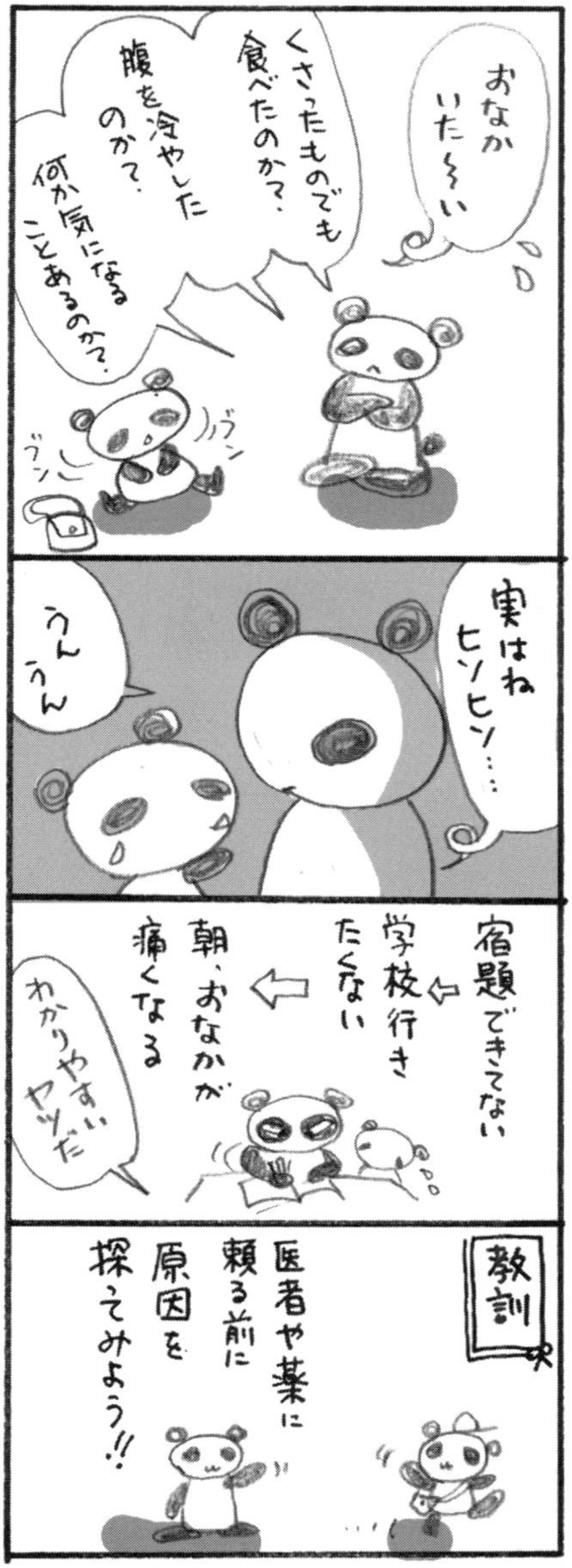
おなか いた〜〜い
くさったものでも食べたのかァ．
腹を冷やしたのかァ．
何か気になることあるのかァ．
実はね ヒソヒソ…
うん うん
宿題できてない
学校行きたくない
朝、おなかが痛くなる
わかりやすいヤツだ
教訓
医者や薬に頼る前に原因を探ってみよう!!

ホメオパシーの「同種療法」とは？

ホメオパシーという言葉は、ハーネマンが古代ギリシャ語の単語、homoeo（＝同じようなもの）と、pathos（＝苦しみ・病気）を組み合わせてつくった造語です。

ホメオパシーは、日本語で**「同種療法」**とも呼ばれています。

その考えは古代ギリシャ時代までさかのぼります。

「同じようなものが、同じようなものを治す」といったのは医学の始祖ヒポクラテスです。

中世には、医師であり錬金術師でもあるパラケルススも同種療法について述べています。

錬金術と聞くと、怪しい！と思うかもしれませんが、ヨーロッパでの「錬金術師」の認識は、「化学者のはしり」なのです。

Homoeo（同じようなもの）　Pathos（治す　苦しみ　病気）　＝ Homoeopathy

「同じようなものが、同じようなものを治す」とは？

なんだか不思議ですが、この同種療法というのは、わたしたち日本人にとっても、とても身近なものなのです。

日本には昔から、母から子へと代々、伝えられてきた、いわば〝おばあちゃんの智恵袋〟と呼ばれる民間療法があります。

喉がひりひり痛いときに、ショウガ湯を飲むことがありますよね。

ショウガ湯を飲むと喉がひりひりと熱くなります。このひりひりした熱さは、かぜをひいて喉がひりひりするときの症状と似ていますよね。これが、同じような症状を出すもので治すということです。

ぴりっとしたショウガ湯は熱くて、その〝ひりひり〟とした〝熱さ〟が、喉の〝熱っぽく〝て〝ひりひり〟した症状を治してくれるのです。

かぜをひいて熱が出たときには、卵酒を飲んで体温を上げたり、ふとんをたくさんかぶったりして、〝熱〟によって〝熱〟を追い出します。ドイツには熱が出たときに熱い風呂に入るという民間療法もあるくらいなのです。

昔からの〝冷え性防止〟の健康法では、「毎日、お風呂からあがる前に冷水をかぶるとよい」とよくいわれます。

一瞬、全身がひやっとして鳥肌がたちますが、その後、体の芯からぽかぽかと自然に温まってきます。その温かさは、冷水をかけずに湯船からそのままあがったときよりも、ずっと持続します。またお風呂の後でなくても冷水をかぶると、同じようにその後に体が温かくなってきます。

これは体の自然な働きなのです。

冷えに対して、さらに水の冷たさを体に与えることによって、体は〝冷えている〟と認識します。そして体を温めようと、〝自己治癒力〟が働くのです。

ホメオパシーというのは、体がアンバランスなときに、あえて同じようなアンバランスさを引き起こすものを与えます。

すると、体がそのアンバランスさに気がついて、元に戻そうと自己治癒力が触発されます。

これが同種療法の基本的な考え方なのです。

体験談（学生）**：お風呂の後の行水**

冷え性の人はお風呂からあがる前に冷水をかぶるとよいという話を、寅子先生に聞いてから、お風呂で温まったあと水をかぶるようにしていました。それまでは夜中に寒くてトイレに起きていましたが、今では朝までぐっすり眠れるようになりました。

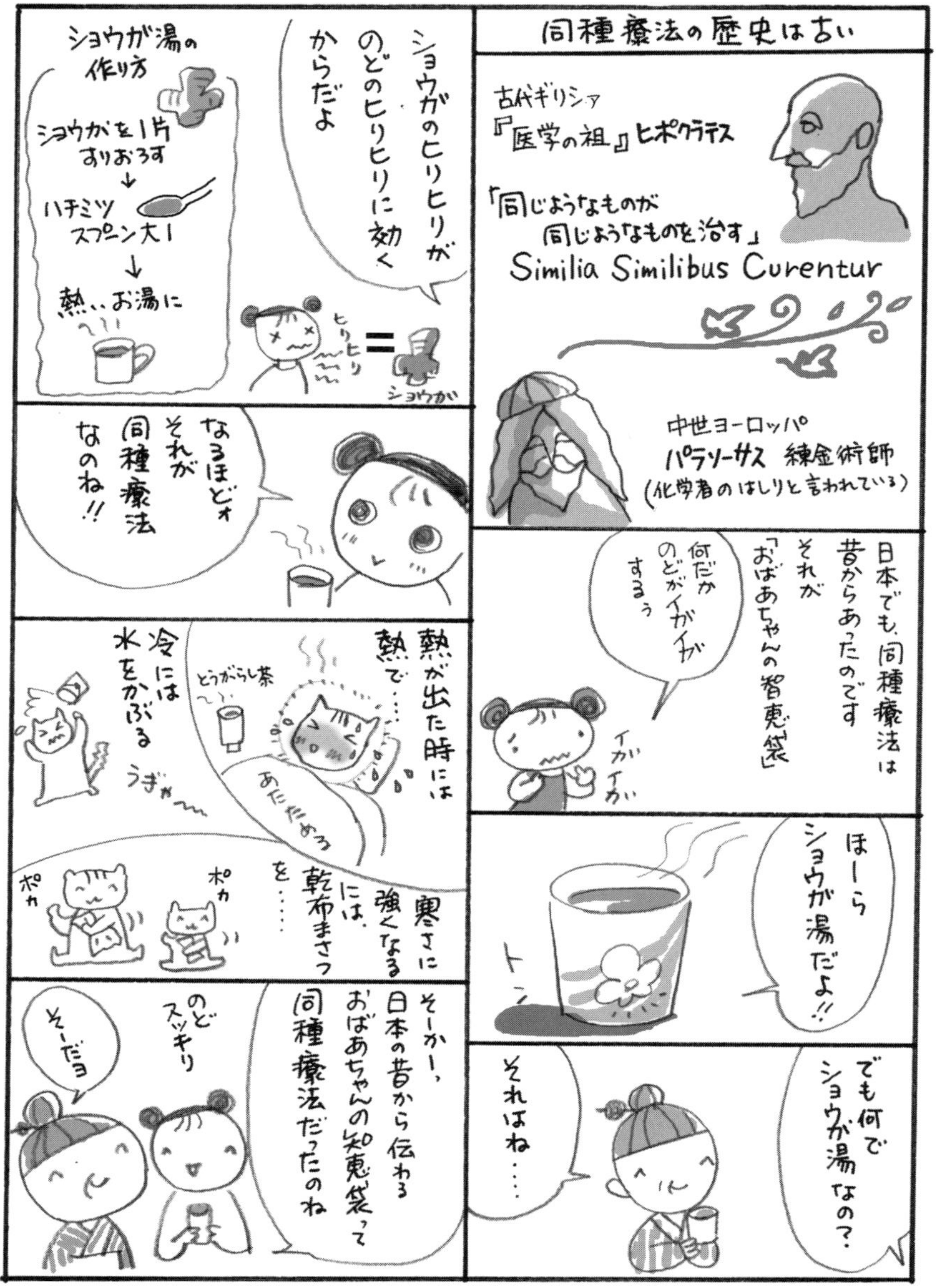

同種療法の歴史は古い
古代ギリシァ
『医学の祖』ヒポクラテス
「同じようなものが
同じようなものを治す」
Similia Similibus Curentur
中世ヨーロッパ
パラソーサス 錬金術師
(化学者のはしりと言われている)
日本でも、同種療法は昔からあったのです
それが「おばあちゃんの智恵袋」
何だかのどがイガイガするぅ
イガイガ
ほーらショウガ湯だよ!!
トン
でも何でショウガ湯なの？
それはね……
ショウガのヒリヒリがのどのヒリヒリに効くからだよ
ショウガ湯の作り方
ショウガを1片すりおろす
ハチミツスプーン大1
熱いお湯に
ヒリヒリ
ショウガ
なるほどォ それが同種療法なのね!!
熱が出た時には熱で……
とうがらし茶
あたためろ
冷には水をかぶる
うぎゃ〜
寒さに強くなるには、乾布まさつを……
ポカ
ポカ
そーかー、日本のおばあちゃんの昔から伝わる知恵袋って同種療法だったのね
のどスッキリ
そーだヨ

ホメオパシー（同種療法）とレメディー

ホメオパシーでは、〝レメディー〟という砂糖玉を使います。

このレメディーが、どのようにしてつくられているのかを、簡単に説明します。

まず、薬草や動物などの原材料をアルコールに漬けて成分を抽出します。鉱物などの場合は最初に乳鉢ですりつぶして摩砕します。

次に、それをさらにアルコールで薄めて、叩いてという工程を何度も繰り返して、最後に小さな砂糖玉に、そのエッセンスをしみこませます。

これがホメオパシーのレメディーのつくり方です。

ほかには液体やクリーム状になっているレメディーなどもあります。

どの程度薄めるかというと、セルフケアによく使われる30Cというポーテンシー（ポーテンシーについては後で説明します）だと、100倍に薄めることを30回繰り返してつくられます（詳しくはレメディーのつくり方　P.55）。

これは、10の60乗倍に薄めたということです。

1000000000000000000000000000000000000000000000000000000000000倍希釈!!

10の60乗倍希釈といってもピンとはこないと思います。

イメージが湧くように例えてみると、銀河系に小さな雫を一滴垂らしたほど薄められているということなのです。

このようにホメオパシーのレメディーは果てしなく薄められているので、12C以上のレメディーには原物質は全く含まれていないのです。

希釈（薄めること）と振とう（叩くこと）を何度も繰り返すことで、原材料である薬草や鉱物に潜在するエッセンス（〝気〟＝エネルギーのようなもの）が、解放されて水に保存されます。

もしくは、原材料のもつ情報が水に保存される——、と考えられています。

その原材料の〝気〟＝エネルギーあるいは情報を含む砂糖玉を、レメディーと呼びます。

その砂糖玉をとることで、原材料の〝気〟＝情報が体に伝わります。


すると体はアンバランスな状態に気づきます。

それによって自己治癒力が触発され〝自分で、自分の病気を治す〟ように働いて健康になる、というのがホメオパシーの基本的な考えです。

レメディーの働きとは、自分が気がつかずにいる自分の嫌な部分を映し出してくれる鏡のようなもの。

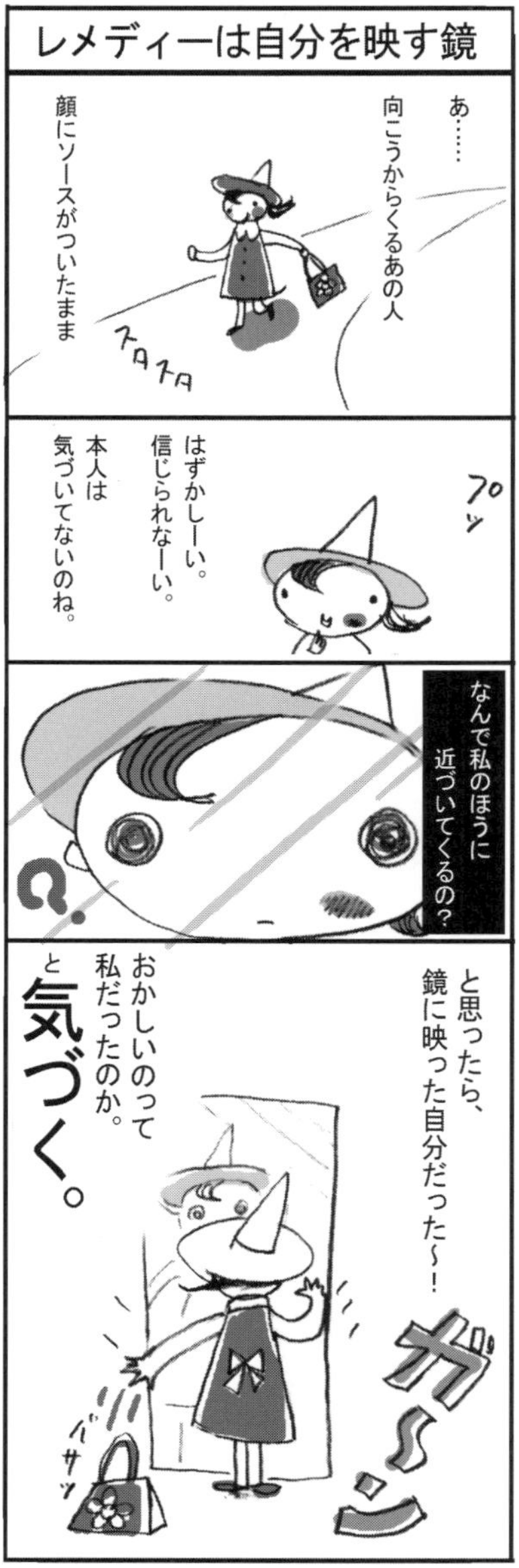
レメディーは自分を映す鏡
あ……
向こうからくるあの人
顔にソースがついたまま
スタスタ
プッ
はずかしーい。信じられなーい。
本人は気づいてないのね。
なんで私のほうに近づいてくるの？
と思ったら、鏡に映った自分だった〜！
バサッ
おかしいのって私だったのか。
と気づく。

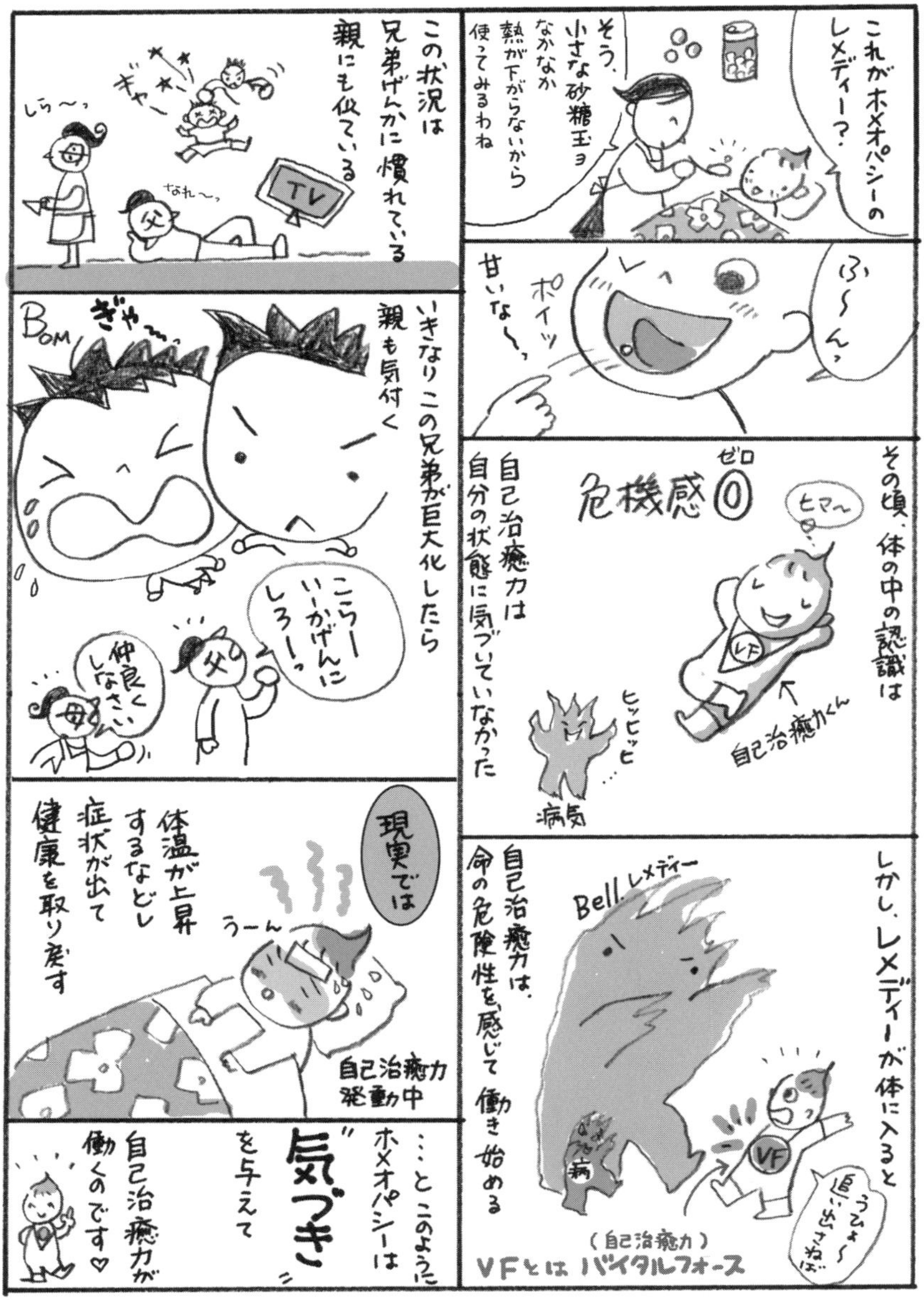
これがホメオパシーのレメディー？
そう、小さな砂糖玉ヨ
なかなか熱が下がらないから使ってみるわね
ふ〜んっ
ポイッ
甘いな〜っ
その頃、体の中の認識は
危機感０
ゼロ
ヒマ〜
自己治癒力は自分の状態に気づいていなかった
ヒッヒッヒ…
自己治癒力くん
VF
病気
しかし、レメディーが体に入ると
Bell レメディー
自己治癒力は、命の危険性を感じて働き始める
病
VF
うひょ〜 追い出さねば
（自己治癒力）
VFとはバイタルフォース
この状況は兄弟げんかに慣れている親にも似ている
しら〜っ
ギャー
なれ〜っ
TV
父
いきなりこの兄弟が巨大化したら親も気付く
BOM
ぎゃ〜〜っ
こらー いーかげんにしろーっ
仲良くしなさい
父
母
現実では
体温が上昇するなどし症状が出て健康を取り戻す
うーん
自己治癒力発動中
…とこのようにホメオパシーは
"気づき"
を与えて
自己治癒力が働くのです♡

花粉症によく使われるレメディーとして、タマネギからつくられたレメディー（アリュームシーパ：All-c.）があります。

タマネギを切るとどうなるでしょうか?

鼻がむずむずして、くしゃみが出て、目がしょぼしょぼしてきます。

この症状、まるで「花粉症」そのものですよね。花粉症のときの鼻がむずむずして、くしゃみが出るという「症状」を、タマネギのレメディーがもつ「同じような症状」で追い出すという考えなのです。

それには、レメディーといわれる小さな砂糖玉を、口の中でゆっくり溶かすだけでいいのです。

ほかにも、悲しみには悲しみのレメディー、働きすぎには働きすぎのレメディーなど、その人のもつさまざまな心や体のパターンと同種のレメディーがたくさんあります。

レメディーが症状とマッチしたときに、〝気づき〟を得て、自己治癒力が働き出すのです。

ホメオパシーの歴史1
――ホメオパシーの始まり

ホメオパシーは、約200年前、ドイツのサミュエル・ハーネマンという医師によって始まりました。

サミュエル・ハーネマン

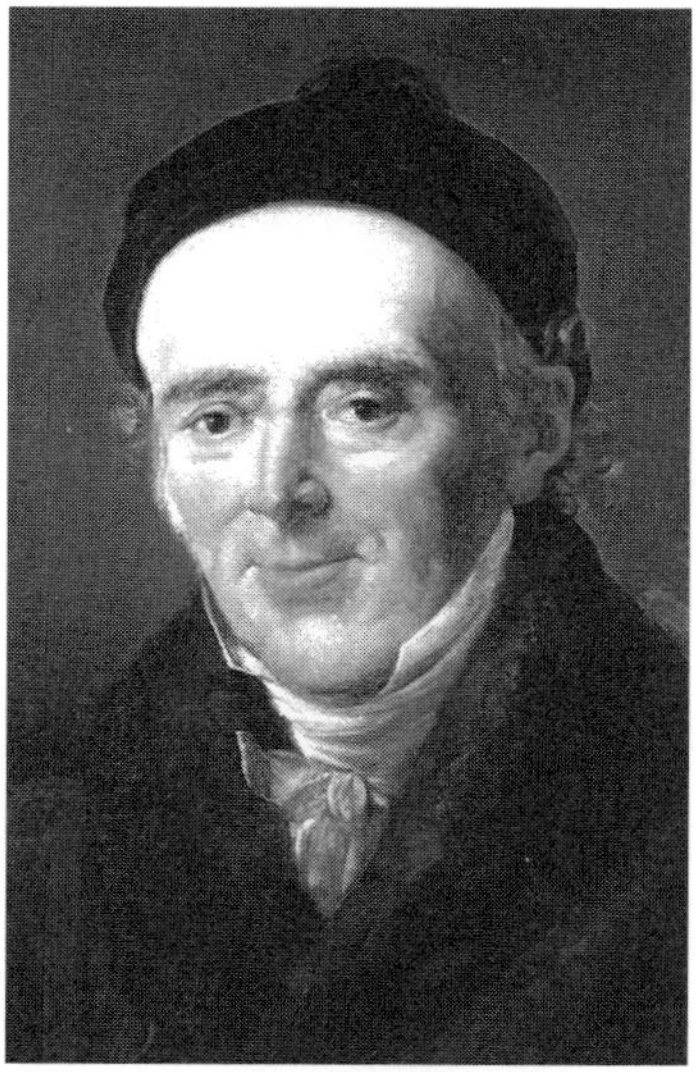

ハーネマンは医師でしたが、医師であることに嫌気がさしていたのです。

そのころのヨーロッパの医学事情は、現代のものとは全く違っていました。

まだ解剖学や細菌学などはほとんど発達しておらず、病気の原因の多くは、血がにごっているから、あるいは体に毒がたまっているからと考えられていました。

〝血がにごっている＝病気〟という考え自体は、現代でも、ある意味で正しいのかもしれません。

よく不健康な食事などが続いたときには「血がドロドロになっているなぁ」なんて表現することもあります。

本当は、血がにごる原因や老廃物がたまる原因を探ることが大事なのです。

当時のヨーロッパでの医学では、とにかく単に汚れた血を体から取り除きさえすればいい。そうすれば、健康になると考えてしまったのです。

そのため当時の医師の治療法の多くは、静脈を切って、にごった血を体外に出させる〝瀉血〟と呼ばれる方法や、ヒルを使って血を吸い出すという方法でした。

あるいは、潰瘍をつくらせる軟膏をつけたり、下剤によって腸から毒素を排出させようとしたりする方法もありました。

なかには、わざわざ火傷で水疱をつくらせて、皮膚から毒素を排出させようとする治療法といったものまであったのです。

また当時ヨーロッパでは、梅毒が階級を問わず、人々の間に大流行していました。

梅毒の治療法としては、猛毒の〝水銀〟をカクテルにして飲んだり、〝水銀〟の蒸し風呂に入ることが効果的だとされていました。

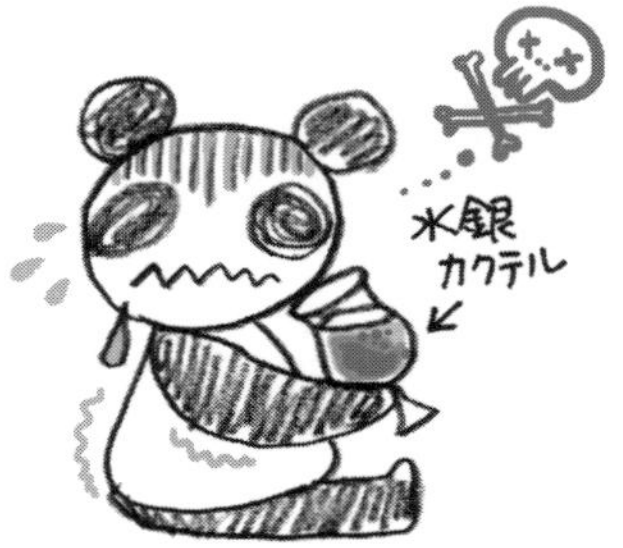

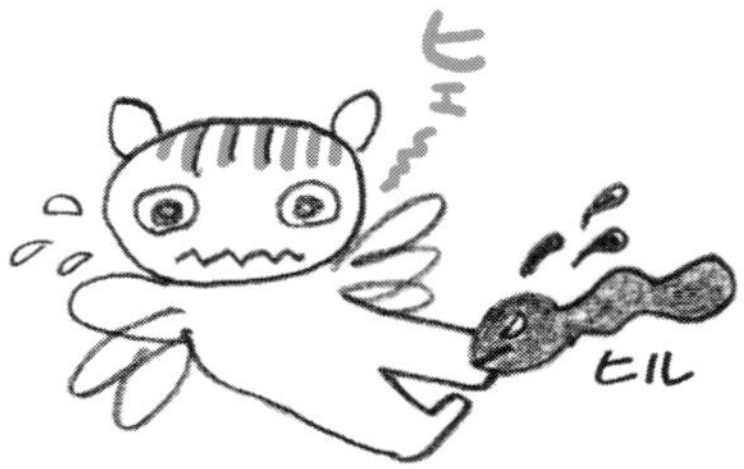

今の医学からは考えられない恐ろしい治療法が〝当たり前〟だったのです。

弱った病人の体から血を抜いたり、梅毒の人に毒を飲ませたりすれば、どうなるでしょうか？死んでしまうに決まっています。

そのような治療法による副作用や生命力の低下で、多くの人が命を落としていた、というのが事実なのです。

そのようななかで、医師であったハーネマンは水銀カクテルや瀉血をはじめとする当時の治療法に疑問を感じるようになりました。それらの治療法では、患者がいつまでたっても健康を取り戻さないということに悩んでいたのです。

そしてついには医師の仕事から遠ざかり、家族を養うために、得意な語学を生かして翻訳の仕事をするようになりました。

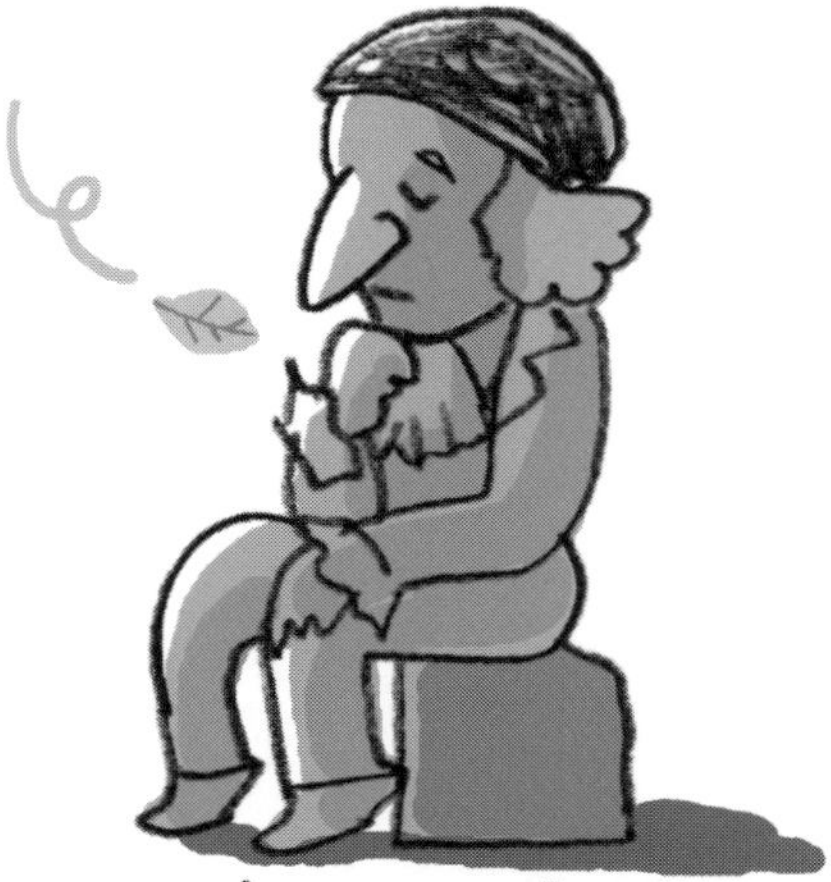

１７９０年のある日、ハーネマンは翻訳中の本の中に興味深い一文を見つけたのです。

それはイギリスのカレンによる『植物大辞典』の、「キナの皮の苦みが、マラリアを治す」というもの。当時、キナ皮は、マラリアの特効薬として使われていました。

「苦いものはキナ皮でなくても、ほかにもたくさんあるのに」

不思議に思ったハーネマンは、実際にキナ皮を自分でとって実験してみました。

すると、ガタガタと震えはじめ高熱が出て、マラリアにそっくりな症状がキナ皮によって引き起こされたのです。

「キナ皮によって、マラリアにそっくりな症状が引き起こされる！」ということが、このハーネマンの実験によって、はじめてわかったのです。

ハーネマンは、ほかの人たちにも協力してもらって、この事実を確かめました。

また健康な人はマラリアのような症状を起こしますが、不調が治ったという人たちもいたのです。それはキナ皮が引き起こす症状と、同じような症状をもっていた人たちだったのです。

こうしてハーネマンは、

「**同じような症状を引き起こすものは、同じような症状をもつ人を治す**」

ということを発見したのです。

いわば、「毒をもって、毒を制する」ということを。

この理論をハーネマンは、「**同種の法則**」と名づけました。

ハーネマンが、このホメオパシーの理論をはじめて論文に公表したのは１７９６年のことでした。

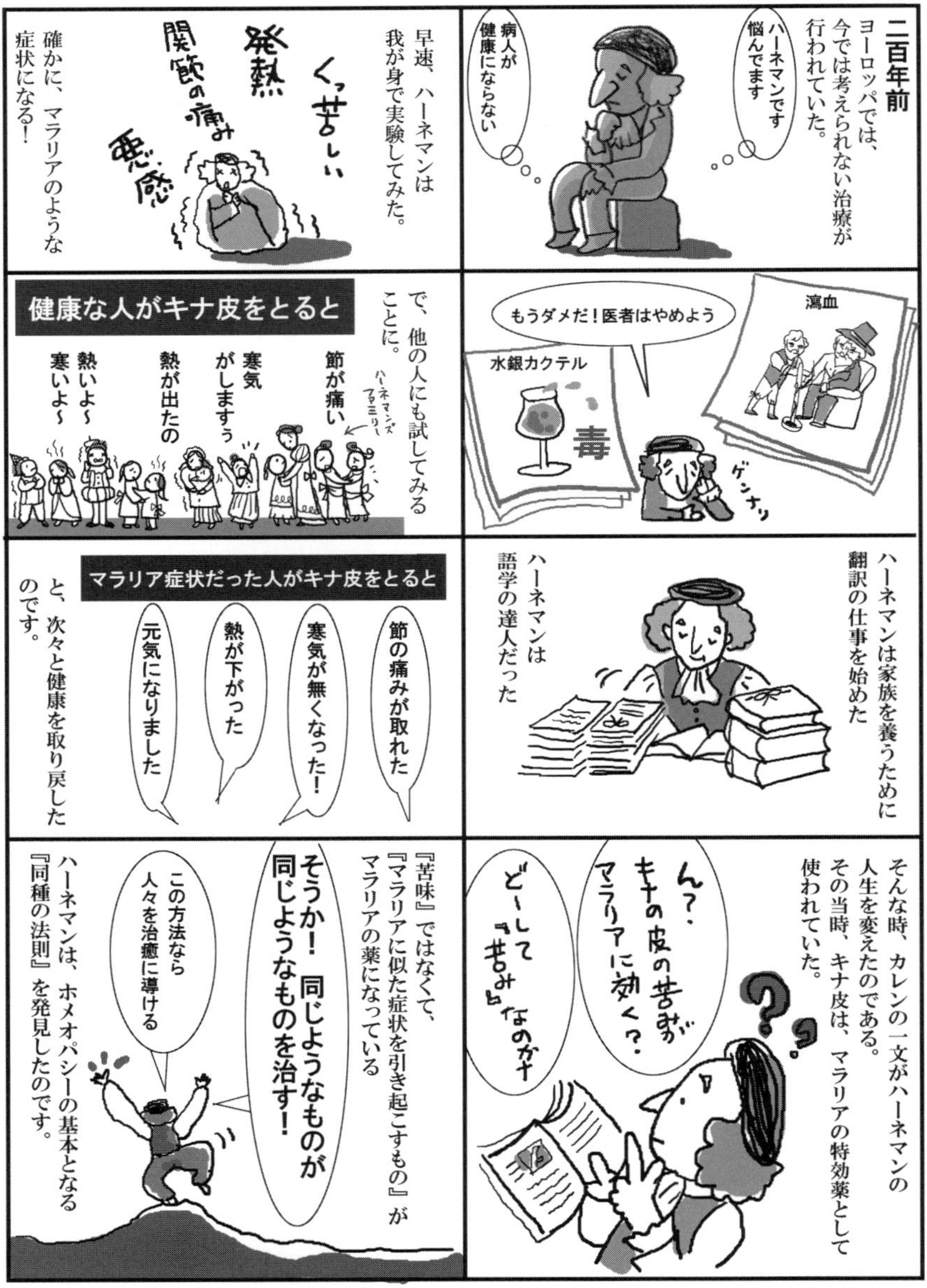
二百年前
ヨーロッパでは、今では考えられない治療が行われていた。
ハーネマンです 悩んでます
病人が健康にならない
瀉血
もうダメだ！医者はやめよう
水銀カクテル
毒
ゲンナリ
ハーネマンは家族を養うために翻訳の仕事を始めた
ハーネマンは語学の達人だった
そんな時、カレンの一文がハーネマンの人生を変えたのである。その当時、キナ皮は、マラリアの特効薬として使われていた。
ん？キナの皮の苦みがマラリアに効く？
ど〜して『苦み』なのかナ
早速、ハーネマンは我が身で実験してみた。
くっ苦しい
発熱
関節の痛み
悪感
確かに、マラリアのような症状になる！
で、他の人にも試してみることに。
健康な人がキナ皮をとると
ハーネマンズファミリー
節が痛い
寒気がしますぅ
熱が出たの
熱いよ〜 寒いよ〜
マラリア症状だった人がキナ皮をとると
節の痛みが取れた
寒気が無くなった！
熱が下がった
元気になりました
と、次々と健康を取り戻したのです。
『苦味』ではなくて、『マラリアに似た症状を引き起こすもの』がマラリアの薬になっている
そうか！ 同じようなものが同じようなものを治す！
この方法なら人々を治癒に導ける
ハーネマンは、ホメオパシーの基本となる『同種の法則』を発見したのです。

ホメオパシーの歴史2
不思議な砂糖玉――レメディー

ハーネマンはその後も、さらに研究を続けました。

「同じようなものが、同じようなものを治す」という同種の法則を確かなものにするため、いろいろな物質を使い、多くの人に協力してもらいました。今でいう「人体実験」です。

それは硫黄や水銀、薬草や毒物など、当時のヨーロッパで「薬」として使われていたものから始まりました。それからさまざまな物質でどんな症状が出てくるかが試されました。

ただし「薬」として使われていた物質の中には「猛毒」も多くありました。

ですから安全のために、少量あるいは微量にして使わざるを得ませんでした。

ハーネマンが人体に害を与えず、かつどれだけの量を使えばいいのかを研究している最中のことでした。

そのころのヨーロッパでは伝染病がはやると薬がすぐに不足しがちでした。

そんなとき、あるドイツの自然療法家が、やむなく薬の量を減らして患者に処方したところ、効果にはかかわりがなかったということにハーネマンは注目したのです。

「薄めたほうが体には安全だし、効果もある！」

こうしてハーネマンは多くの人を救うため、安全に研究を続けるために、できるだけ薄めるようにしていったのです。

いつもハーネマンは遠方の患者のところへは、馬車で往診に行っていました。

あるとき馬車で揺られた薬が、薄めたものなのに効果が強くなっていることに気がついたのです。

そうしてハーネマンは物質をどんどん薄めていって、そしてさらに、その液体を強く振ることによって、もっと効果が高まるということも発見しました。

最終的には、そうやって薄めて（希釈）、振る（振とう）という作業を何度も繰り返しても効果が失われないばかりか、より強くなると同時に、物質の中に隠れていた多くの薬効が新たに出てくることがわかったのです。

1810年、ハーネマンは、ホメオパシーの発見と原理について書いた『オルガノン』初版を出版しました。

ハーネマンはこの不思議な発見を、「**天然物質の中にあるそれまで眠ったように隠されていた潜在的な、ダイナミックな力を発展させる**」と、著書『オルガノン』269節の中で述べています。

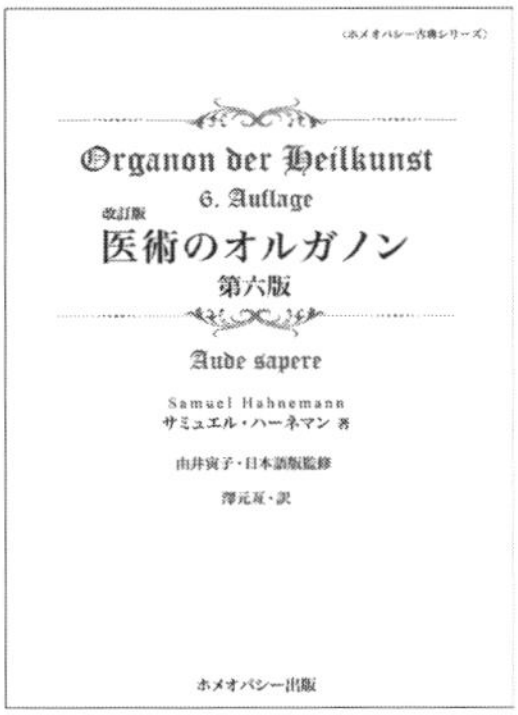

サミュエル・ハーネマン著
『医術のオルガノン』
第六版
（改訂版）

ホメオパシー出版

原材料に潜在するこのダイナミックな力が何らかのメカニズムによってアルコール水溶液に保存され、これを砂糖玉にたらしたものが〝**レメディー**〟なのです。

ホメオパシーでは、このレメディーを、〝その人のもつ症状・状態〟に合わせて使っていきます。

ハーネマンと同時代の、絶望的だと医者に見放された病人たちが、ホメオパシーによって健康を取り戻し、ハーネマンとホメオパシーの名は少しずつ知られることになったのです。

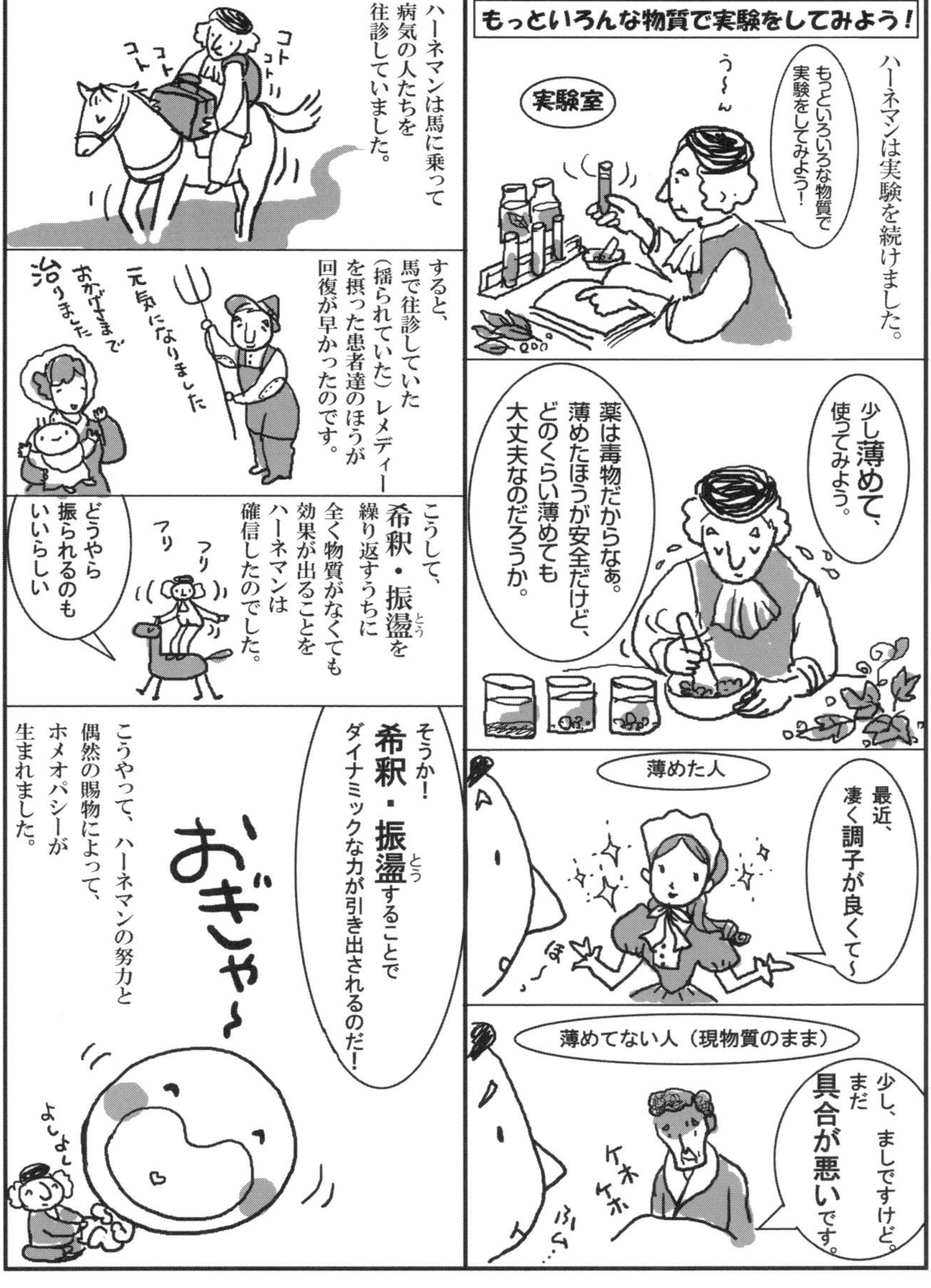
もっといろんな物質で実験をしてみよう！
ハーネマンは実験を続けました。
もっといろいろな物質で実験をしてみよう！
う〜ん
実験室
少し薄めて、使ってみよう。
薬は毒物だからなぁ。薄めたほうが安全だけど、どのくらい薄めても大丈夫なのだろうか。
薄めた人
最近、凄く調子が良くて〜
ほ〜
薄めてない人（現物質のまま）
少し、ましですけど。まだ具合が悪いです。
ケホケホ
ふむ…
ハーネマンは馬に乗って病気の人たちを往診していました。
コトコト
コトコト
すると、馬で往診していた（揺られていた）レメディーを摂った患者達のほうが回復が早かったのです。
元気になりました
おかげさまで治りました
こうして、希釈・振盪《とう》を繰り返すうちに全く物質がなくても効果が出ることをハーネマンは確信したのでした。
フリ
フリ
どうやら振られるのもいいらしい
そうか！希釈・振盪《とう》することでダイナミックな力が引き出されるのだ！
おぎゃ〜
こうやって、ハーネマンの努力と偶然の賜物によって、ホメオパシーが生まれました。
よしよし

ホメオパシーの歴史3
レメディーってどうやってつくっているの?

レメディーは、実にいろいろなもの――地球に存在しているありとあらゆるもの――からつくられています。植物、動物、鉱物、それだけではなく、病原体、薬剤、臓器、虹、太陽の光、X線、携帯電話の電磁波など。

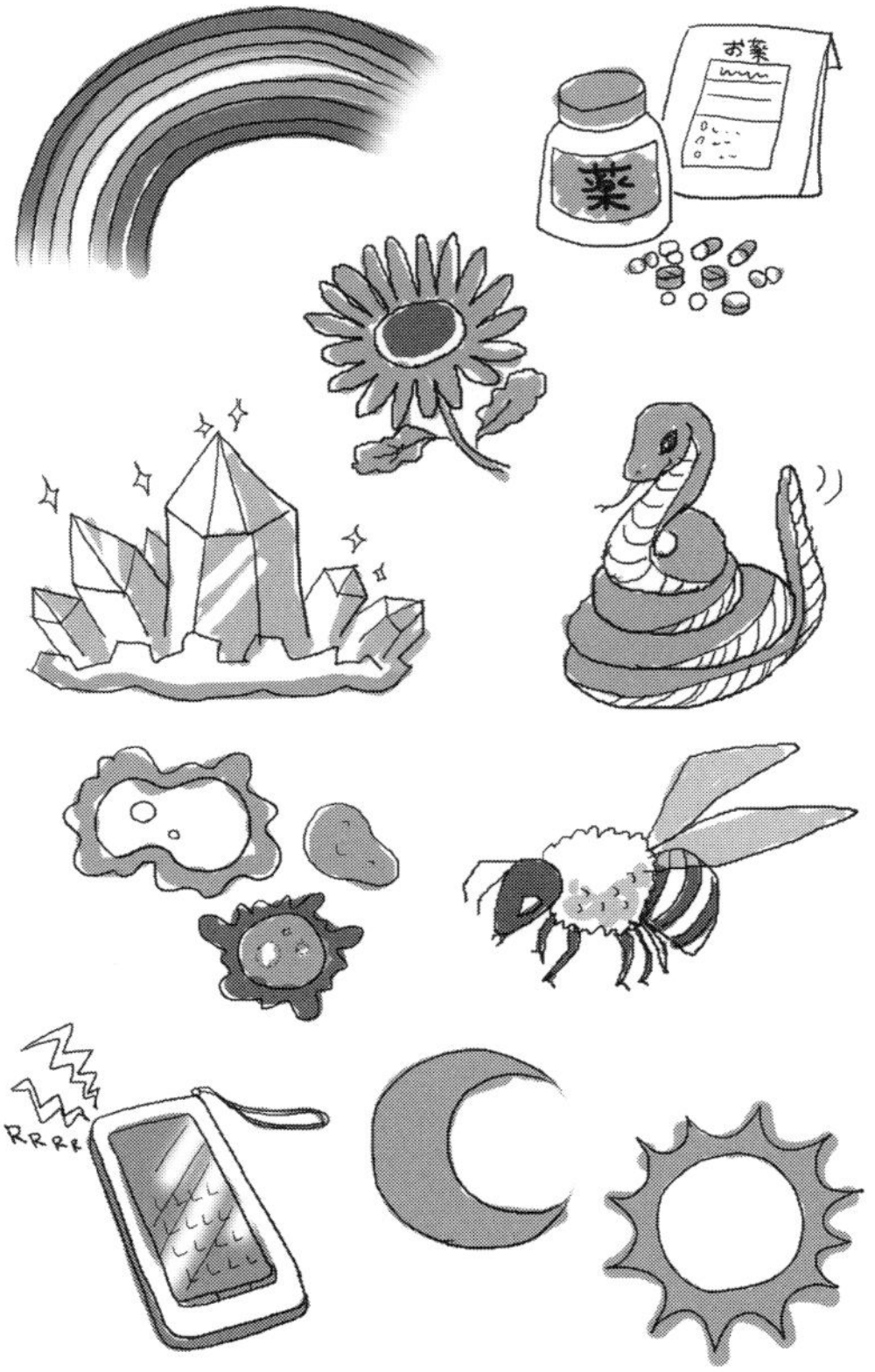

ハーネマンが発見したキナ皮のレメディー(チャイナ：Chin.)から始まって、ハーネマンによって実証(プルービング)されたレメディーの数は１２５種類。ハーネマン亡き後も、後世の多くのホメオパシー研究家によって新しいレメディーが加えられ、現在では３０００種類以上はあるといわれています。

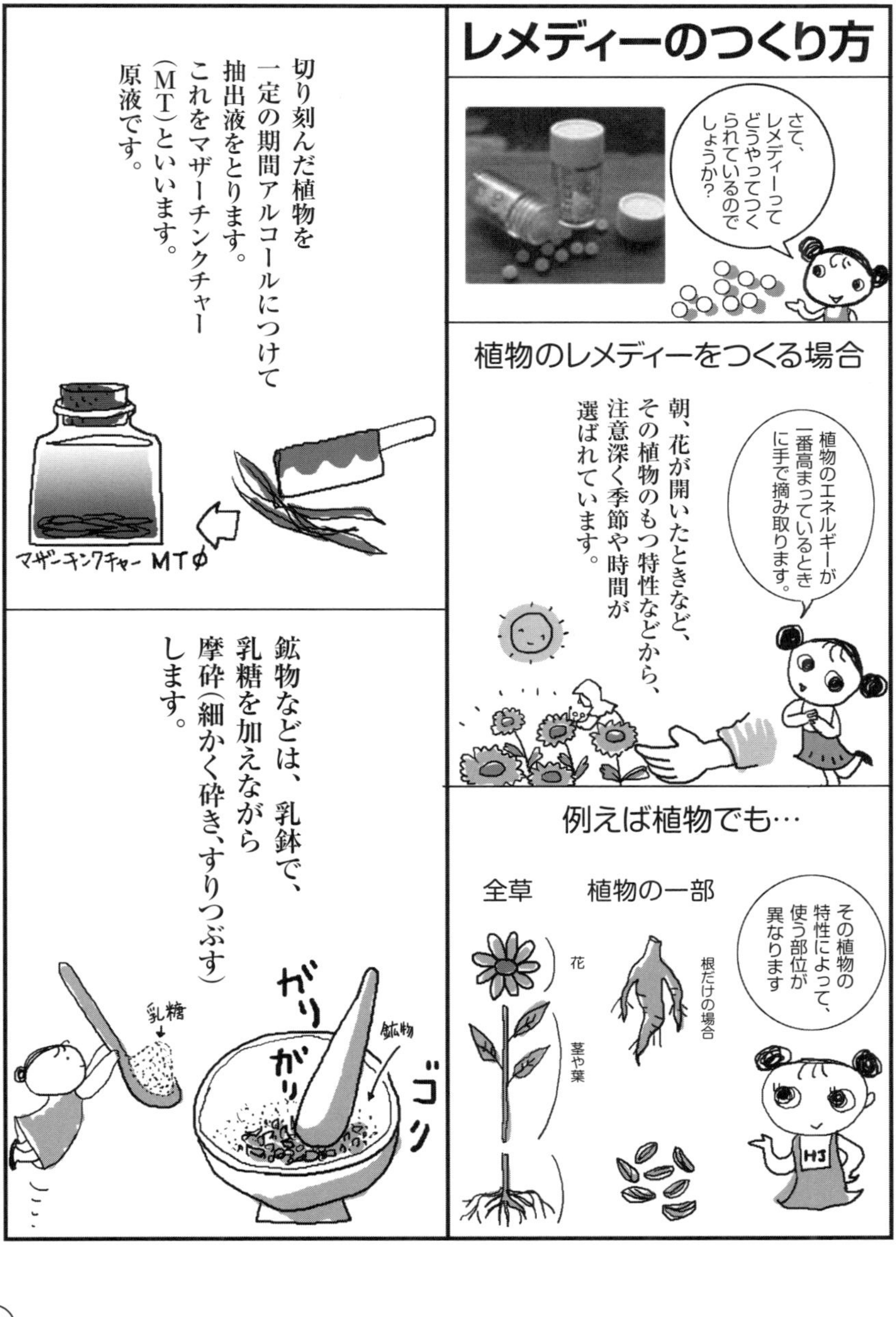
レメディーのつくり方
さて、レメディーってどうやってつくられているのでしょうか?
植物のレメディーをつくる場合
植物のエネルギーが一番高まっているときに手で摘み取ります。
朝、花が開いたときなど、その植物のもつ特性などから、注意深く季節や時間が選ばれています。
例えば植物でも…
全草
植物の一部
花
茎や葉
根だけの場合
その植物の特性によって、使う部位が異なります
切り刻んだ植物を一定の期間アルコールにつけて抽出液をとります。これをマザーチンクチャー(MT)といいます。原液です。
マザーチンクチャー MTφ
鉱物などは、乳鉢で、乳糖を加えながら摩砕(細かく砕き、すりつぶす)します。
ガリ
ガリ
ゴリ
鉱物
乳糖

ポーテンシー

希釈・振とうの程度を「ポーテンシー」といいます。

30 Cというポーテンシーは、体と心に働きかけることができるといわれており、こどもや大人の**急性症状**へのケアに最適といわれているものです。

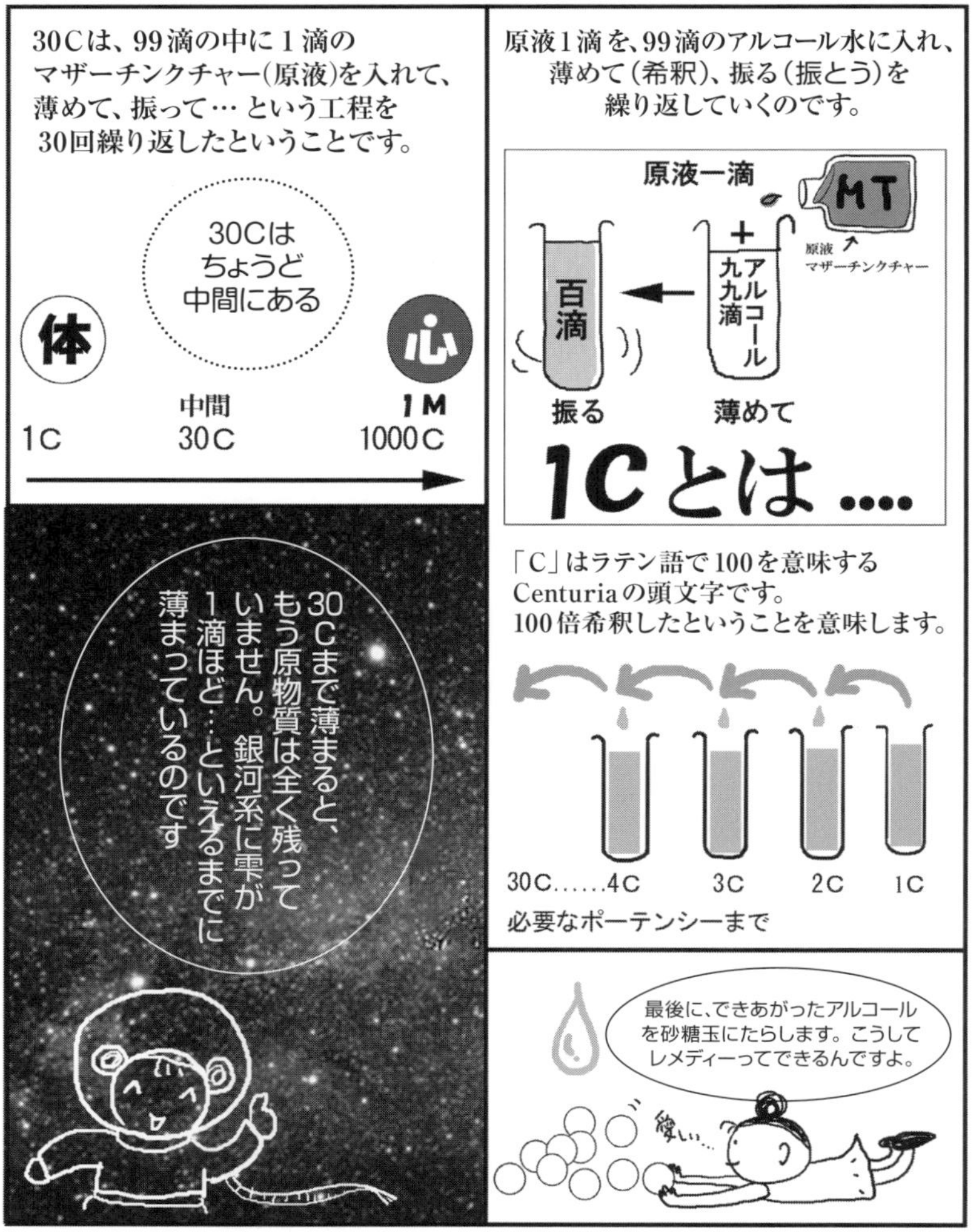
30Cは、99滴の中に1滴の
マザーチンクチャー(原液)を入れて、
薄めて、振って… という工程を
30回繰り返したということです。
30Cは
ちょうど
中間にある
体
心
中間
1M
1C
30C
1000C
30Cまで薄まると、もう原物質は全く残っていません。銀河系に雫が1滴ほど…といえるまでに薄まっているのです
原液1滴を、99滴のアルコール水に入れ、
薄めて(希釈)、振る(振とう)を
繰り返していくのです。
原液一滴
MT
原液
マザーチンクチャー
+
アルコール
九九滴
百滴
振る
薄めて
1Cとは ....
「C」はラテン語で100を意味する
Centuriaの頭文字です。
100倍希釈したということを意味します。
30C……4C
3C
2C
1C
必要なポーテンシーまで
最後に、できあがったアルコール
を砂糖玉にたらします。こうして
レメディーってできるんですよ。
愛しい…

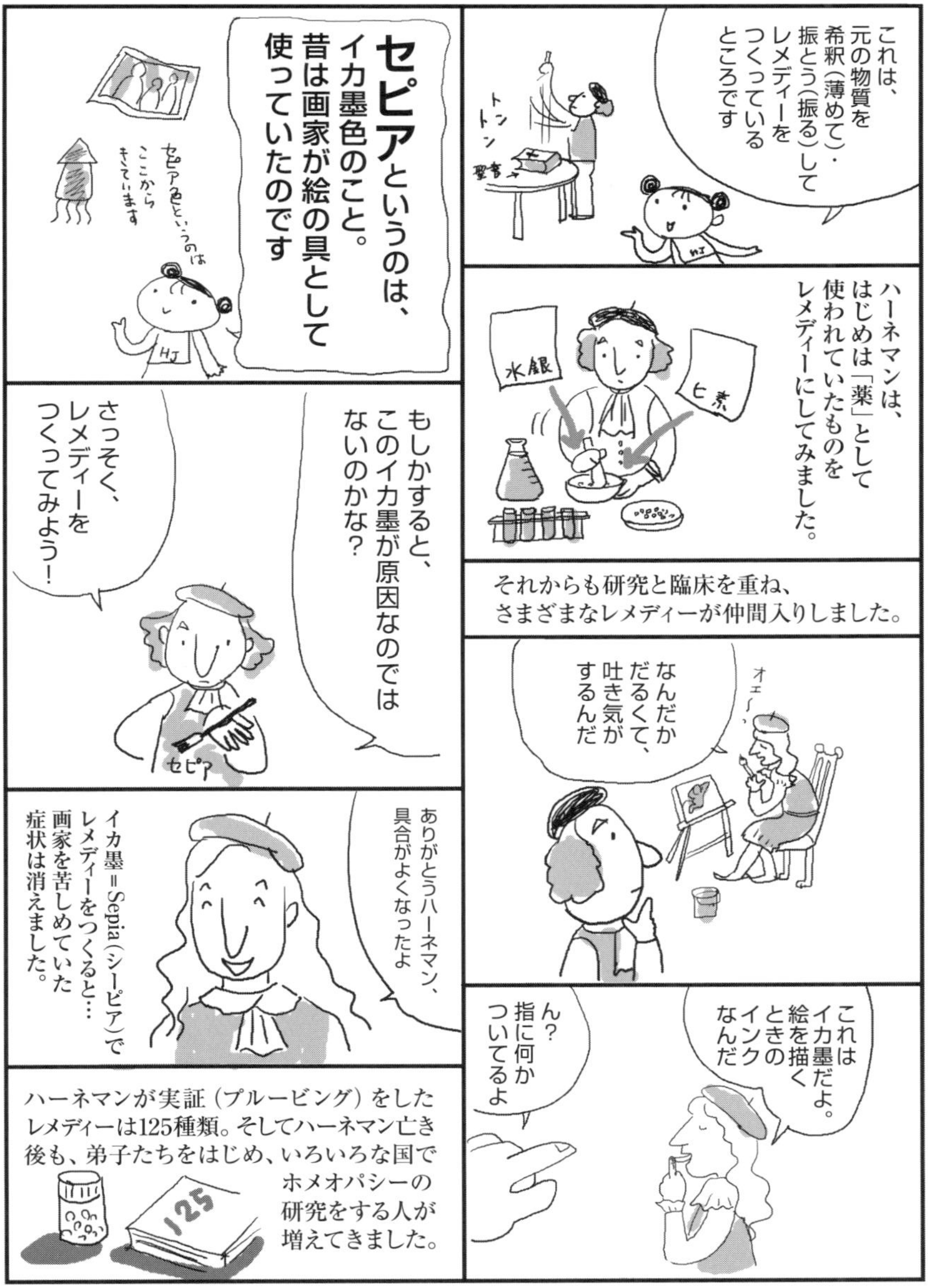
これは、
元の物質を
希釈（薄めて）・
振とう（振る）して
レメディーを
つくっている
ところです
トン
トン
聖書
ハーネマンは、
はじめは「薬」として
使われていたものを
レメディーにしてみました。
水銀
ヒ素
それからも研究と臨床を重ね、
さまざまなレメディーが仲間入りしました。
なんだか
だるくて、
吐き気が
するんだ
オエ～
これは
イカ墨だよ。
絵を描く
ときの
インク
なんだ
ん？
指に何か
ついてるよ
セピアというのは、
イカ墨色のこと。
昔は画家が絵の具として
使っていたのです
セピア色というのは
ここから
きています
もしかすると、
このイカ墨が原因なのでは
ないのかな？
さっそく、
レメディーを
つくってみよう！
セピア
ありがとうハーネマン、
具合がよくなったよ
イカ墨＝Sepia（シーピア）で
レメディーをつくると…
画家を苦しめていた
症状は消えました。
ハーネマンが実証（プルービング）をした
レメディーは125種類。そしてハーネマン亡き
後も、弟子たちをはじめ、いろいろな国で
ホメオパシーの
研究をする人が
増えてきました。
125

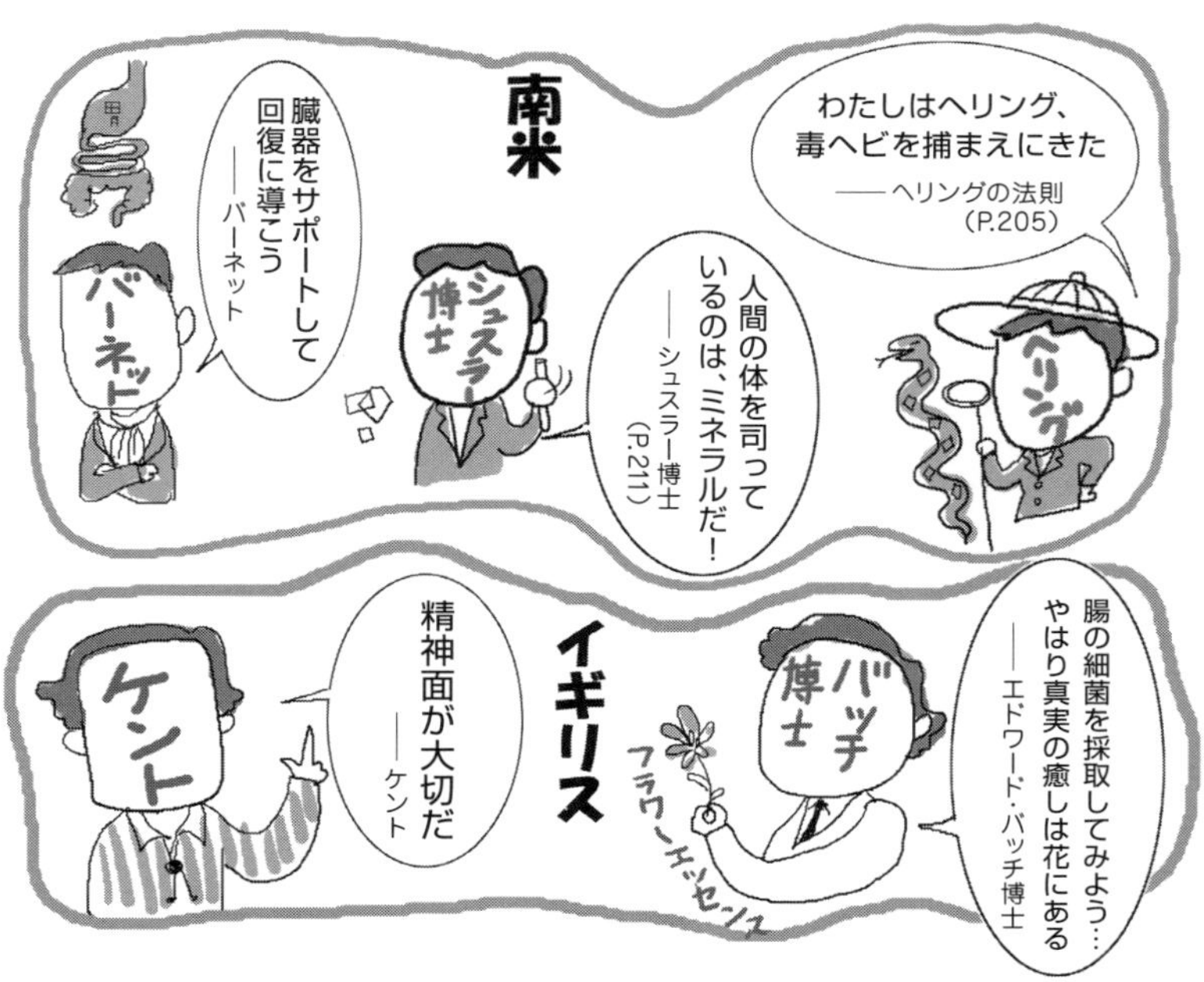
わたしはヘリング、毒ヘビを捕まえにきた
——ヘリングの法則（P.205）
ヘリング
人間の体を司っているのは、ミネラルだ！
——シュスラー博士（P.211）
シュスラー博士
南米
臓器をサポートして回復に導こう
——バーネット
バーネット
胃
腸の細菌を採取してみよう…やはり真実の癒しは花にある
——エドワード・バッチ博士
バッチ博士
フラワーエッセンス
イギリス
精神面が大切だ
——ケント
ケント

こうやって、たくさんの研究家によって、
さまざまな種類のレメディーや療法が
増えていったのです。

ホメオパシーの歴史4
病気の源――マヤズム

ナポレオンの軍隊でチフスが大流行したときに、ハーネマンは180人のチフス患者を治療しました。ハーネマン。チフスは当時のヨーロッパでは助かる見込みが少ないといわれていた恐ろしい病気です。しかしハーネマンの診た患者の中で、死亡した兵士はたった一人だけだったのです。

こうしてヨーロッパではホメオパシーとハーネマンの名前が一気に知られることとなったのでした。

一躍有名になったハーネマンでしたが、ハーネマンはまたしても壁にぶつかります。

ホメオパシーの〝**同種の法則**〟にしたがって適切なレメディーを探し出し、投与していましたが、一時は症状がよくなっても、再び病気の悪化を繰り返す人たちがいるのでした。

注意深い観察の結果、ハーネマンは、それらは〝**マヤズム**〟という病気の源と関係していると気がついたのです。

マヤズムとは、その人が先祖から受け継いでいる遺伝的な病気の傾向や、もって生まれた体質、病気のかかりやすさなどのことです。

それぞれのマヤズムには、病気のかかりやすさや特徴があります。

ハーネマンは3種類のマヤズムを発見しましたが、それぞれのマヤズムには、かかりやすい病気の種類をはじめ、固有の特徴があります。

ハーネマンが最初に発見したマヤズムは疥癬マヤズムでした。

これは人類すべてに共通する病気の根源で、「かゆみ」というギリシャ語をもとにソーラ(Psora)＝疥癬マヤズムと名づけられました。

その後、ハーネマンは淋病マヤズム（サイコーシス）と梅毒マヤズム（スフィリス）を見つけ、後世のホメオパスによって、結核マヤズムや癌《がん》マヤズムが定義されました。

マヤズム自体はもはや病気とはいえません。もともとは病気だったものですが、長い抑圧の歴史の中で、もはや完全に自分の生命の一部となってしまった（追い出すことのできなくなってしまった）ものです。

アトピー性皮膚炎や花粉症、不定愁訴など、現代人がかかえている何らかの慢性病には、マヤズムが関連していると考えられています。

マヤズムを理解するには、マヤズムを火山のマグマに例えるとわかりやすいかもしれません。

これらの火山は普段は眠っているのですが、何かの拍子に目を覚ますと、恐ろしい噴火を起こす可能性があるのです。

噴火の状態が〝病気の症状〟だとすると、その活動を盛んにしているのは、その山の下にあるおおもとのマグマ〝マヤズム〟なのです。

一度、マヤズムが目覚めて活動を始めると、病気を引き起こして、さらに悪化させるとホメオパシーでは考えられています。

マヤズムを根絶することはできません。

ただ、火山と同じようにマヤズムに眠ってもらい、再び休火山に戻すことはできます。そのためにハーネマンはマヤズムを眠らせるレメディーを探し出しました。

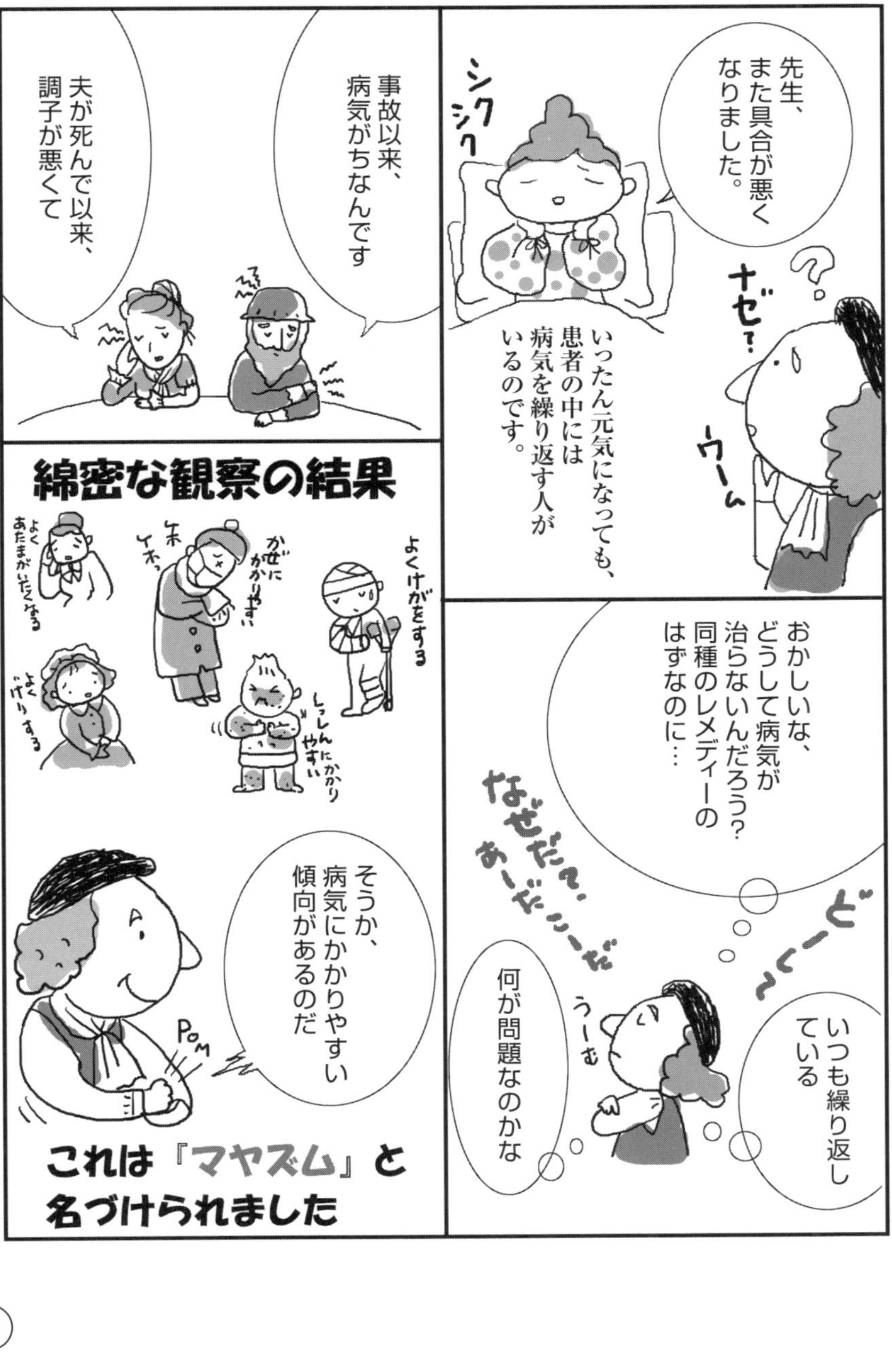
先生、また具合が悪くなりました。
シクシク
ナゼ?
ウーム
いったん元気になっても、患者の中には病気を繰り返す人がいるのです。
事故以来、病気がちなんです
夫が死んで以来、調子が悪くて
おかしいな、どうして病気が治らないんだろう?同種のレメディーのはずなのに…
なぜだ?
あーだこーだ
どーど〜
いつも繰り返している
何が問題なのかな
うーむ
綿密な観察の結果
よくあたまがいたくなる
かぜにかかりやすい
よくけがをする
よくげりする
しっしんにかかりやすい
そうか、病気にかかりやすい傾向があるのだ
POM
これは『マヤズム』と名づけられました

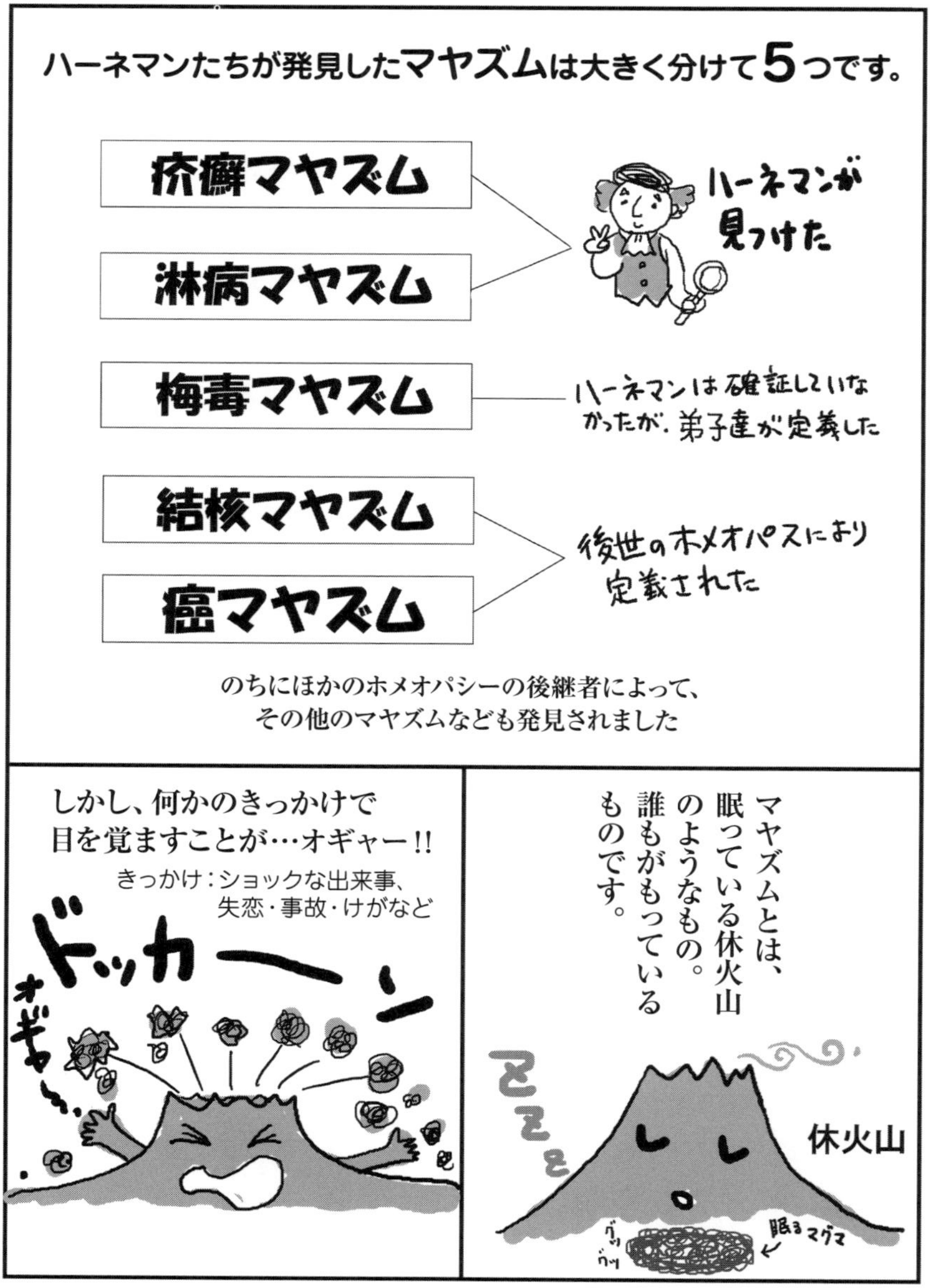
ハーネマンたちが発見したマヤズムは大きく分けて5つです。
疥癬マヤズム
淋病マヤズム
ハーネマンが見つけた
梅毒マヤズム
ハーネマンは確証していなかったが、弟子達が定義した
結核マヤズム
癌マヤズム
後世のホメオパスにより定義された
のちにほかのホメオパシーの後継者によって、
その他のマヤズムなども発見されました
マヤズムとは、眠っている休火山のようなもの。誰もがもっているものです。
休火山
グツグツ
眠るマグマ
しかし、何かのきっかけで
目を覚ますことが…オギャー!!
きっかけ：ショックな出来事、
失恋・事故・けがなど
ドッカーーン
オギャ〜

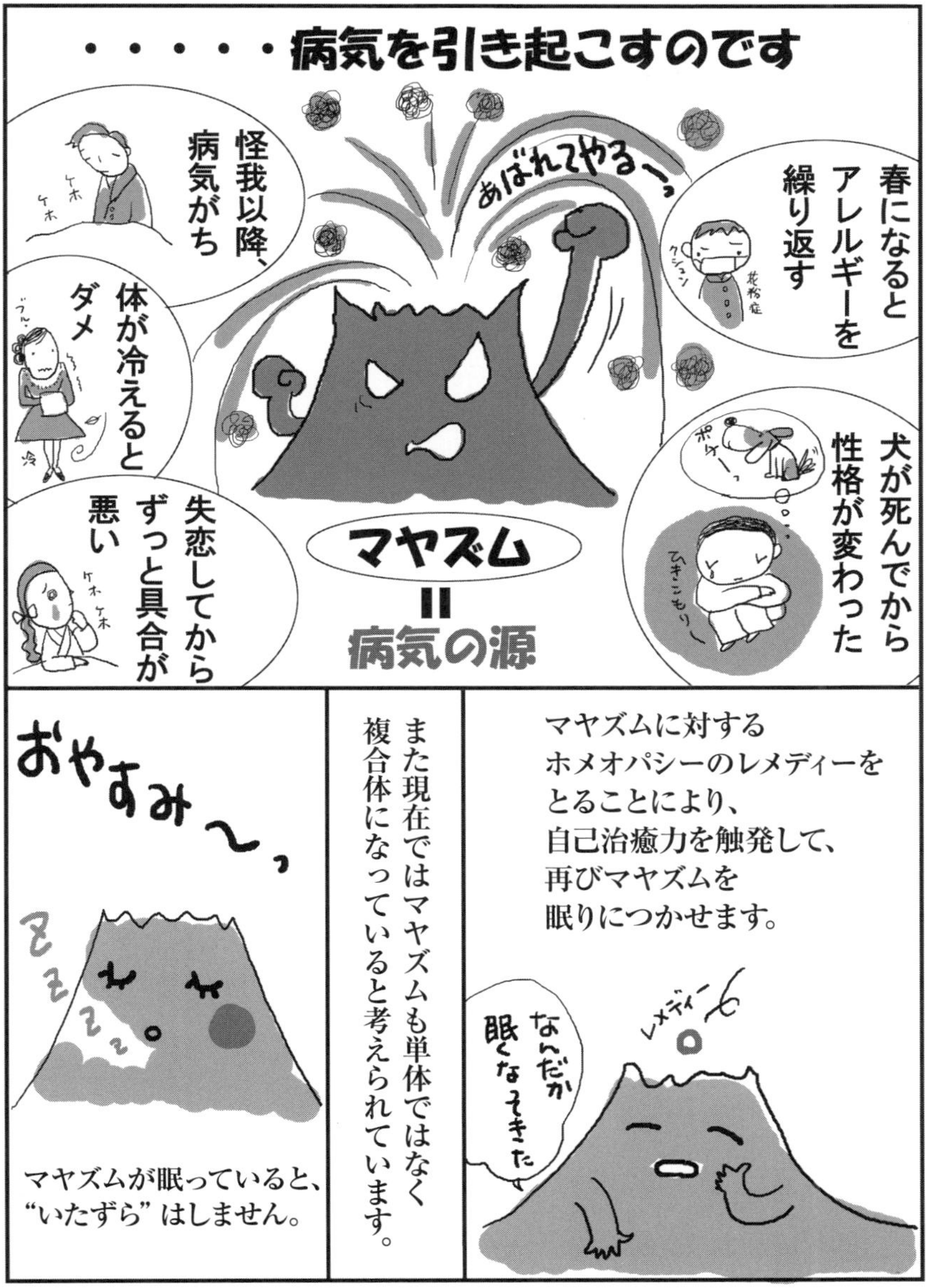
・・・・・・病気を引き起こすのです
あばれてやる〜っ
春になるとアレルギーを繰り返す
花粉症
クシュン
犬が死んでから性格が変わった
ポチ〜っ
ひきこもり〜
怪我以降、病気がち
ケホケホ
体が冷えるとダメ
冷
失恋してからずっと具合が悪い
ケホケホ
マヤズム
＝
病気の源
マヤズムに対する
ホメオパシーのレメディーを
とることにより、
自己治癒力を触発して、
再びマヤズムを
眠りにつかせます。
レメディー
なんだか眠くなってきた
また現在ではマヤズムも単体ではなく複合体になっていると考えられています。
おやすみ〜っ
マヤズムが眠っていると、
“いたずら” はしません。

マヤズム

5つのマヤズムの特徴です。

参考図書：『マヤズム治療のための大事典』スブラタ・クマー・バナジー 著
『由井寅子のホメオパシー入門』由井寅子 著
イラスト：由井寅子

疥癬（Psora）マヤズム

ハーネマンが一番最初に見つけたマヤズム

人類の病気の根源となっているマヤズムです。
ヒゼンダニ（疥癬虫）などによる皮膚病を抑圧したのが原因といわれています。

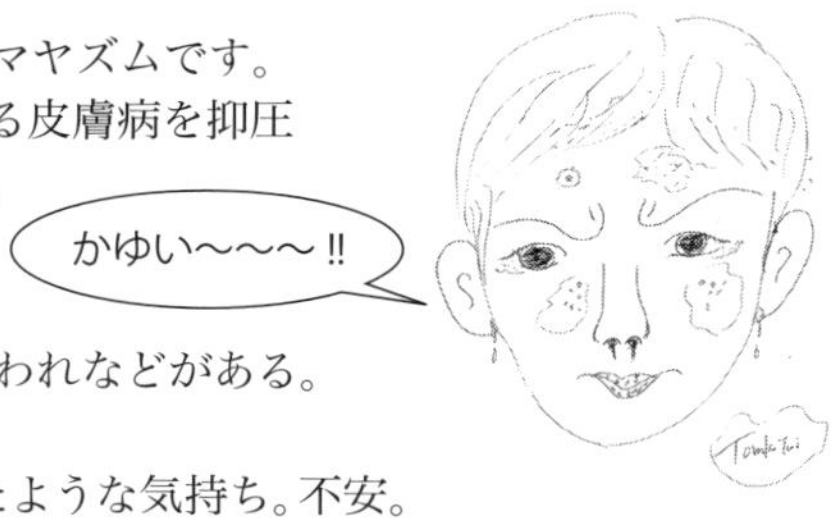

テーマ：不足・欠乏・欠如。
特徴：皮膚に発疹や乾燥、ひびわれなどがある。
腺の疾患。疲れやすい。
精神：自信がない。見捨てられたような気持ち。不安。
敏感で神経質。頭でグルグル考えるけれど、実行にはうつせない。
移り気。
全般：風呂で悪化。いつもおなかが空いている。間食、甘いもの、
不健康なものを食べたくなる。肉が好き。
外見：若白髪。気力がない。黄色っぽい顔。

淋病（Sycosis）マヤズム

ハーネマンが定義したマヤズム

淋病を抑圧したのが原因といわれています。

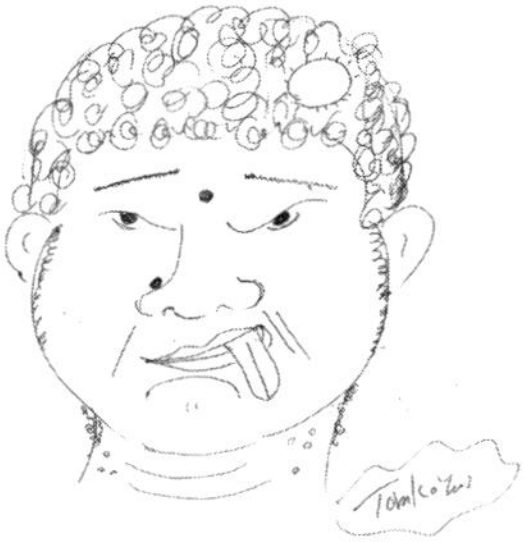
ほしい！
もっともっと
ほしい！
Tomoko Yui

テーマ：貪欲で過剰。
特徴：記憶力が悪くぼぉっとしている。
　　　名前が覚えられない。
　　　寒くて湿気の多い天気で悪化する。
精神：癇癪もち。うそつき。激情。復讐心や嫉妬。パーティー好き。
外見：若はげ。いぼや盛り上がったほくろが多い。

梅毒（Syphillis）マヤズム

ハーネマンの弟子たちによって定義されたマヤズム

梅毒を抑圧をしたのが原因といわれています。

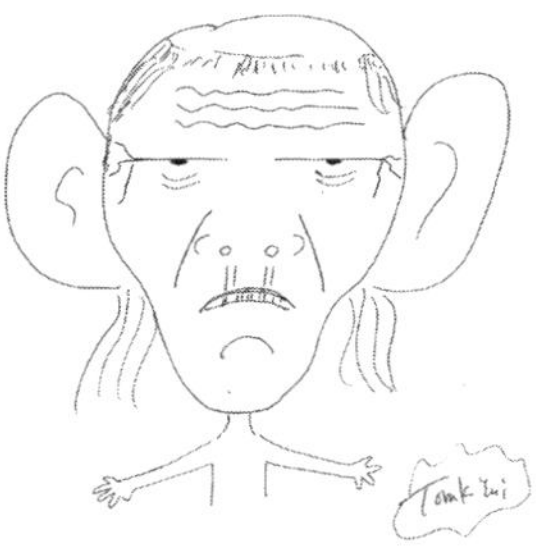
殺《や》るか、
殺られるか!!
Tomoko Yui

テーマ：破壊。
特徴：皮膚に潰瘍ができやすい。
　　　けがや事故などに合いやすい。
　　　しもやけや壊疽。破壊の速度が速く
　　　危険！　夜に悪化する。
精神：強迫観念。自責。自殺願望・破壊したい。
　　　自分の信念を押し付ける。猜疑心が強くて人を信用できない。残酷。
全般：性欲が強い。
外見：歯のゆがみ、不ぞろいな歯。

結核（Tubercular）マヤズム

後世のホメオパスが定義したマヤズム

疥癬マヤズムと梅毒マヤズムが
合併したものと考えられています。

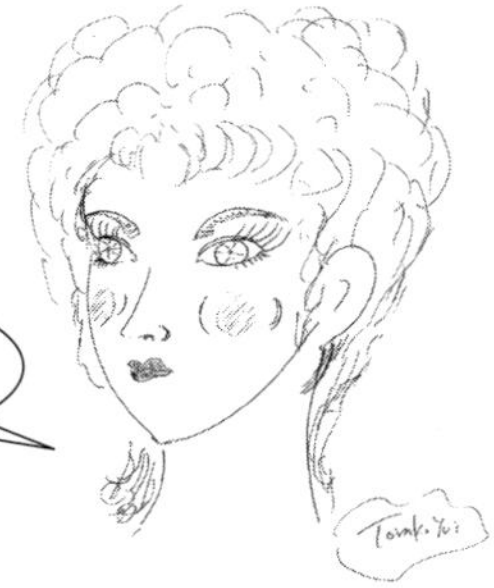
ここはダメ…
どこかへ旅立ちたい…

テーマ：不満足。
特徴：疲れやすい。周期性のある症状。拒食症。
不眠症。不定愁訴。アレルギー。いつもおなかがすいている感じがする。カタル性の症状。かぜをひきやすい。横になって改善する。
精神：不満足。癇癪・短気。人のものがよく見える。旅行に行きたい。
外見：青白くきゃしゃで、食べても太らない。足首の腱が弱い。

癌（Cancer）マヤズム

後世のホメオパスが定義したマヤズム

疥癬、淋病、梅毒、結核の４つのマヤズムが
合併したものと考えられています。

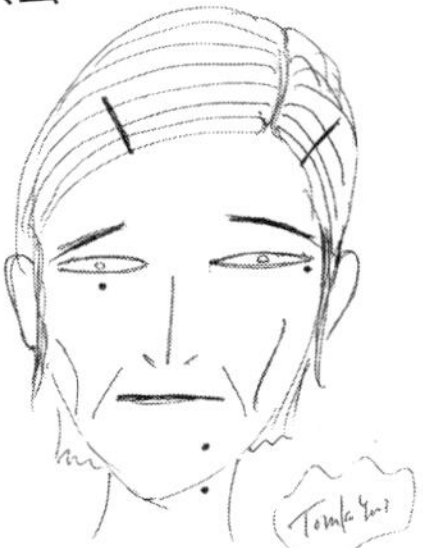
とにかく
〝いい人〟

テーマ：抑圧・自分自身がない。
特徴：滅多に病気（かぜや発熱）にならないか、
いつも具合が悪い・便秘・汗をかかない。
精神：犠牲的・内向的・従順・人の意見・期待に従う・
本心をださない・怒らない・多感。
外見：円形脱毛症・白目の部分が青い・ほくろが多い・青い斑がある。

ホメオパシーの歴史５
ハーネマンの生涯

ハーネマンは生涯、病気にかかった人々を治療し続けました。

88歳まで長生きし、最後には肺炎にかかり、フランスのパリで亡くなりました。

人生の第二の伴侶であり、よき理解者であるとともに同志でもあったメラニーに見守られながら、穏やかで幸せな死を迎えたといわれています。

しかしながら、幸福に満ちた晩年とは反対に、ハーネマンがそれまでにたどった人生は波乱万丈なものでした。

ハーネマンがホメオパシーを発見した当初から、ホメオパシーには反対派が存在していました。それらの人々は主に医師や薬剤師たちでした。そこにはホメオパシーを信じるか、信じないかという問題以前に、さまざまな利害関係もからんでいたのです。

ハーネマンがドイツからフランスに移住したのも、ドイツではホメオパシーでの治療がやりにくくなったためだったのです。

ホメオパシーのレメディーは、原物質を果てしなく薄めてつくり出すので、薬のようにコストがかかりません。

さらにホメオパシーは、確実で、副作用の苦しみもなく、穏やかに人々を救うことができました。

当時の医学による病気の治療は、水銀をそのまま飲むというような治療でしたから、当然、激しい副作用を伴うものでした。

それは「薬」という名目で、体に毒を入れ、自己治癒力を無視するやり方でした。

ハーネマンはそんな医師たちの治療を容赦なく、激しく攻撃、批判しました。

ホメオパシーは、なんといっても〝安価〟、〝安全〟で〝効果〟がありましたから、たちまち多くの人に支持されたのでした。

面白くないのは、ぼろくそに攻撃されてプライドを傷つけられたうえに、患者を失って、もうからなくなった医師や薬剤師たちでした。

自らの地位に危機感を感じた医師や薬剤師は、ホメオパシーに猛反対したのです。

ハーネマンはとても純粋で、実直な人でしたので、ビジネスマンのように「うまく立ちまわる」というような要素は全くもっていませんでした。

ホメオパシーという自己治癒力に働きかける素晴らしい療法を確立しましたが、人間関係では常にトラブルを抱えていました(が、本人は、全く気にはしていなかったようです)。

いつの時代も、天才とよばれる人々には、こういう一面があるものですよね。

お金や社会的地位よりも、ハーネマンが生涯、考え続けたのは、**「病気の人が、どうすれば癒され、真の健康に導かれるのか」**ということだけでした。

ホメオパシーに対する弾圧と攻撃の嵐の中、ハーネマンがドイツにいづらくなったころ、第二の伴侶であるフランス人のメラニーと出会ったのです。

そしてハーネマンは大歓迎されてパリに移り住み、治療を続けました。

ハーネマンは、**「ホメオパシーは、後世の人々がその真価を知り発展させることになるだろう」**と言い残しました。

現在、ホメオパシーは世界中の多くの国で認められ、ハーネマンの言葉のとおり、さらに発展していっています。

「真実」はいつの時代も、同時代には受け入れられず、長い年月を経て歴史の中で証明されています。

ハーネマンの墓
フランスの著名人たちが眠る墓地で

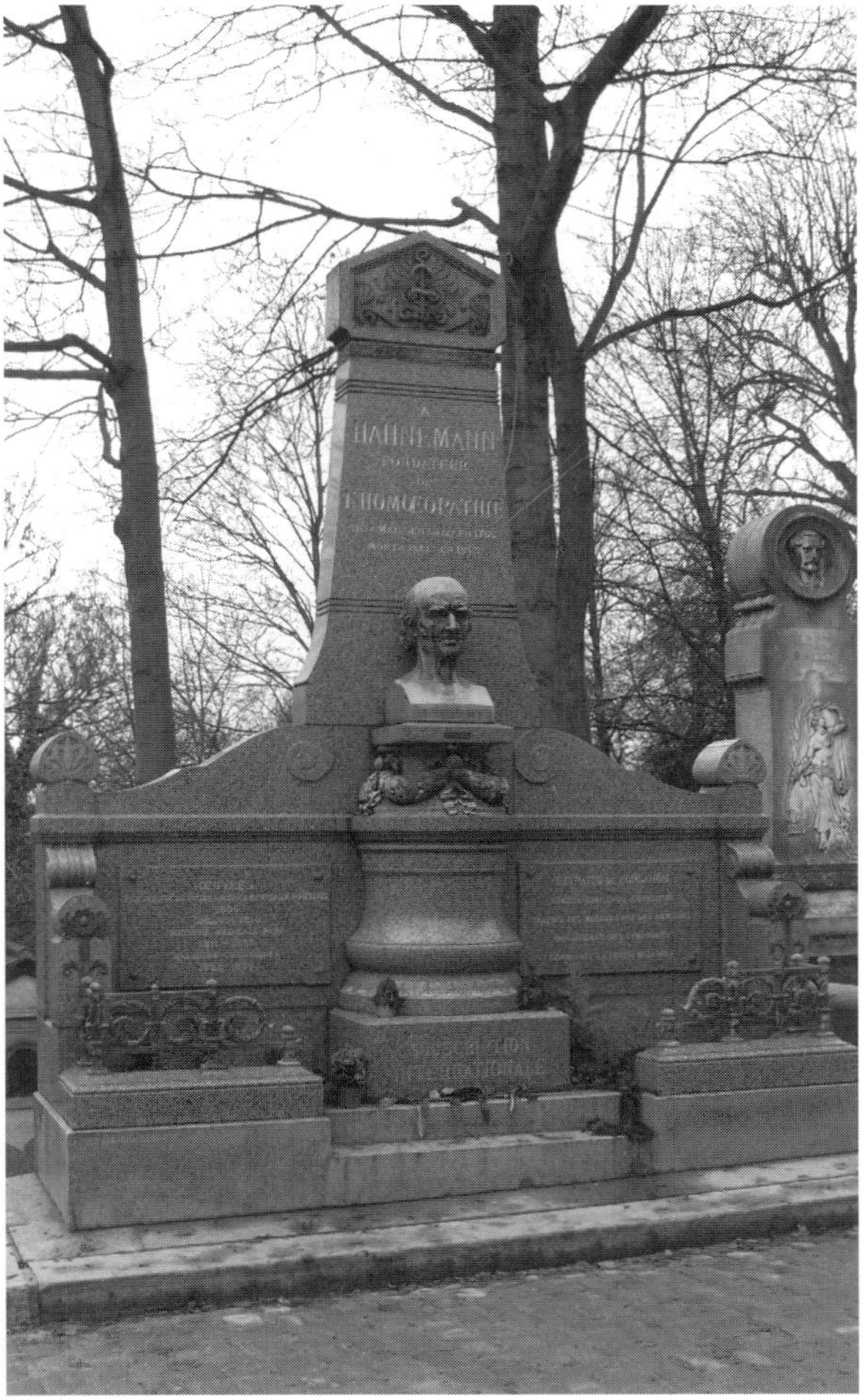

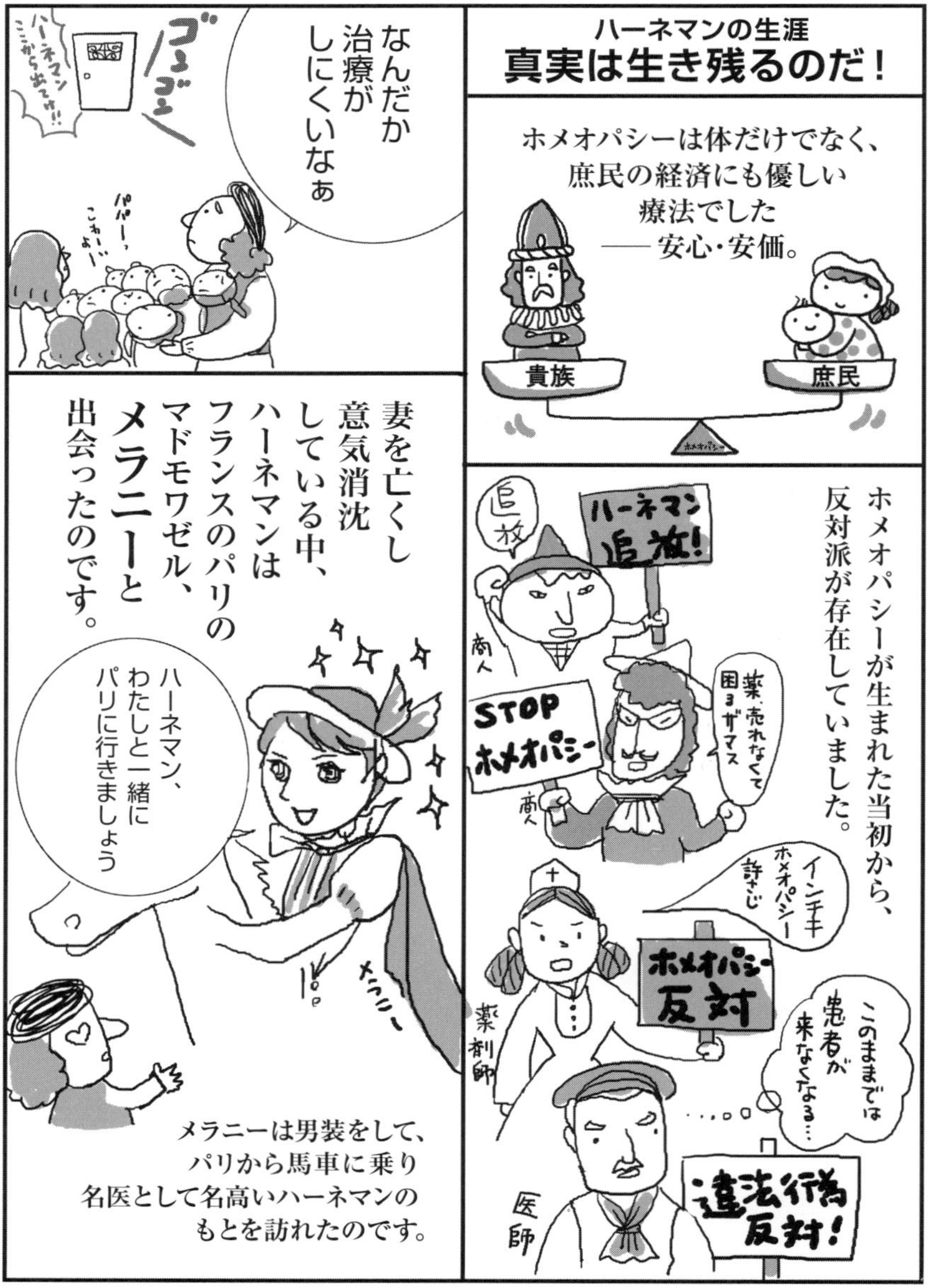
ハーネマンの生涯
真実は生き残るのだ！
ホメオパシーは体だけでなく、庶民の経済にも優しい療法でした――安心・安価。
貴族
庶民
反対派が存在していました。ホメオパシーが生まれた当初から、
ハーネマン追放!
追放
商人
STOP ホメオパシー
薬、売れなくて困るザマス
商人
インチキホメオパシー許さじ
ホメオパシー反対
薬剤師
このままでは患者が来なくなる…
…
医師
違法行為反対!
なんだか治療がしにくいなぁ
ゴンゴン
ハーネマン ここから出てけ!!
パパー、こわーいよー
妻を亡くし意気消沈している中、ハーネマンはフランスのパリのマドモワゼル、メラニーと出会ったのです。
ハーネマン、わたしと一緒にパリに行きましょう
メラニー
メラニーは男装をして、パリから馬車に乗り名医として名高いハーネマンのもとを訪れたのです。

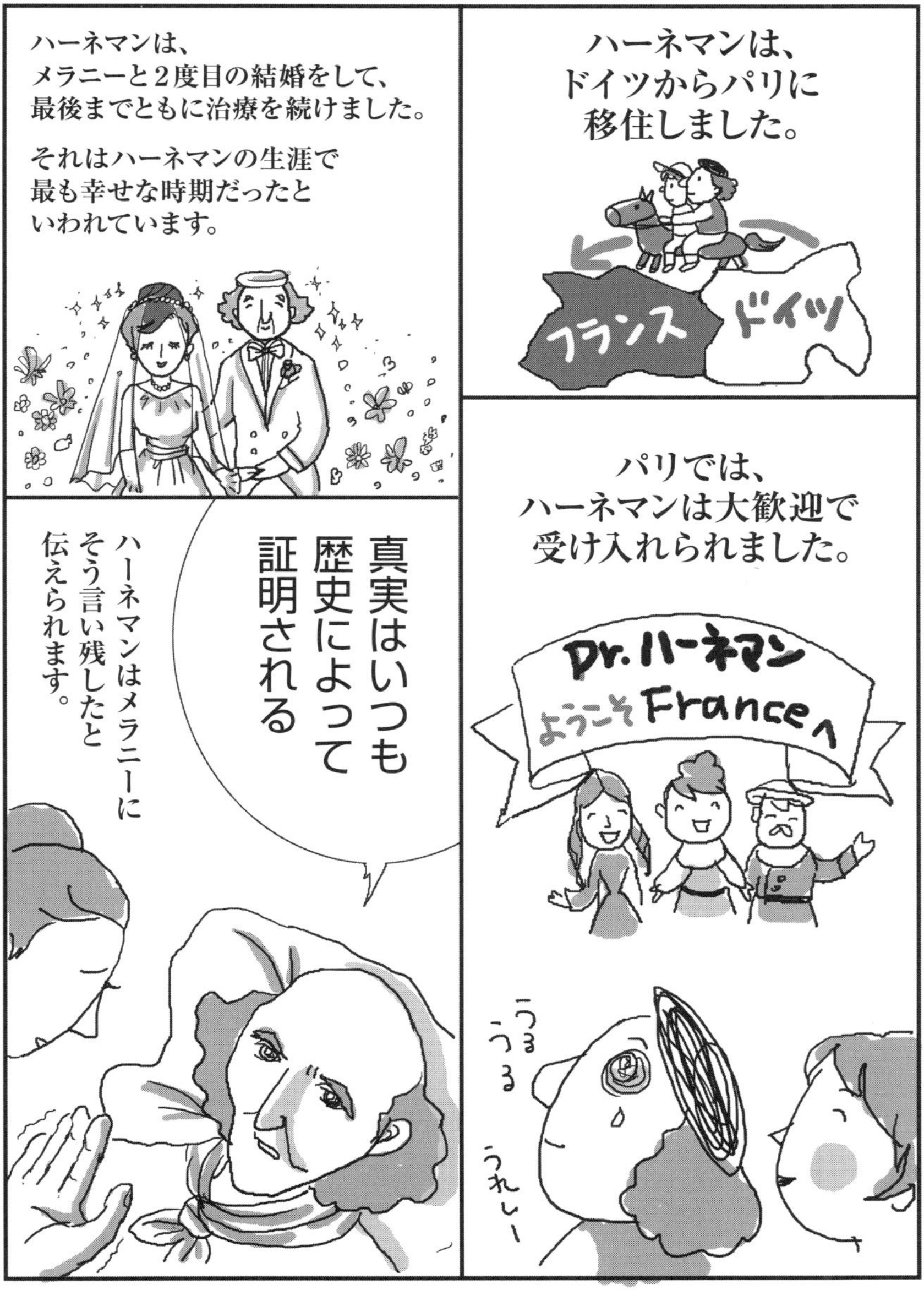
ハーネマンは、
メラニーと２度目の結婚をして、
最後までともに治療を続けました。
それはハーネマンの生涯で
最も幸せな時期だったと
いわれています。
ハーネマンは、
ドイツからパリに
移住しました。
フランス
ドイツ
パリでは、
ハーネマンは大歓迎で
受け入れられました。
Dr. ハーネマン
ようこそ France へ
うる
うる
うれしー
真実はいつも
歴史によって
証明される
ハーネマンはメラニーに
そう言い残したと
伝えられます。

マテリア・メディカとレパートリー

マテリア・メディカ

ハーネマンやホメオパシー研究家たちがレメディーや原物質をとって、どんな症状が出たのかプルービング(実証)して、それを記録したものを、「マテリア・メディカ」といいます。

マテリア・メディカというのは、レメディー別に、その症状が詳しく載っている事典のようなものです。

レメディーを選ぶときに、その人の身体症状、気質や感情などとぴったり合ったもの、つまり〝最同種〟であるものを調べたり、確認するための本です。いろいろなマテリア・メディカがあります。

マテリア・メディカというのはどんなものなのか、のぞいてみましょう!

メモ

ハーネマンは低希釈の原物質を含むレメディーでプルービングを行っていました。

そうした命がけのプルービングでできたものが、『マテリア・メディカ・プーラ』と『慢性病マテリア・メディカ』です。

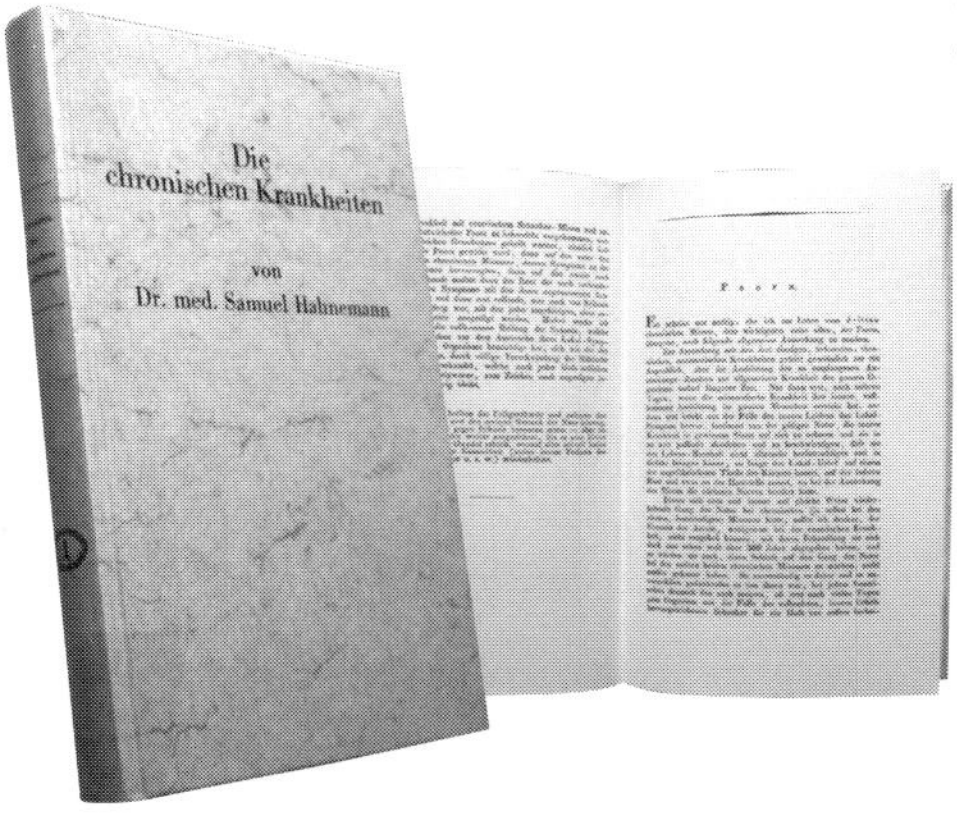

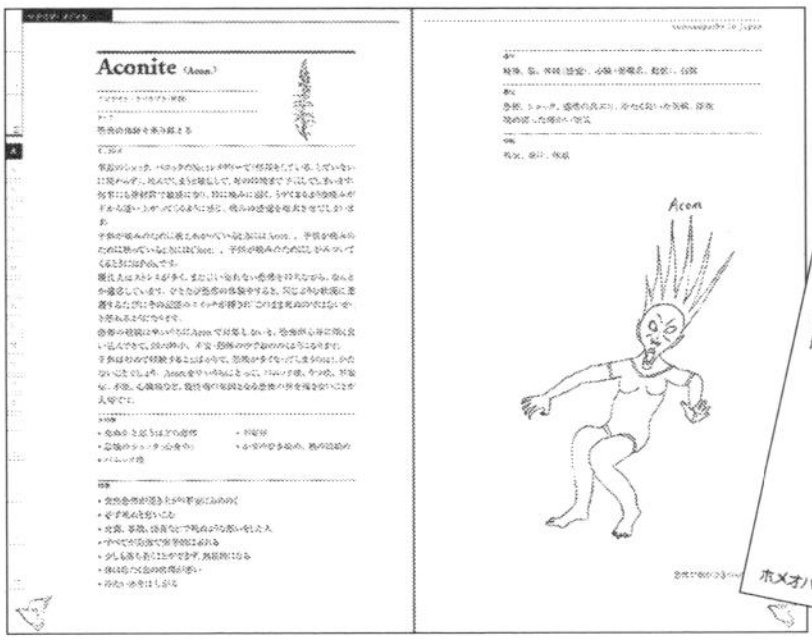

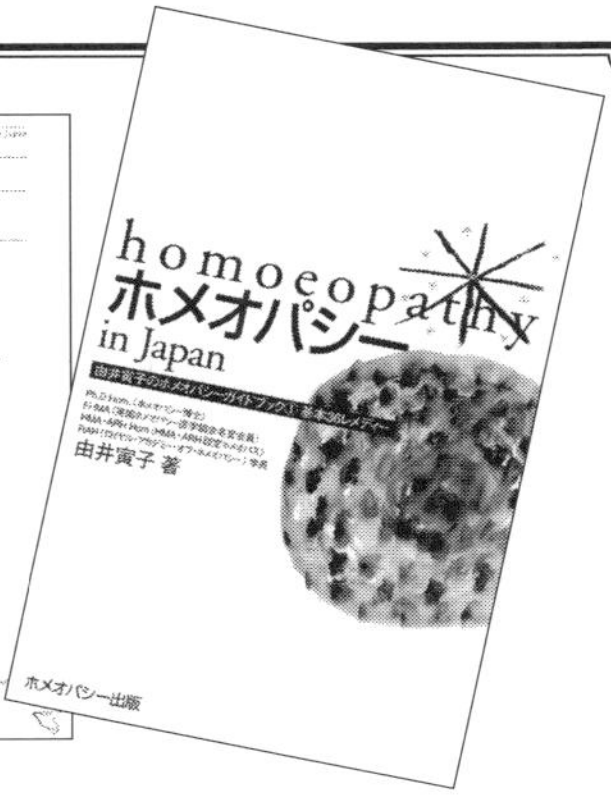

『ホメオパシー in Japan』　入門者向け

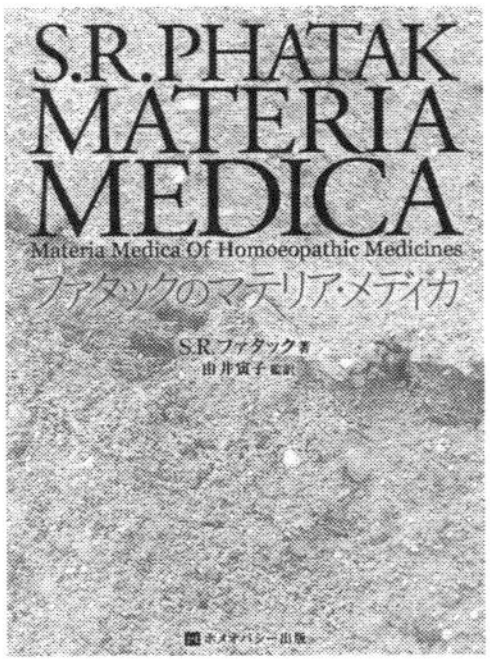

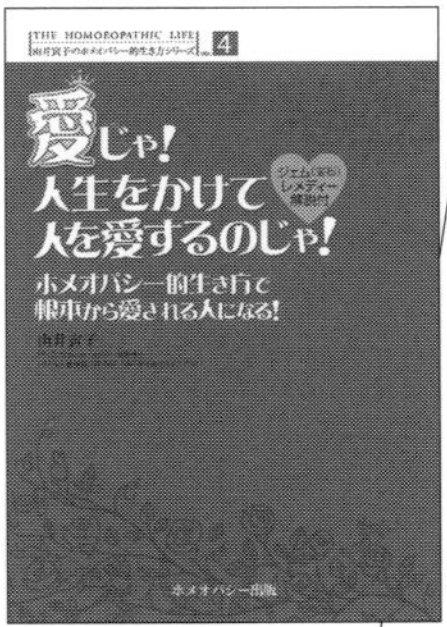

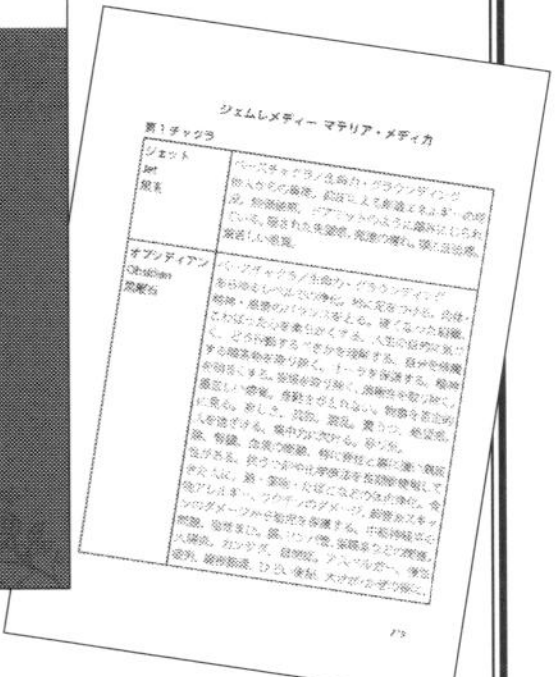

『愛じゃ！ 人生をかけて
人を愛するのじゃ！』

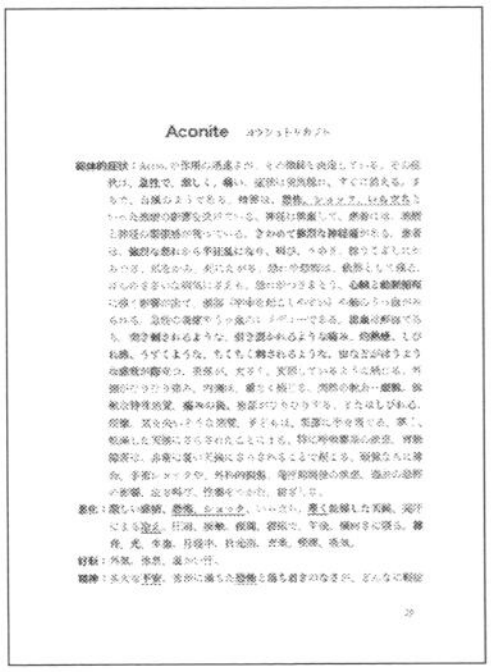

『ファタックのマテリア・メディカ』
おすすめです

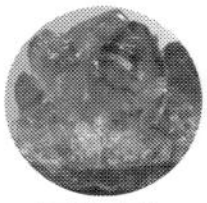
アメジスト

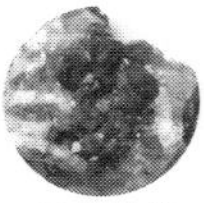
エメラルド

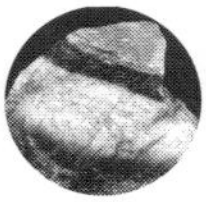
タイガーズアイ

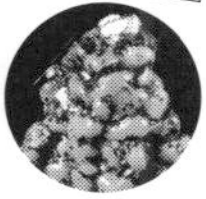
ターコイズ

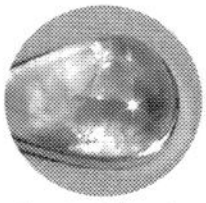
ムーンストーン

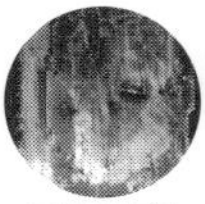
ラピスラズリ

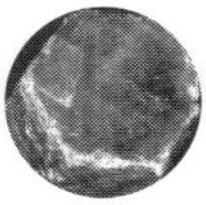
ルビー

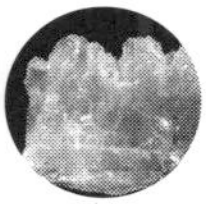
ローズクォーツ

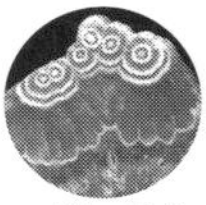
ロードクロサイト

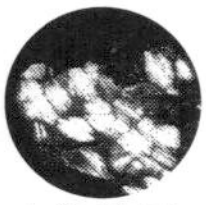
オブシディアン

心に届く
ジェム（宝石）
レメディーの数々

レパートリー

症状からレメディーを探すためのものです。

こちらも専門的なものから、家庭で使えるように書かれた簡単でわかりやすいものまで、さまざまな種類のものがあります。

『ホメオパシー in Japan』
レパートリー

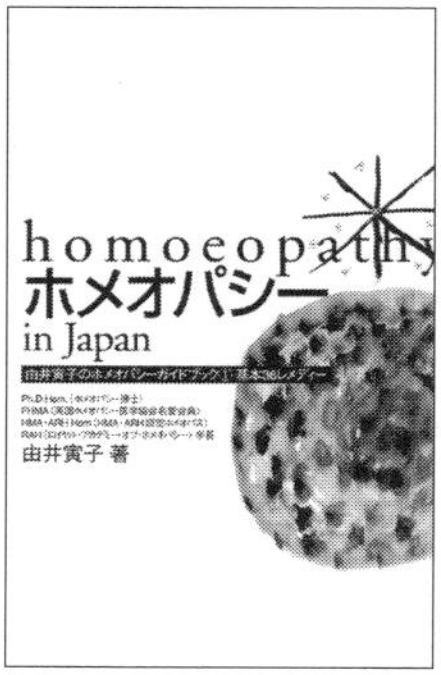

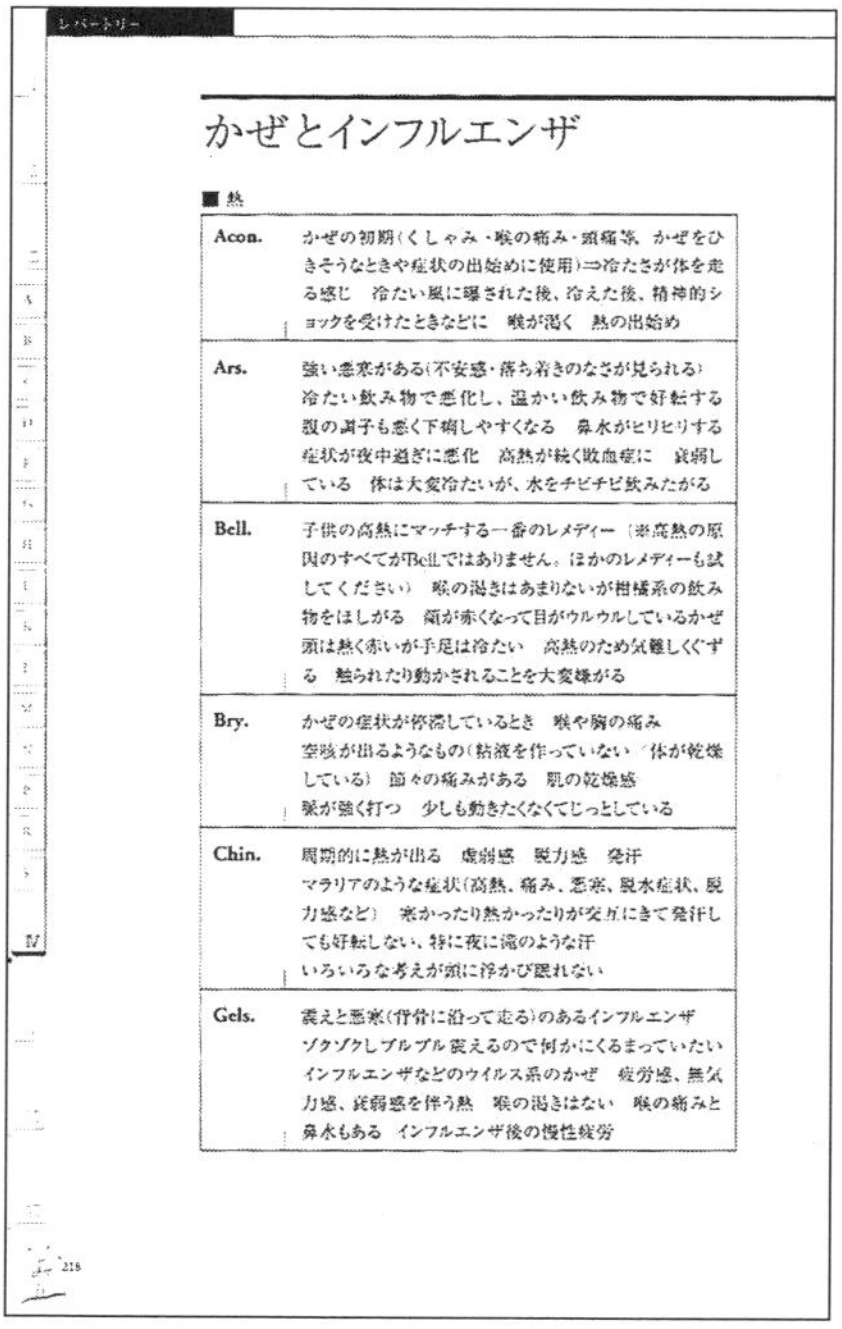
レパートリー

かぜとインフルエンザ

■ 熱

Acon.	かぜの初期(くしゃみ・喉の痛み・頭痛等、かぜをひきそうなときや症状の出始めに使用)⇒冷たさが体を走る感じ　冷たい風に曝された後、冷えた後、精神的ショックを受けたときなどに　喉が渇く　熱の出始め
Ars.	強い悪寒がある(不安感・落ち着きのなさが見られる)冷たい飲み物で悪化し、温かい飲み物で好転する　腹の調子も悪く下痢しやすくなる　鼻水がヒリヒリする　症状が夜中過ぎに悪化　高熱が続く敗血症に　衰弱している　体は大変冷たいが、水をチビチビ飲みたがる
Bell.	子供の高熱にマッチする一番のレメディー(※高熱の原因のすべてがBell.ではありません。ほかのレメディーも試してください)　喉の渇きはあまりないが柑橘系の飲み物をほしがる　顔が赤くなって目がウルウルしているかぜ　頭は熱く赤いが手足は冷たい　高熱のため気難しくぐずる　触られたり動かされることを大変嫌がる
Bry.	かぜの症状が停滞しているとき　喉や胸の痛み　空咳が出るようなもの(粘液を作っていない/体が乾燥している)　節々の痛みがある　肌の乾燥感　脈が強く打つ　少しも動きたくなくてじっとしている
Chin.	周期的に熱が出る　虚弱感　脱力感　発汗　マラリアのような症状(高熱、痛み、悪寒、脱水症状、脱力感など)　寒かったり熱かったりが交互にきて発汗しても好転しない、特に夜に滝のような汗　いろいろな考えが頭に浮かび眠れない
Gels.	震えと悪寒(脊骨に沿って走る)のあるインフルエンザ　ゾクゾクしブルブル震えるので何かにくるまっていたい　インフルエンザなどのウイルス系のかぜ　疲労感、無気力感、衰弱感を伴う熱　喉の渇きはない　喉の痛みと鼻水もある　インフルエンザ後の慢性疲労

218

メモ

ハーネマンはレパートリーに関しては、ハーネマンの直弟子であるボーニングハウゼンがつくった『TBRボーニングハウゼンのレパートリー』を使用していました。

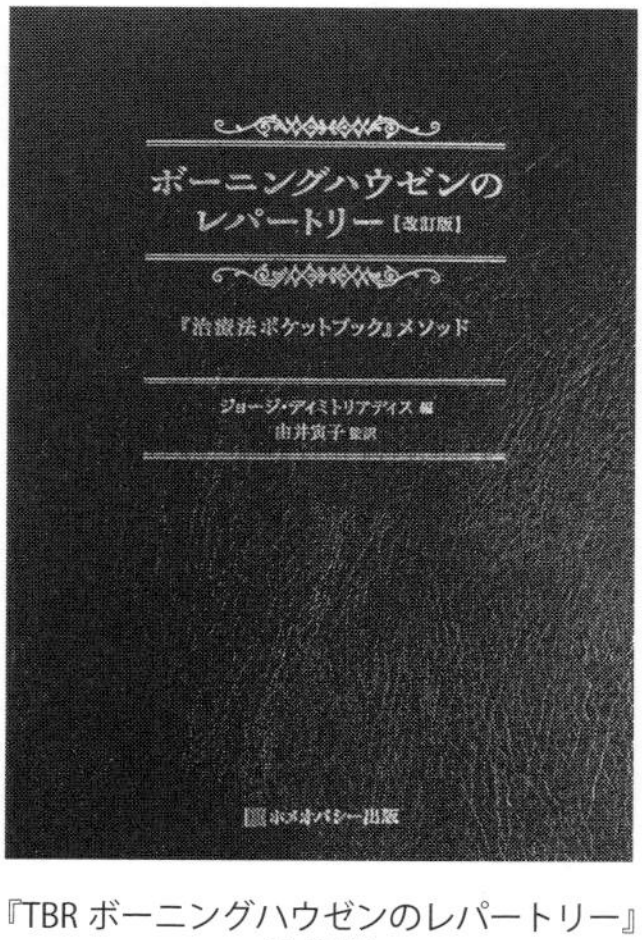

『TBR ボーニングハウゼンのレパートリー』
改訂版

『子供のための生命組織塩』

こどもの年齢別に、症状や精神状態などの問題をクローズアップし、体内ミネラルバランスを整えて、成長をサポートするために書かれた本です。

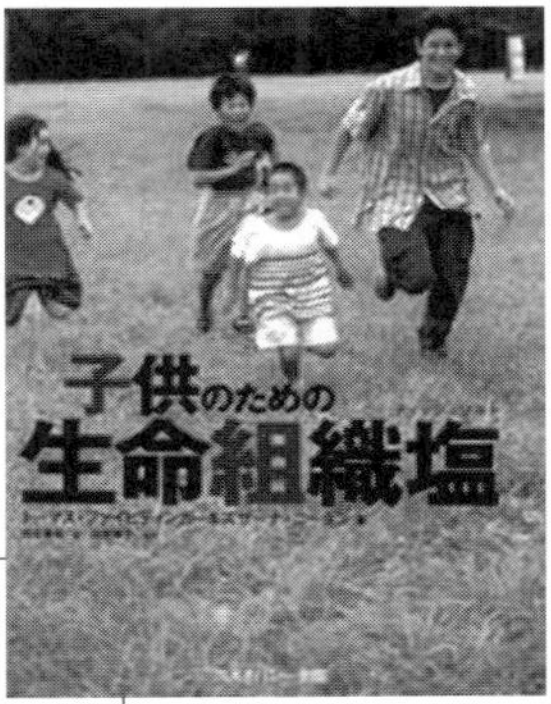

使用

原則として、不足の強さが用量を決定する。挙げられている個数は、急性の問題の場合にどれくらい摂取すべきかの手掛かりを示している。子供は、それが十分である場合には気分がよくなる。そしてそのときには自分から摂取を止める。いかなる場合も、子供は摂取を強制されるべきでない。

症状	無機塩	個／日
青あざ	Ferr-p	20
※患部への使用を推奨	Sil	20
アクネ	にきび・吹き出物・アクネ、p.101参照	
足：扁平足、尖足、開張足	Calc-f	10～20
（長期間の摂取）		
足の異常発汗	足の発汗、p.96参照	
足の真菌症（水虫）	Ferr-p	7
	Kali-p	20
	Nat-m	10
	Nat-s	20
	Sil	10
汗：欠けている	Ferr-p	10
	Nat-m	20
汗：強烈な	Calc-p	10
	Ferr-p	10
	Nat-m	20
甘いものに対する強い欲求	Nat-p	10～20
アレルギー	アレルギー ——花粉症による鼻カタル、p.88参照	
痛み：炎症、負傷、ずきずきする	Ferr-p	10～30
痛み：痙攣性の、うずく、	Mag-p	ホットセブン
射抜かれるような		
いぼ	Calc-f	5
※患部への使用を推奨	Kali-m	10

109

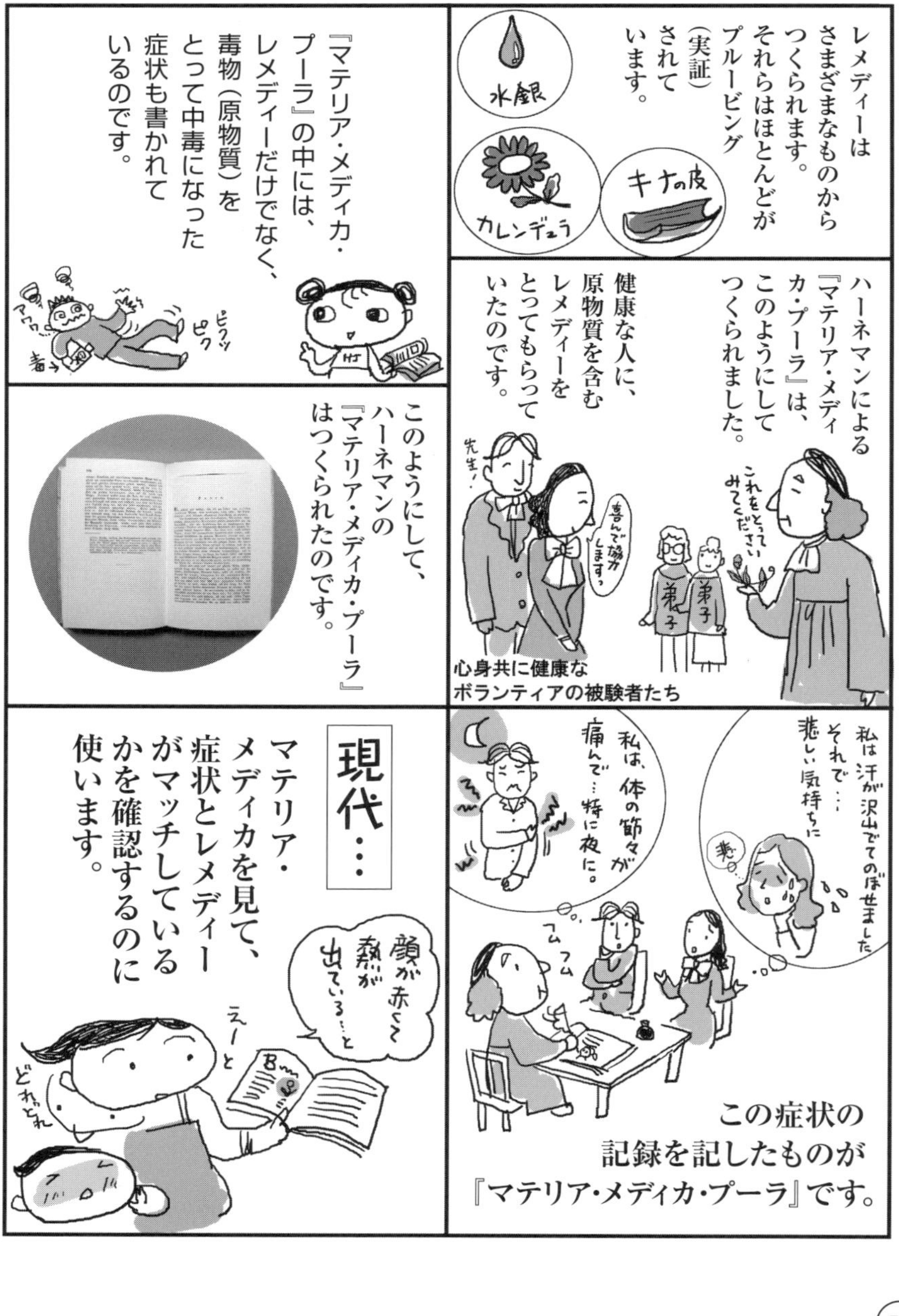
レメディーはさまざまなものからつくられます。それらはほとんどがプルービング（実証）されています。
水銀
カレンデュラ
キナの皮
ハーネマンによる『マテリア・メディカ・プーラ』は、このようにしてつくられました。
健康な人に、原物質を含むレメディーをとってもらっていたのです。
これをとってみてください
先生!
喜んで協力します。
弟子
弟子
心身共に健康なボランティアの被験者たち
私は汗が沢山でてのぼせました それで…悲しい気持ちに
悲
私は、体の節々が痛んで…特に夜に。
フムフム
この症状の記録を記したものが『マテリア・メディカ・プーラ』です。
『マテリア・メディカ・プーラ』の中には、レメディーだけでなく、毒物（原物質）をとって中毒になった症状も書かれているのです。
ピクッ
ピク
毒
このようにして、ハーネマンの『マテリア・メディカ・プーラ』はつくられたのです。
現代…
マテリア・メディカを見て、症状とレメディーがマッチしているかを確認するのに使います。
顔が赤くて熱が出ている…と
えーと

メモ

宇宙探求への鍵——マテリア・メディカ

ホメオパシーの学校CHomでは、このマテリア・メディカも勉強します。

レメディーはいろいろな物質からつくられています。動物、鉱物、植物…。ですから物質の元の性質をたどっていけば、解剖学、生物学、植物学、薬草学、物理学、天文学、動物生態学や、世界の歴史や文化にまでつながっていきます。

ホメオパシーを学ぶことによって、わたしたちの体だけでなく、わたしたちを取り巻く地球環境に関することなどをも、今までとは違った視点から見ることができます。

マテリア・メディカには、宇宙への扉を開く〝鍵〟のような知識がつまっているのです。

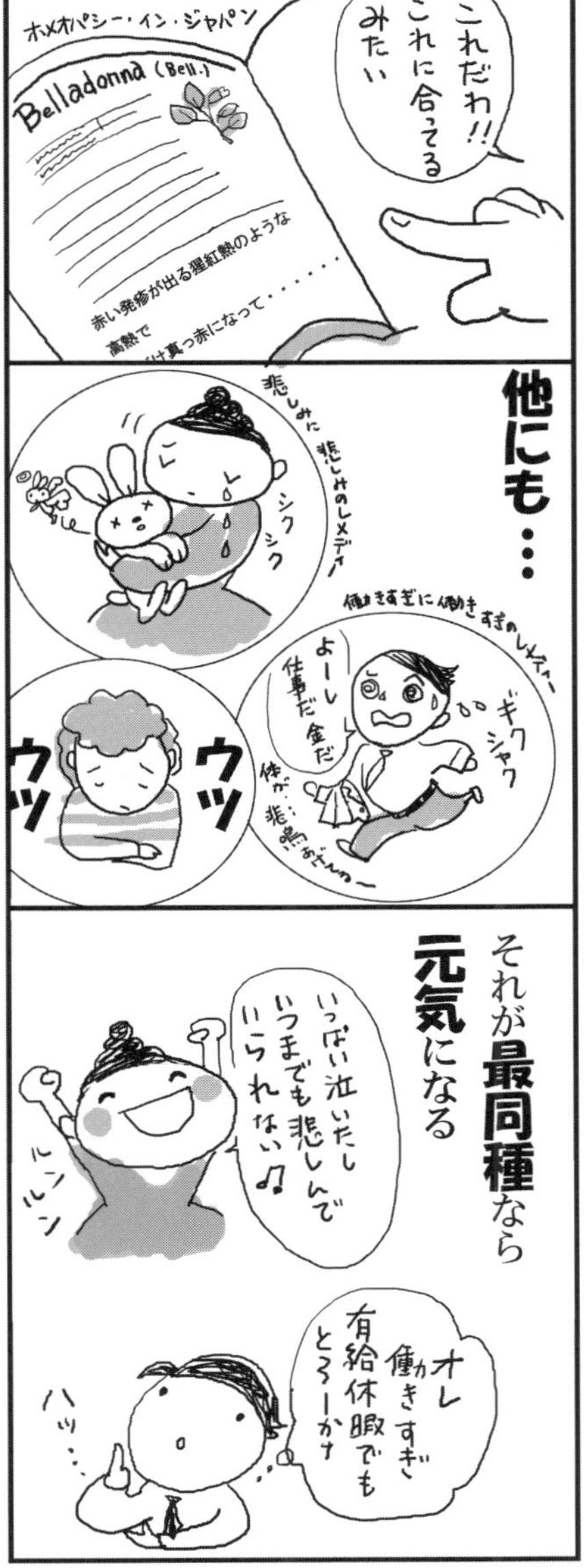
これだわ!!
これに合ってるみたい
ホメオパシー・イン・ジャパン
Belladonna (Bell.)
赤い発疹が出る猩紅熱のような
高熱で
他にも…
悲しみに悲しみのレメディ
シクシク
働きすぎに働きすぎのレメディー
よーし仕事だ金だ
ギクシャク
ウッ
ウッ
それが最同種なら元気になる
いっぱい泣いたしいつまでも悲しんでいられない♫
ルンルン
オレ働きすぎ有給休暇でもとろーかナ
ハッ…

急性病と慢性病

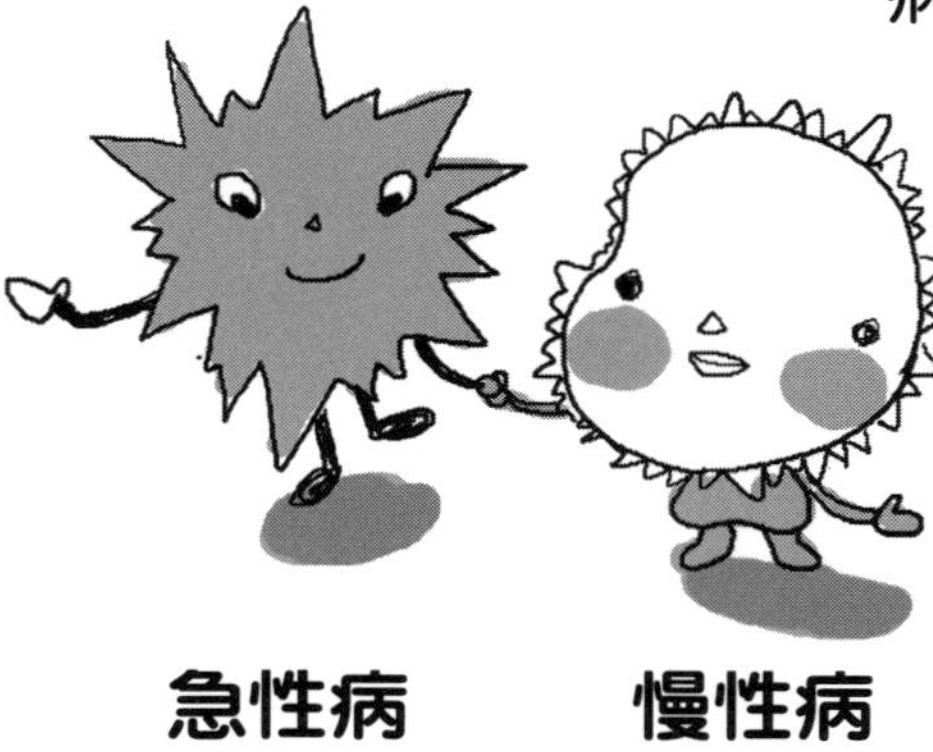

現代では病気になると、その症状に対して必ず病名がつけられ、あらゆる種類に分類されます。

また具合の悪い個所によって、病院内でも循環器科、消化器科、脳外科など、診察を受ける科も異なってきます。

現代医学では、症状＝病気＝病名という考え方です。

ホメオパシーでは、現代医学のように病名による分類はしません。

ホメオパシーで病気はまず〝**慢性病**〟と〝**急性病**〟の2つに大きく分けて考えます。

急性病というのは、例えば寒い天気の日に風に吹かれて、いきなり高熱が出てしまったり、旅先で急に下痢をしてしまったり、あるいは、いきなり交通事故を目撃して気分が悪くなってしまったといった、文字どおり〝**急性**〟**症状**のことです。

水ぼうそうや、とびひ、おたふくかぜなどこども特有の病気もそうです。

ホメオパシーでは、これらの急性病は、自己治癒力が働くことによって出ている症状と考えます。

症状像もはっきりとしていてわかりやすく、同種の症状像をもつレメディーを比較的、簡単に選ぶことができるでしょう。

これらの病気に対しては、家庭で見守りながらケアすることができます。

反対に慢性病というのは、不定愁訴や季節的に出てくる病気、気がついたらずっと患っているような病気のことです。

花粉症、アトピー性皮膚炎、喘息、食物アレルギー、膠原病、リウマチ、自己免疫疾患、発達障害などであり、うつ病をはじめとする精神疾患なども慢性病になります。

慢性病にはマヤズムが関連していますので、こういった症状がある場合は、ホメオパスに相談することをおすすめします。

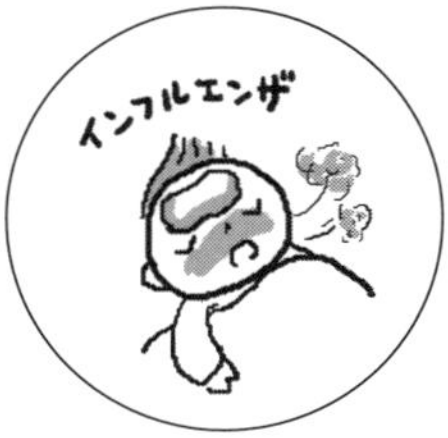

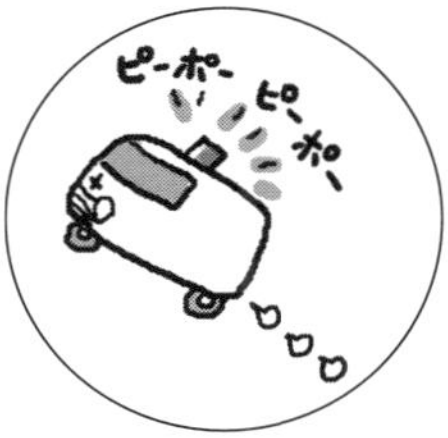

急性病

急に起こる　スピードがある

突発的な症状

かぜ・発熱・下痢など

けが

ショック

こどもの病気など

突発性発疹

おたふくかぜ・とびひ、など

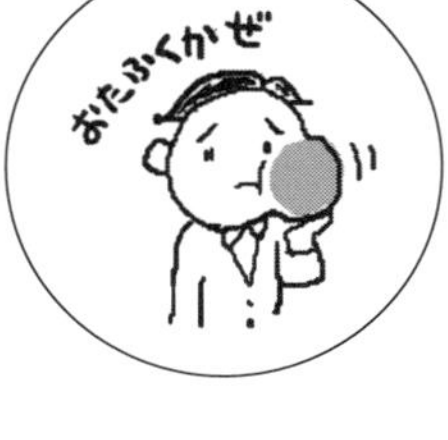

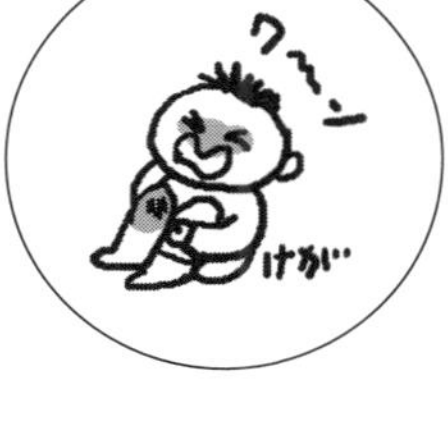

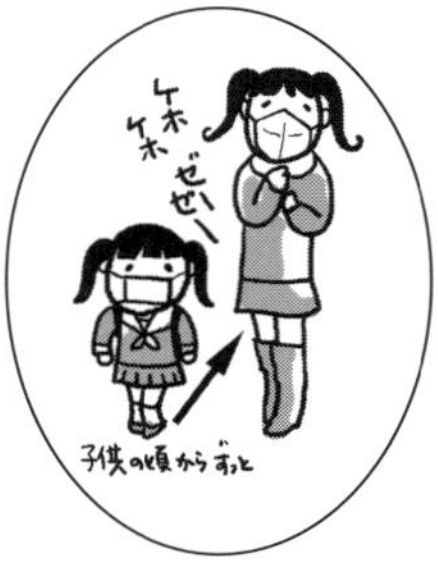

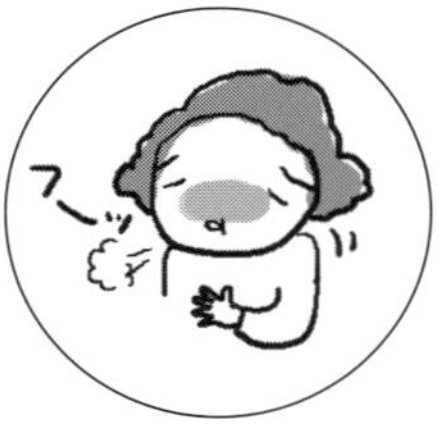

慢性病

ゆっくりと気がつかないうちに進行

長い間患っている病気

アレルギー疾患、アトピー性皮膚炎

不定愁訴・なんだか具合が悪い

自己免疫疾患

心の病気など

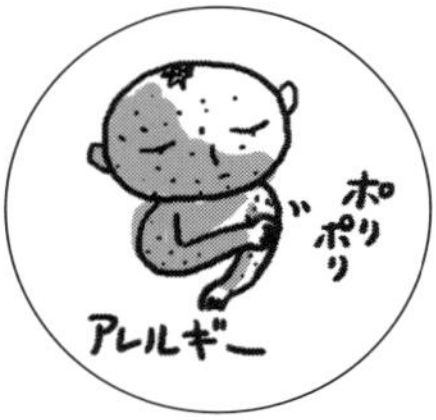

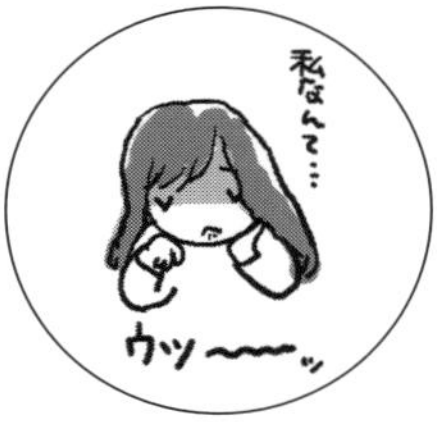

全体をみるホメオパシー

全体をみるのか？　一部だけをみるのか？

現代医学では、症状＝病気＝病名という考え方に基づいて診断・治療がなされています。

ホメオパシーでは、症状の奥に生命エネルギーの滞り（＝病気）があって、それが症状として表れていると考えます。

それは急性病と慢性病の2つに大別されます。しかし生命エネルギーの滞りのパターンは人それぞれです。

ホメオパシー療法は、その人の〝全体〟をみます。そのための病気のパターンを探る手がかりが症状なのです。ですから表れている症状を細かく観察して、それを分析していきます。

これは、ある1匹の花子というゾウの写真をいろいろな角度から撮ることに例えられます。

　このゾウの鼻の写真は、花子というゾウ全体は表してはいません。

　しかし現代医学では、ゾウの鼻の問題だけをみて、そこに病名をつけるわけですから、それが全く違うゾウでも、違う動物であっても、鼻の問題が同じなら、同じ病名がついてしまいます。

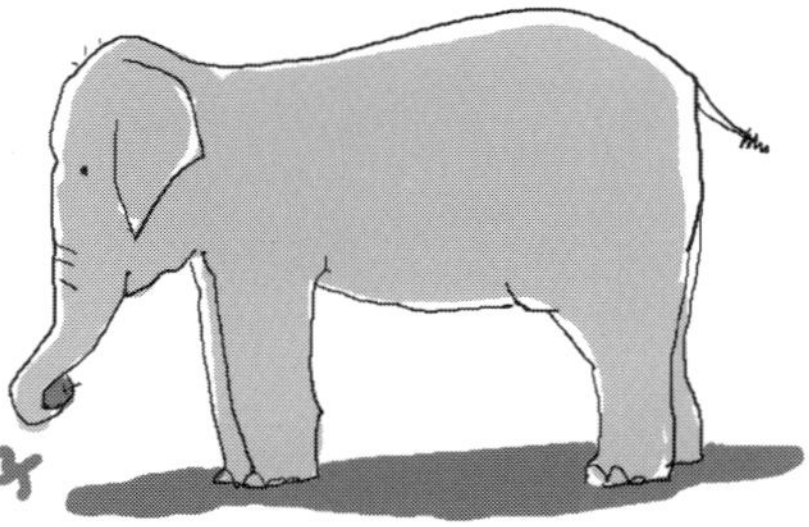

　それに対して、ホメオパシーは同じような症状であったとしても、いろんな角度から撮った写真を組み合わせてその〝花子というゾウの全体像〟をみようとします。

　たくさんの同じ種類のゾウがいても、同じような症状があったとしても、花子というこのゾウは世界にたった1頭しかいないのですから。

　そうした症状の全体像と〝同種〟の症状像を持つレメディーを探すことが、ホメオパシーの診断なのです。

　ですから現代医学では同じ病名の症状だったとしても、ホメオパシーのレメディーはその人によって異なったものになります。

　家族で同じかぜをひいたとしても、その症状や進行するスピードは、その人それぞれ微妙に違っているはずです。

　それは、その人の**病気**＝**〝生命エネルギーの滞りのパターン〟**がさまざまだからです。原因や症状の表れ方は違うからです。

　ホメオパシーは**〝あなた自身〟**をみる療法です。

そこが病名に対して治療法や薬が対応している現代医学とは異なります。

これは、どちらが優れているということではありません。

ただアプローチの仕方が異なるというだけなのです。

レメディーの不思議

全く原物質を含まないレメディー。それがなぜ体や心に働きかけることができるのか？

わたしたち日本人にとって、それを理解するのは、実はそれほど難しくないかもしれません。なぜなら前述したとおり、日本には昔から〝気〟という概念があるからです。

〝気〟は目には見えないものですが、「そういったもの」が存在するということを感覚的に理解している人も多いのではないでしょうか？

この〝気〟の概念というのは、ふだん何気なく話している日本語の中にも根付いているものなのです。「病気」という言葉は、字をばらばらにしてみると、「気が病んでいる」ということですよね。「元気」も〝気〟の元＝源ということ。日本語って面白いですよね。

ホメオパシーの考えは、原材料に対し希釈・振とうを繰り返すことで、その原材料に潜在する〝気〟や〝プラーナ〟のようなものが取り出されて水に保存されるというもの。

〝気〟や〝プラーナ〟は生き物でなくても存在します。

ハーネマンの言葉を借りれば、「物質のもつダイナミックなエネルギーが取りだされる」というのですが、本当に不思議で、神秘的ですよね。

現時点では残念ながら、ホメオパシーがなぜ効果があるのかの科学的メカニズムは解明されていません。

それゆえにホメオパシーはプラシーボ（偽薬）効果だとか言う人々がいます。

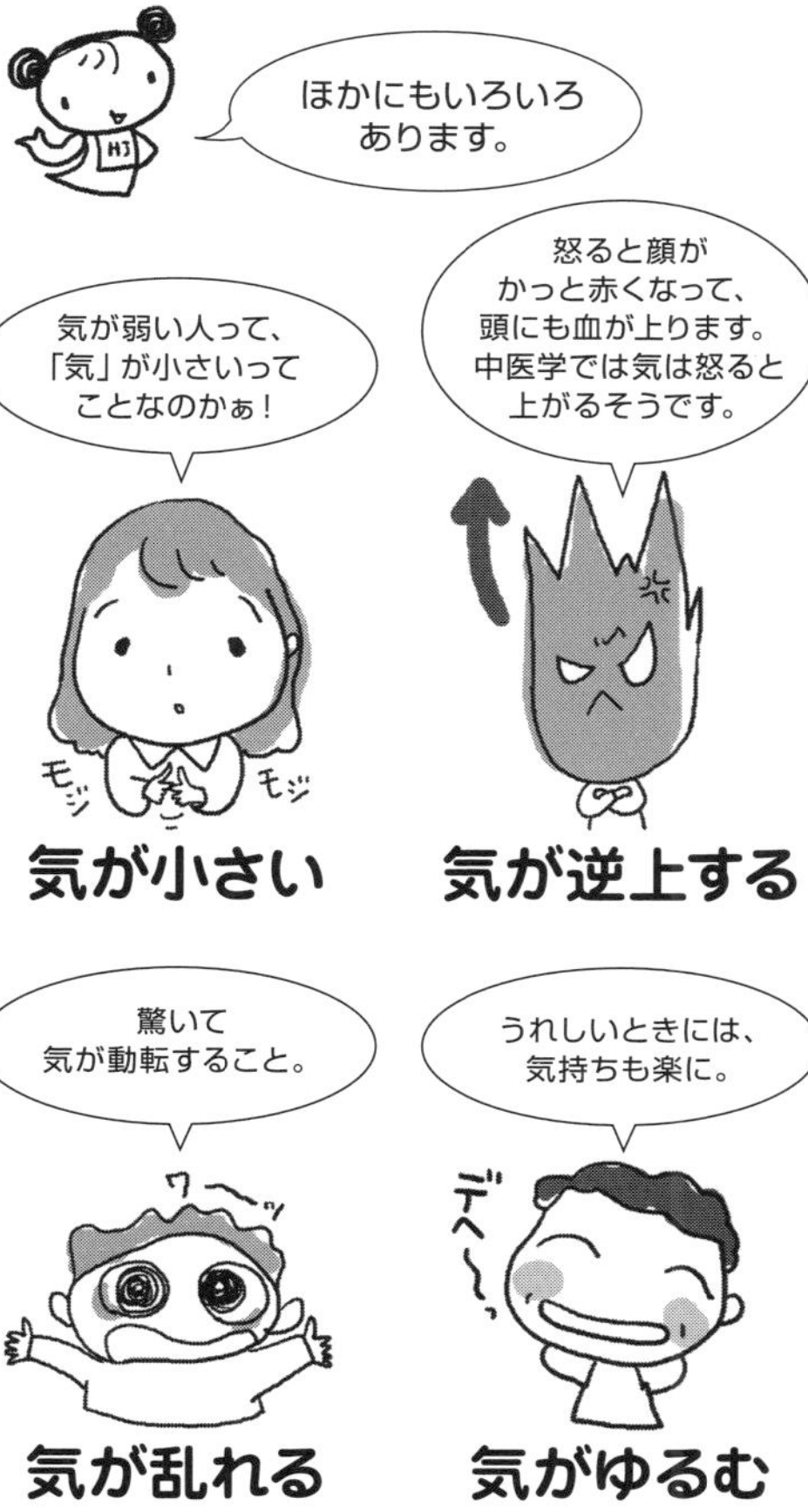
ほかにもいろいろ
あります。
怒ると顔が
かっと赤くなって、
頭にも血が上ります。
中医学では気は怒ると
上がるそうです。
気が逆上する
気が弱い人って、
「気」が小さいって
ことなのかぁ！
モジ
モジ
気が小さい
うれしいときには、
気持ちも楽に。
デヘ〜
気がゆるむ
驚いて
気が動転すること。
ワー〜ッ
気が乱れる

しかしホメオパシーには、ハーネマンの時代から始まって、２００年にわたる数多くの臨床結果があります。重病だったこどもが自己治癒力で再び元気に走り回れるようになったり、がん患者が治癒したり、現代医学に完全に見放された病人が奇跡的に回復したというようなケースが、世界中で数多く報告されているのも、事実です。

だからこそ健康保険で診療費が払われたり、多くのホメオパスや、ホメオパシー教育機関が存在するのです。

また科学が〝絶対〟なのでしょうか？

少し歴史の授業を思い出してみましょう。「それでも地球は回っている」というのは、ガリレオ・ガリレイの残した有名な言葉です。地動説は、地球が、宇宙の中心に静止しているのではなく、太陽の周りを公転する惑星の一つにすぎないとする説で、コペルニクスが唱えました。

ガリレオ・ガリレイは、綿密な観察によって、そのコペルニクスの地動説を立証したそうです。

それは人々がまだ、太陽（天）が地球（地）の周りを回っているという〝天動説〟を固く信じていた時代における出来事でした。

それに対する、その当時の人々の反論や攻撃は、すさまじいものでした。

最終的にガリレオは宗教的な弾圧によって、裁判にかけられ、処刑されてしまいました。

それから科学は急速に発展し、今では〝地動説〟は当たり前の事実です。

ローマ教皇がそれを認めて謝罪したのは、ガリレオの死後３５０年たってからなのです！

さて、そうなると、今、絶対視されている科学的真実を、疑ってみる余地は十分にあるとはいえないでしょうか。

ホメオパシーの有効性は臨床的な事実です。

「どうして原物質を含まないホメオパシーのレメディーが自然治癒力を触発することができるのか？」というメカニズムを解明することが科学によって早急になされてもいいはずです。

ノーベル賞といえば、世界的に権威のある賞として知られています。

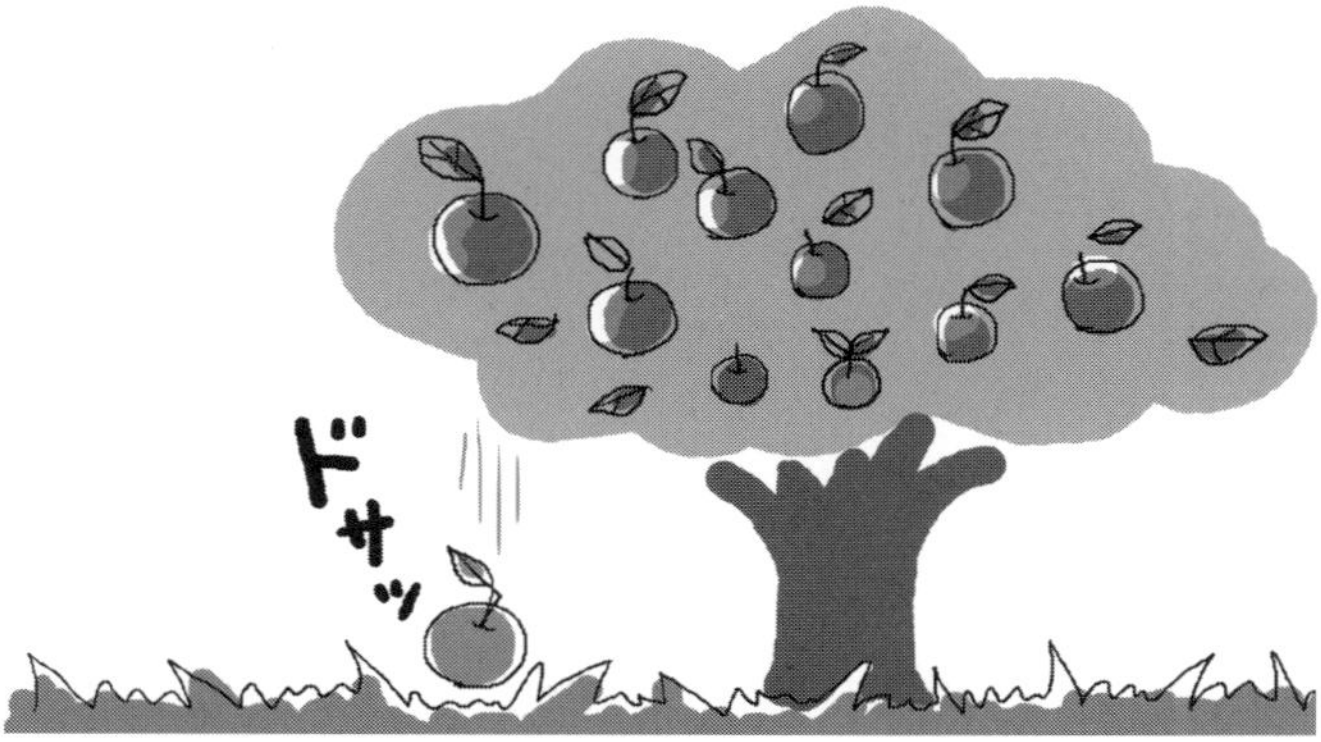

ニュートンが法則を発見する前から、
リンゴは落ちていたのです！

それら多くのノーベル賞を受賞してきた科学的〝発見〟も、Ｘ線や素粒子などもともと自然界に存在していたものを発見し、人類のために発展させてきたものが数多くあります。

ＮＡＳＡによると、現在確認されているそれら観測可能な物質やエネルギーは、宇宙全体の約４パーセントにすぎないのです。

残りの約23％はダークマター（暗黒物質）、約73％はダークエネルギーと呼ばれている正体不明のものだということです。

科学で観測されていない未知のエネルギーがまだ73％もあるのです。

このようにわたしたち人間の科学は、まだ実在するものに追いついていないのです。

そう考えると、ホメオパシーが科学的に説明できないと言っても、今の科学で説明できないだけで、将来、さらに科学が発達すれば、説明することが可能になると思いませんか？

植物にも動物にも使われる ホメオパシー

実はホメオパシーは人間だけでなく、動物のケアや農業などにも取り入れられているのです。

１９８０年代、ドイツでは酸性雨や公害によって多くの国有林が立ち枯れてしまったことがありました。

そのときホメオパシー研究家が開発したホメオパシーのレメディーを使った植物治療液によるケアで、木々が見事によみがえったという事実があります。そうした植物治療液は化学物質を一切使用していませんので、生態系を破壊することもありません。

その功績が認められ、ホメオパシー植物活性液は、スイス・ジュネーブの国際見本市で銀賞を受賞しました。

ドイツの森

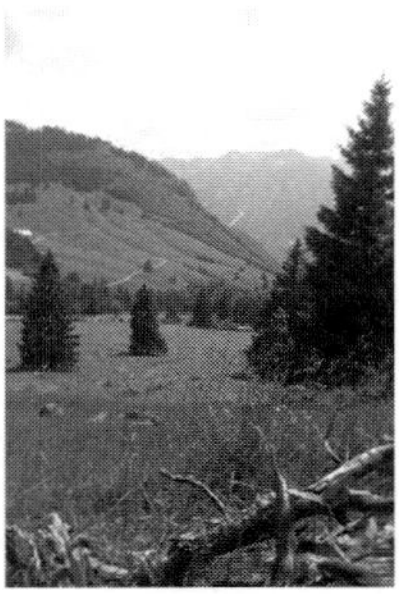

その後、ドイツの生物学連邦庁によって植物強壮剤として販売が許可されています。

ホメオパシー反対派によるレメディーの働きは、心理的な思い込みによる〝プラシーボ効果〟であるという意見もありますが、植物や動物に対する有効性は、そのような見解に対して大きな疑問を投げかけるものといえます。

日本にはアニマルホメオパスという動物専門のホメオパスがいますが、ドイツではペットのケアだけにとどまらず、家畜のケアにもホメオパシーが取り入れられているのです。

例えば、あるドイツの養豚場では、獣医によるブタのケアにホメオパシーを取り入れています。

ホメオパシーが動物のケアに支持される理由としては、動物の体に優しいというだけでなく、コストがあまりかからないということがあげられます。

　ドイツでも動物の薬代には保険は適用されませんので、養豚場の経営者にとって薬代にはかなりのコストがかかります。それと比べると、ホメオパシーのレメディーは、ずっと安価なものなのです。

　実は、日本でもアニマルホメオパスによる家畜へのホメオパシーの取り組みが始まっているんですよ。

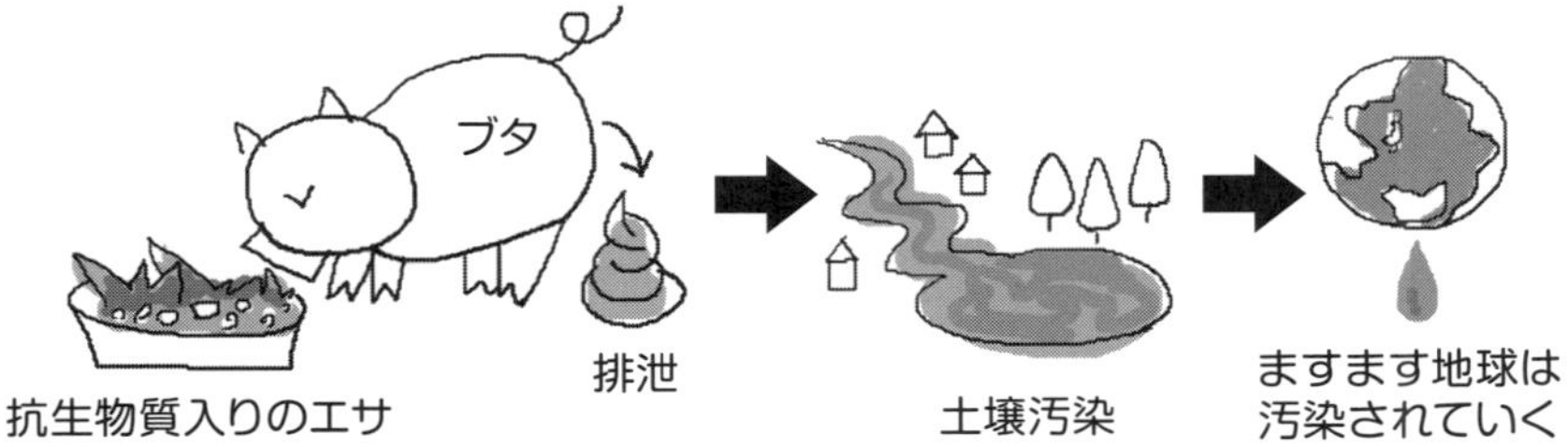
ブタ
抗生物質入りのエサ
排泄
土壌汚染
ますます地球は
汚染されていく

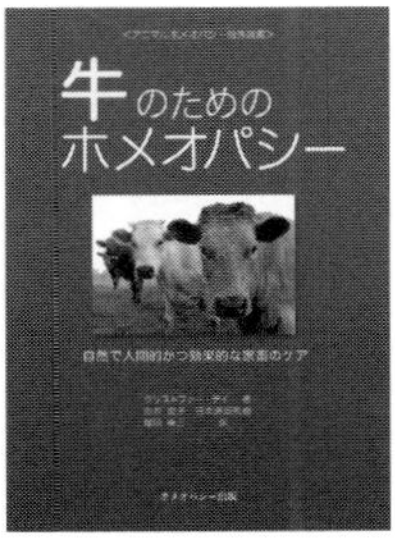
牛のための
ホメオパシー

『牛のための
ホメオパシー』

ホメオパシー出版

　またホメオパシーでの動物のケアは、環境保護にも役立っているのです。

「え？　動物のケアと環境にどんな問題があるの？」と思うかもしれません。

　例えば飼育しているブタに使った抗生物質などの薬は、そのブタだけに影響するのではないのです。

　その肉を食べた人の体にも入ることになります。

　それにブタの糞に含まれた抗生物質によって土壌が汚染されることになり、環境問題にもつながるのです。

ところが、ホメオパシーのレメディーには原物質が含まれていませんので、土壌を汚すということはありません。

このように、普段あまり気にしない動物とのかかわりは、こんなふうに直接的・間接的にわたしたちの健康とつながっているのです。

そういったことから動物へのホメオパシー療法は、養豚場の経営者だけでなく、環境や、食の安全性を考えていくと、消費者のわたしたちにとってもありがたい選択ではないでしょうか。

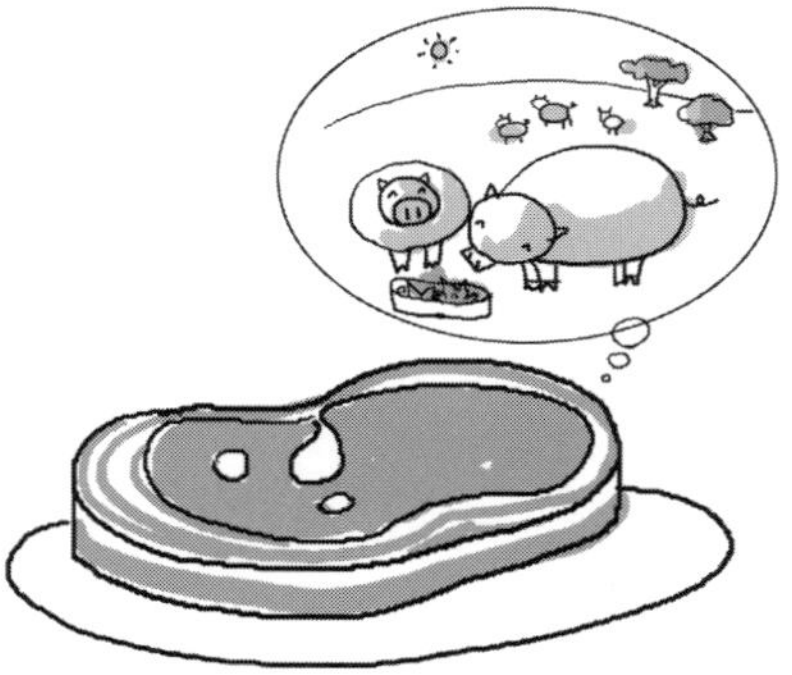

自然農法の無添加で
育てられた豚肉

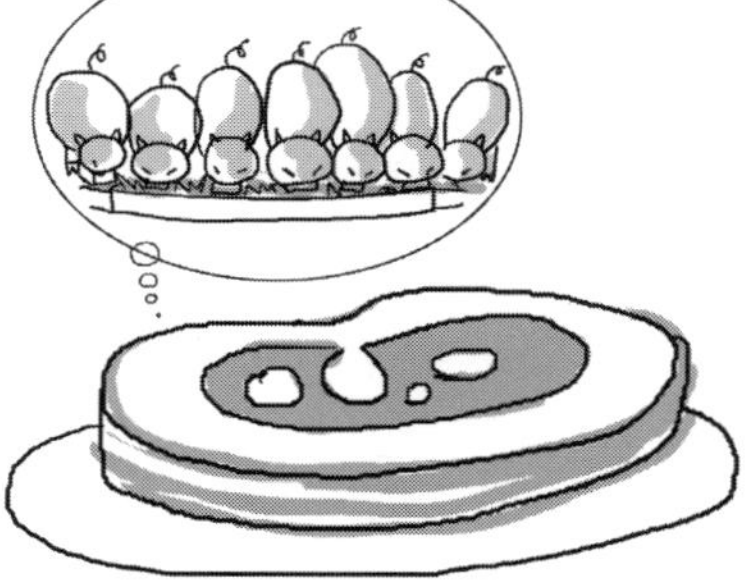

薬や抗生物質をたっぷり使って
育てられた豚肉

実際に海外では、家畜へのホメオパシー療法は盛んに行われており、安全、安心、そして経済的なので、とても喜ばれているそうです。

あなたはどちらのお肉を食べてみたいですか？どちらのお肉のほうがおいしいと思いますか？

どちらのブタのほうが、健康だと思いますか？

あれ？これって、人間にもあてはまらないでしょうか？

ホメオパシーのレメディーで実験
――「自分らしく、素のままで」

ホメオパシーは、その人を苦しめている病気の症状や感情のパターンと同種の症状をもつレメディーをとることにより、その症状の根本に潜む病気に対する気づきをもたらし、自己治癒力を触発します。

自分の力で病気を治して、体も心も健康になる。そして、ありのままの自分でのびのびと生きる…ということは、誰もが望んでいることではないでしょうか。

とはいうものの、ホメオパシー学校で勉強している学生であっても、時に「本当かな？」と疑問に思うことはあります。

誰にとっても、目に見えないものを信じるということは、難しいことであることが多いのです。

どれだけ説明されても、また自分のこどものの症状が、レメディーをとったあとにピタッと治まっても、自分の具合がよくなっても、「あれは偶然だったのかな？」などと思うことだってあります。

ですから、「ホメオパシーってなぁに？」という方に、どこか信じられない気持ちがあるのは、よくわかります。

そこで、目に見える実験をしてみました。

植物の場合だと、どうなるのでしょうか？

植物にレメディーをあげてみたら…

なんと「ありのままの姿」に戻っていくのです。

プチトマトは品種改良して、今のような小さなトマトになりました。

レメディーをあげると先祖返りして実が大き

［ビオラ］
※カバー裏表紙の写真を参照してください。

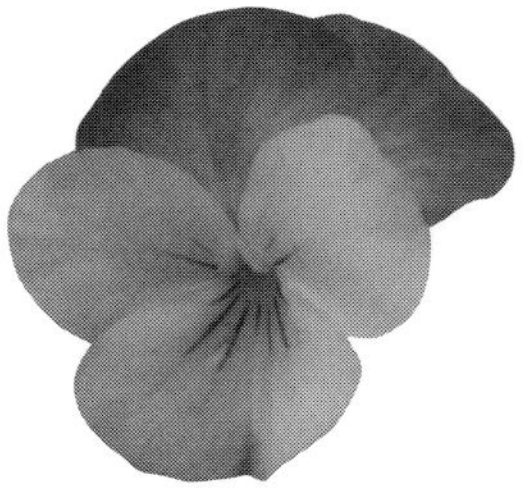

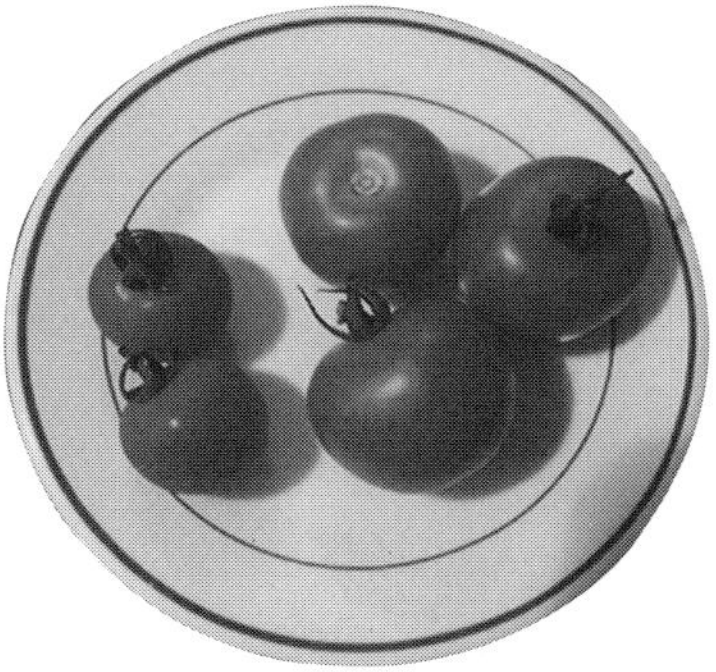

いもともとの形に変わっていきます。

逆に普通のトマトは品種改良して、今のような大きなトマトになっていて、レメディーをあげると、実が小さくなりたくさんなるようになります。

このビオラは学生が、実際に自分の家のバルコニーで実験してみたものなのです。

まず同じ品種の同じ花の苗を買ってきました。

ビオラは品種改良されたもので、くっきりと薄紫と白い色に花弁が分かれています。

その株を別々の植木鉢に、同じ土・同じ日照条件の場所で隣りあわせで育ててみました。

一週間後に、2つの株のうち、1つにハイオサイマス(Hyos.：ヒヨス)30Cのレメディーを溶かした水を朝2日間にわたってあげてみました。

すると…レメディーをあげて、3日目くらいからビオラの花が目に見えて変化しはじめたのです。

レメディーをあげたほうの花は、まず花弁の紫の色が濃くなりました。

その後、1週間ほどすると薄紫と白にはっきりと分かれていた花弁には、白い花弁の部分にも紫色が混じるようになりました。

これは、もともとの品種改良される前のビオラ、原種に近い色合いになったのではないかと考えられます。

花は日に日に変化しました。

植木鉢にいっぱいに咲いて、目に見えて元気なのもレメディーをあげたほうのビオラでした。

ぱっとを見ただけでも、違う種類の色のよく似たビオラの植木鉢が2つ並んでいるようにみえるように。

この2つのビオラの花は、レメディーの働きが目に見えて理解できるので、ホメオパシーの説明にも役立ちました。

ビオラを見せながらホメオパシーについて説明すると「わぁ！　すごいね！」と、すんなりホメオパシーを理解できるようでした。

濃い紫色のビオラのほうは、香りも違っていて、強くていい香りがしました。

このビオラの変化は、花のシーズンが終わるまでずっと保たれました。

また、ホメオパシーのレメディーを使った植物活性液を使って、さまざまな野菜を育ててみました。

ピーマンはすっかり形がシシトウのように長細くなっています。

でも味はちゃんとピーマンの味。不思議です。

メモ

ハイオサイマスというレメディーは、「恐怖」や「疑い」などに対するレメディーといわれています。

レメディーのプルービングでは、不眠症や、小さなこどもの夜泣き（恐怖や怖い夢から）などの症状があげられています。

植物はものをいいません。品種改良された植物は、人間が勝手に「美しさ」を求めて強制したもの…。ハイオサイマスのレメディーは植物が感じた「恐怖」と同種だったのかもしれませんね。

ナスは、同じ苗を3本植えて1本ずつ違う液をかけて栽培してみました。

2か月くらいたつと、植物活性液で育てている苗に変化が表れはじめました。

ひと目見るだけで、葉や実の付き方が普通のナスとは全く違っているのです。

植物活性液を使ったナスは、葉っぱの形がギザギザに変化して、花は通常1房に1つの花なのに対して、1房に3つの花になったのです。写真は先祖帰りしたナスの葉と花。

とげも初期のころからとても硬くて、ちょっとあぶないくらいでした。

また、ネギにも異変がありました。1本に枝がついてきたのです。

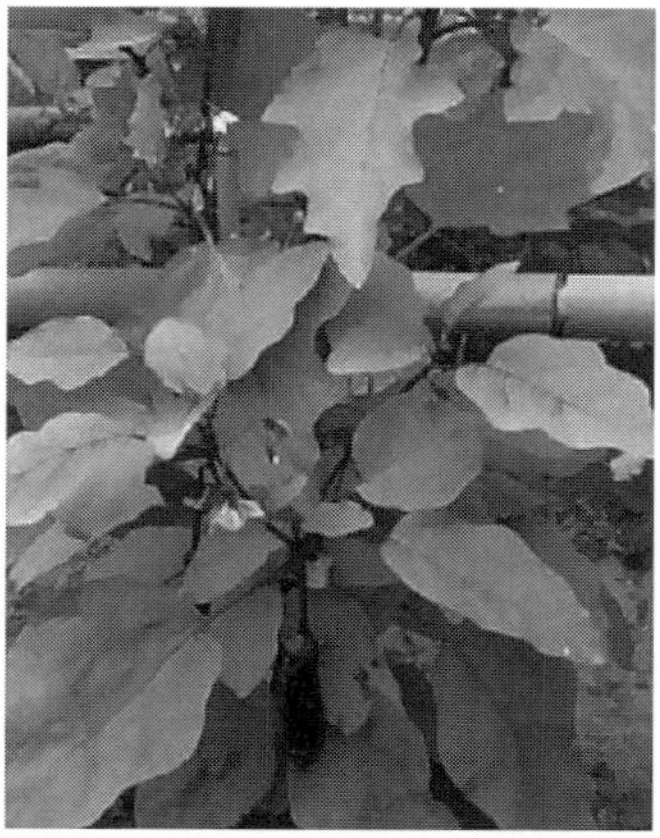
植物活性液で
先祖帰りしたナスの葉と花

レメディーには原物質が全く含まれていませんが、このような形で、その作用を目で見ることも可能なのです。


「ほんとかな？」と思ったら、自分で試す前に、植物などで実験してみても面白いと思います。

品種改良された花や野菜たち——、それは現代のわたしたちの「不自然な」生き方にも似ているような気がしませんか？

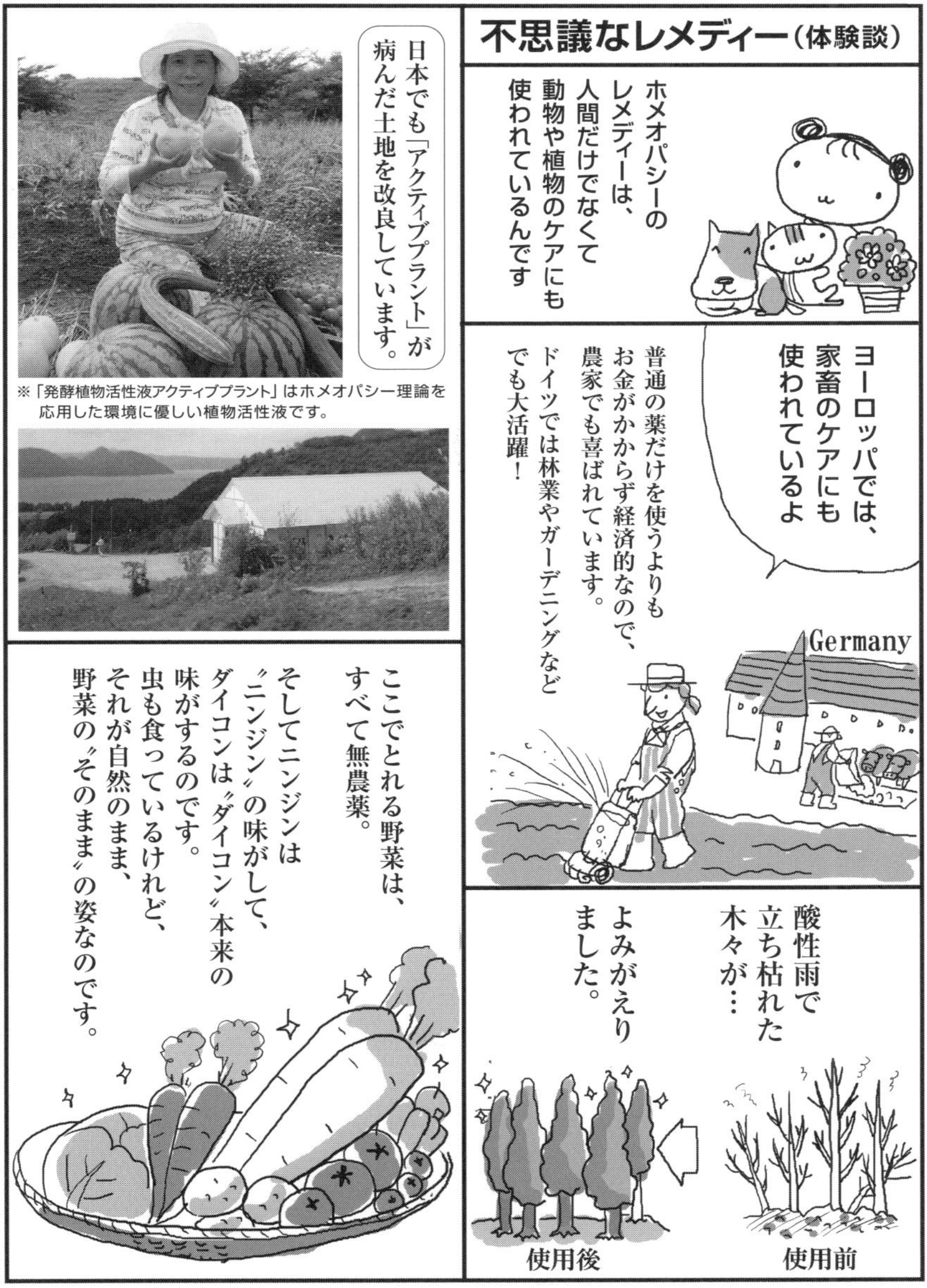

不思議なレメディー（体験談）
ホメオパシーのレメディーは、人間だけでなく動物や植物のケアにも使われているんです
ヨーロッパでは、家畜のケアにも使われているよ
普通の薬だけを使うよりもお金がかからず経済的なので、農家でも喜ばれています。ドイツでは林業やガーデニングなどでも大活躍！
Germany
酸性雨で立ち枯れた木々が…
よみがえりました。
使用前
使用後
日本でも「アクティブプラント」が病んだ土地を改良しています。
※「発酵植物活性液アクティブプラント」はホメオパシー理論を応用した環境に優しい植物活性液です。
ここでとれる野菜は、すべて無農薬。

そしてニンジンは〝ニンジン〟の味がして、ダイコンは〝ダイコン〟本来の味がするのです。

虫も食っているけれど、それが自然のまま、野菜の〝そのまま〟の姿なのです。

こちらは誰でもできます。
2つのビオラのうち、1つだけにレメディーをあげて育てます。

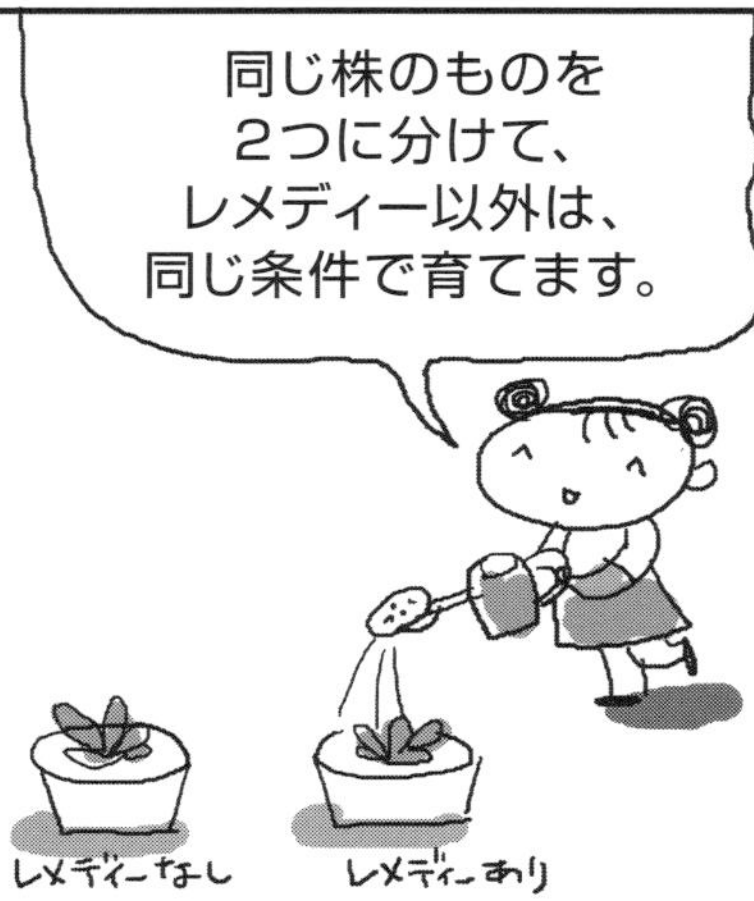
同じ株のものを
2つに分けて、
レメディー以外は、
同じ条件で育てます。
レメディーなし
レメディーあり

日に日に変化して、色や香りも違ってくるのです。

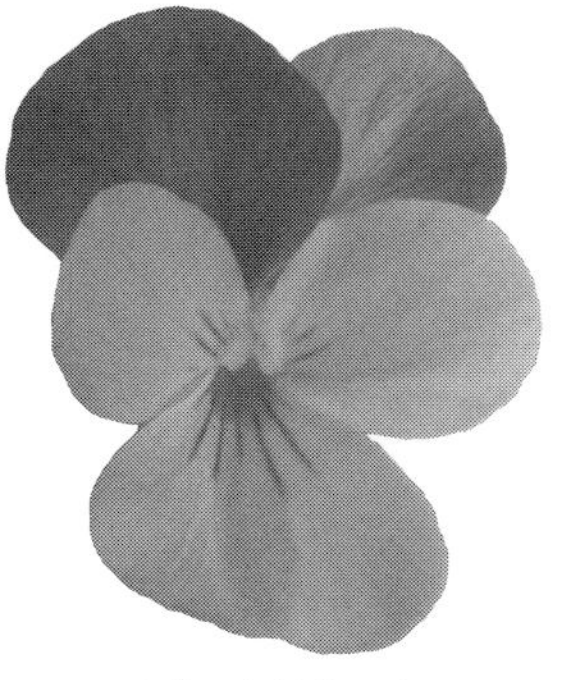
レメディーをあげていない
ビオラの花

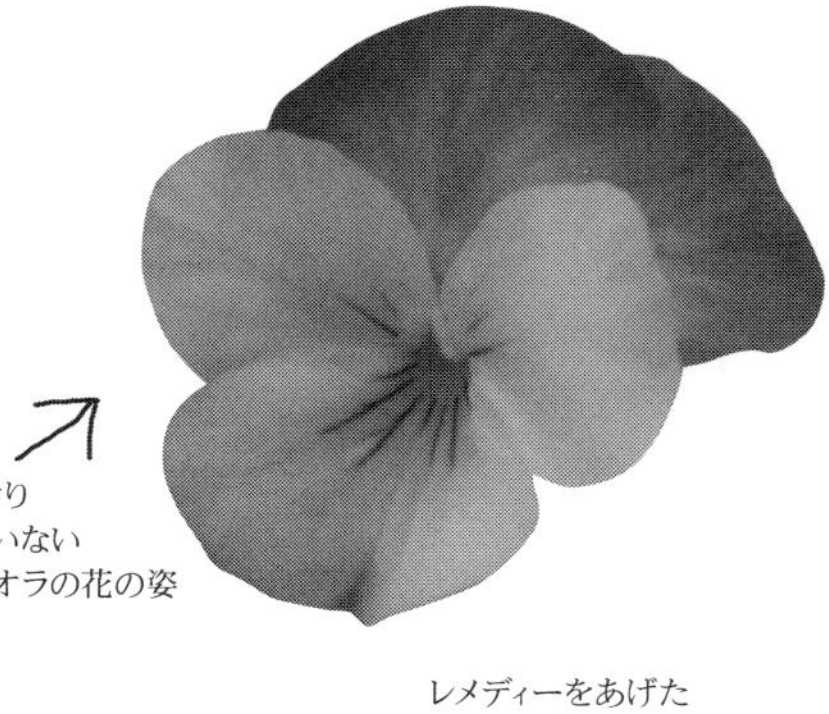
色がくっきり
分かれていない
本来のビオラの花の姿

レメディーをあげた
ビオラの花

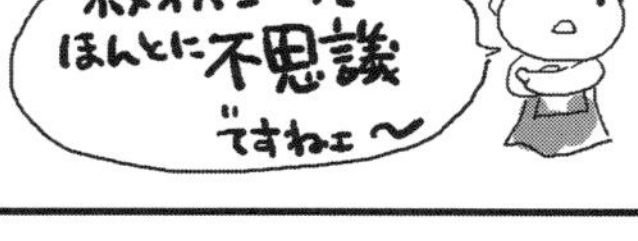
ホメオパシーって
ほんとに不思議
ですねェ〜

レメディーを試してみたい

あなたの体のことを一番よく知っているのは、あなた自身です。そしてこどものことを一番よく知っているのは、診察室でしか会わないお医者さんよりも、いつも身近にいるお母さん、保護者の方ではないでしょうか？

あなた自身や、お子さんが、どんな症状なのかをよく観察して、気軽にレメディーを使ってみてください。薬とは違って、副作用の心配はありませんから。

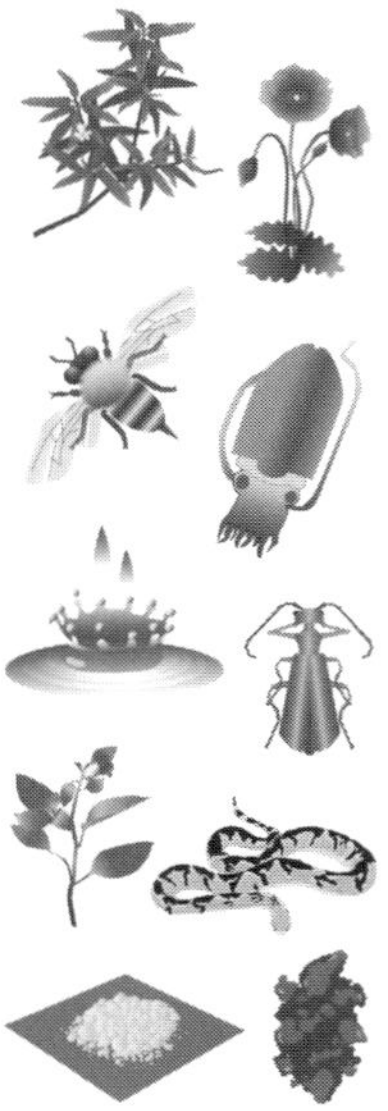

付録

超簡略マテリア・メディカ
——基本レメディー

※次ページ

ちょっとしたけがや病気などには、「ポリクレストレメディー」と呼ばれる幅広い症状をカバーする、代表的なレメディーが入ったキットがあります。家庭や旅行での〝救急箱〟として、とても便利です。

これらの家庭用のレメディーキットは、ヨーロッパなどでも同じようなレメディーが組み合わされており、レメディーの特徴や名前は世界共通です。

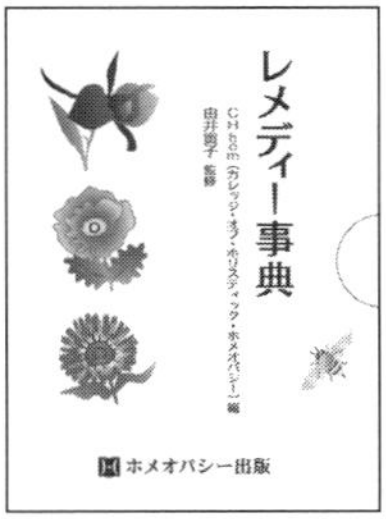

『レメディー事典』

家庭で使われることの多い１３６種類のレメディーのミニミニマテリア・メディカ。8cm × 11cm のポケットサイズで、広げるのも折りたたむのも一瞬ででき、ページをめくって探す手間がなく、持ち運びに便利で、いざというときに重宝します。プレゼントにも最適。

ホメオパシー出版

	精神症状・特徴	**身体症状**
	ショック	かぜの初期、冷たい風から悪化
	虚弱	白い舌、粘液、リンゴジュースを欲求
	女の嫉妬	むくみ、蕁麻疹
	パニック！	あがり症、心配性、多動傾向
	犠牲的	出血やうっ血
	神経質	心身の疲労衰弱、不安、心配
	怒りっぽい	日射病、熱でガラスのような目
	孤独好き	水分を欲する、動きで悪化
	虚弱	ぶよっと太った子の根本レメディー
	傷の癒し	切り傷、手術後、抜歯後
	怒りんぼ	焼けるような炎症、落ち着かない
	憔悴しきった	脳震とう、とぎれない咳、息切れ
	すごく怒る	こどもと女性、生理痛、敏感症
	気難しい	下痢、嘔吐、発汗、出血、衰弱
	根に持つ	夜０時以降のひどい咳
	戦いモード	発熱、咳、貧血、出血傾向
	肉体疲労	筋肉の麻痺感、はしか、ぞくぞくする
	恨みつらみ	過敏症、化膿して黄色い膿
	神経のトラウマ	尾骨を強打、神経、破傷風、切り傷
	悲嘆	ヒステリー、顔面のひきつり、ショック
	短気ですねる	つわり、真っ赤な鮮血、咳、喘息
	しつこい	かぜの治りかけ、首や肩のこり
	嫉妬深い	月経前症候群、片頭痛
	怒りっぽく孤独	刺し傷、Hypericum に似ている
	小心者、いじける	頻尿、夜尿症
	繊細で神経質	頭痛、生理痛、神経のリラックス
	周囲はすべて敵	鼻や喉の炎症、水銀の害
	悲しみに沈む	鼻炎、むくみ、胸焼け、頭痛
	短気でイライラ	消化不良、便秘、刺激物を欲する
	美しい芸術家	下痢、骨のもろさ、咽喉炎、肺炎
	一生懸命	筋肉の痛み、水ぼうそう、アトピー性皮膚炎
	自己不満足	手首・足首・指の関節、骨の問題、がん
	疲労困憊	つわり、吐き気、育児放棄
	虚弱体質	未熟児の根本レメディー、喉の痛み
	屈辱	膀胱炎、疝痛、帝王切開
	やんちゃ坊主	肌の問題、喘息、喉の痛み

【付録】**超簡略マテリア・メディカ——基本レメディー**

レメディー名	原物質	ファーストエイド
Aconite　アコナイト	ヨウシュトリカブト	肉体・精神的ショック
Antim-tart.　アンチモタート	酒石酸アンチモン	ゼロゼロいう咳
Apis　エイピス	ミツバチ	虫刺されに！
Arg-nit.　アージニット	硝酸銀	パラノイア、心配から下痢
Arnica　アーニカ	ウサギギク	事故、けが No.1 レメディー
Arsenicum　アーセニカム	三酸化ヒ素	食中毒、下痢
Belladonna　ベラドーナ	セイヨウハシリドコロ	高熱に！、熱による幻覚
Bryonia　ブライオニア	ブリオニア	便秘、乾燥肌、空咳
Calc-carb.　カルカーブ	牡蠣の殻	成長期（骨、歯）のサポート
Calendula　カレンデュラ	キンセンカ	傷 No.1 レメディー
Cantharis　カンサリス	ヨーロッパミドリゲンセイ	火傷、膀胱炎 No.1 レメディー
Carbo-veg.　カーボベジ	木炭	蘇生のレメディー
Chamomilla　カモミラ	ジャーマンカモミール	生歯、耳炎からのかんしゃく
China　チャイナ	キナの樹皮	体液の喪失
Drosera　ドロセラ	モウセンゴケ	百日咳No.1レメディー、声がれ
Ferrum-phos.　ファーランフォス	リン化鉄	炎症初期 No.1 レメディー
Gelsemium　ジェルセミューム	イエロージャスミン	インフルエンザ、寒け
Hepar-sulph.　ヘパソーファー	硫化カルシウム	化膿、中耳炎、クループ
Hypericum　ハイペリカム	セイヨウオトギリソウ	神経に達するけが
Ignatia　イグネシア	イグナチア	突然の悲しみ、失恋
Ipecac　イペカック	吐根	激しい吐き気
Kali-bich.　ケーライビック	重クロム酸カリウム	副鼻腔炎
Lachesis　ラカシス	ブッシュマスター	左側の症状、躁うつ病
Ledum　リーダム	野生ローズマリー	マダニ、シラミ、刺し傷
Lycopodium　ライコポディウム	ヒカゲノカズラ	こどものチック、あがり症
Mag-phos.　マグフォス	リン酸マグネシウム	ホメオパシー版痛み止め
Mercurius　マーキュリアス	黒酸化水銀	口内炎など炎症に
Nat-mur.　ネイチュミュア	塩化ナトリウム	熱やかぜの発疹に
Nux-vomica　ナックスボミカ	マチンシ	食べすぎ、飲みすぎ
Phosphorus　フォスフォラス	リン	過敏、周期的出血
Rhus-tox.　ラストックス	アメリカツタウルシ	捻挫、筋違い
Ruta　ルータ	ヘンルーダ	捻挫、アキレス腱
Sepia　シーピア	イカスミ	過労、ホルモン異常
Silica　シリカ	二酸化ケイ素	とげ、異物排出 No.1 レメディー
Staphysagria　スタフィサグリア	ヒエンソウ	帝王切開、膀胱炎
Sulphur　ソーファー	硫黄	皮膚疾患、炎症

参考図書：『ホメオパシー in Japan』など

「とりあえず使ってみたいけれど…キットは、まだ要らない」、「まずは、どれがいいのかなぁ？」と迷っているなら、

「ホメオパシーレメディーＡＢＣ」と呼ばれる定番レメディーがあります。

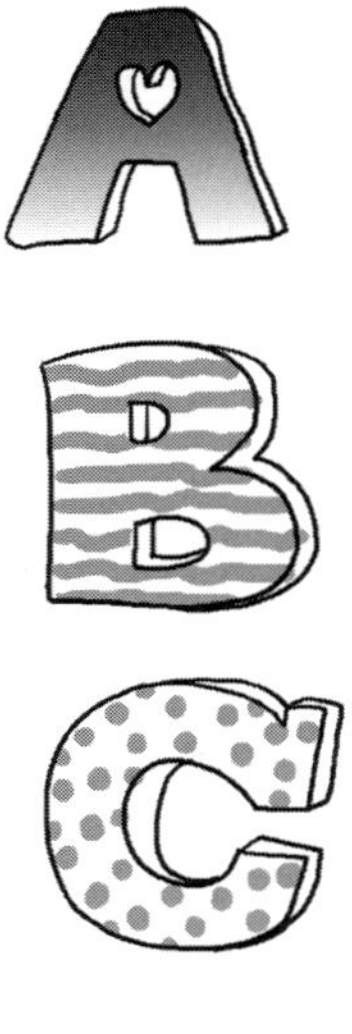

こどもへのファーストエイドとして使われる伝統的なレメディーで、ヨーロッパの家庭でも、よく見かけることができます。

ここに学生のおすすめとしてアーニカのレメディーも加えました。

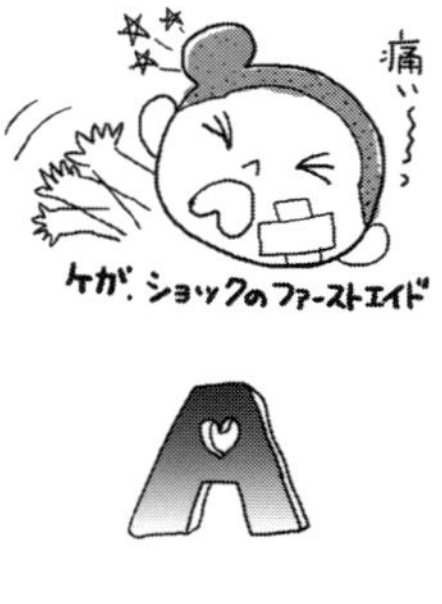

Aconite
アコナイト

アコナイトは、かぜのひきはじめや、ショック

Arnica
アーニカ

アーニカは、けがや出血などに

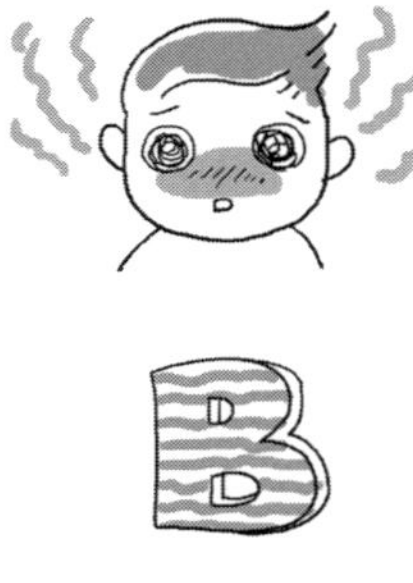

Belladonna
ベラドーナ

ベラドーナはこどもの高熱や、熱中症

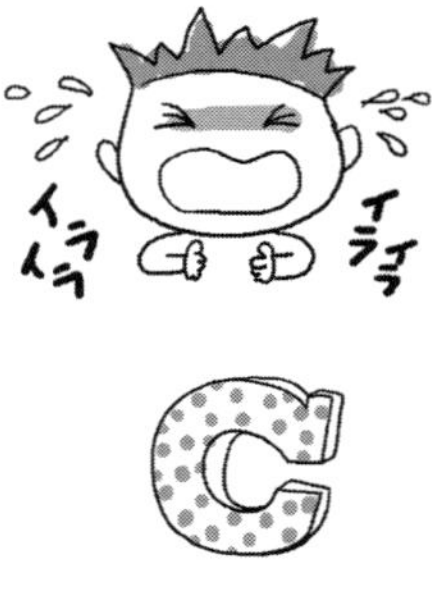

Chamomilla
カモミラ

カモミラは、こどもの生歯やかんしゃく、中耳炎

体験談（学生）：こどもはホメオパシーっ子

ドイツで最初のこどもを出産したのですが、ドイツ人ママに教えてもらったのがアコナイトと、アーニカでした。

こどもと出かけるとき、バックの中には、この「Ａ＝アコナイト、アーニカ」が入っています。

こどもがゴツンと頭を打ったときや、寒い風にあたって、ママもかぜをひきそう！と思ったらアコナイト。

すごく心配してしまったり、恐怖があったらアコナイト。

けがをしたらとりあえず、アーニカとアコナイト。出血にアーニカ。

そんな感じで、気軽に使っています。使っていることで精神的にも安心している面もあると思います。

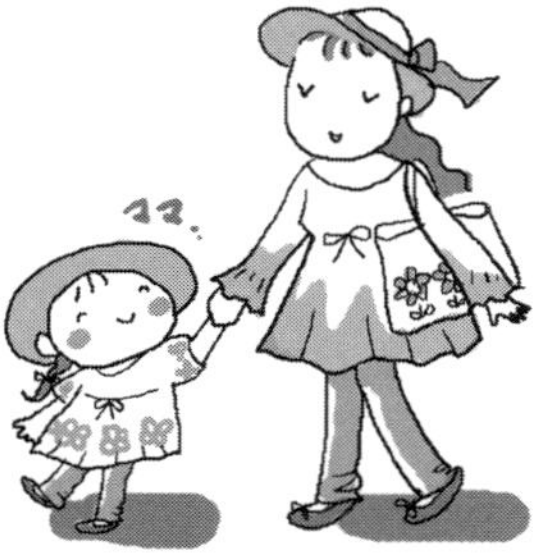
ママ…

体験談（学生）：ホメオパシー仲間がいると心強い

ホメオパシーのキットを持っているけど「わからないなぁ」といって、全く使っていなかった友達を誘って、地元の「セルフケア」講座に参加しました。セミナー後、友人は自信がついたのか、わたしより熱心にホメオパシーでこどものケアを始めました。そこで出会ったほかのホメオパシー友達とも、ずっとつながっています。レメディーのこと、こどもの症状、子育ての悩みなど、お互いに相談しあってメールでやりとりしています。同じようにホメオパシーを知っている仲間がいると、本当に心強いです。

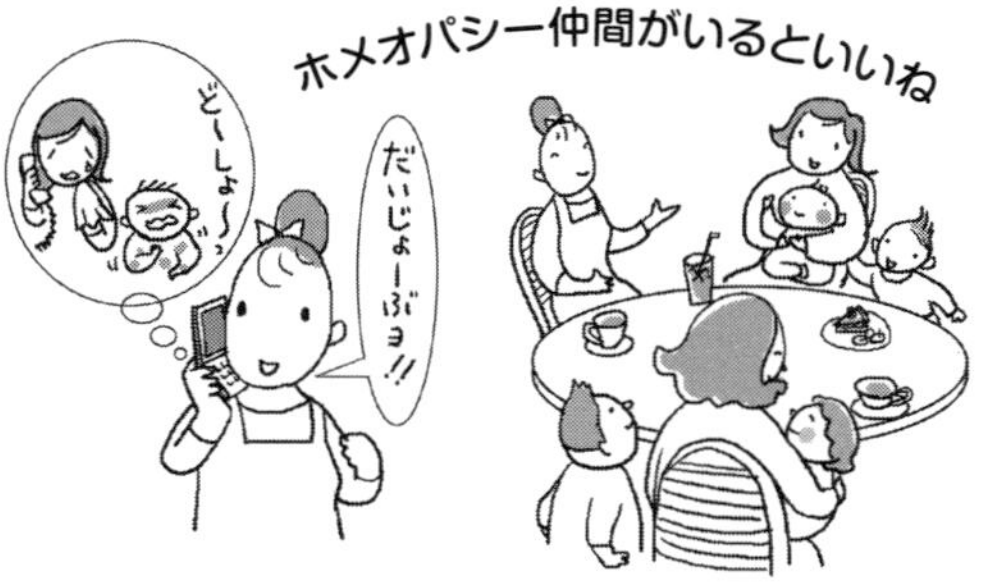
ホメオパシー仲間がいるといいね
どーしょ～っ
だいじょーぶョ!!

第2章

ホメオパシーで意識改革

どうして病気になるのかな?

さて病気の原因って何でしょう?

現代では分子レベルでの病理学も発達し、病気になる体のメカニズムが解明されてきました。

わたしたちの身の周りには、細菌やウイルスがたくさん存在していて、今、こうして息を吸っているだけでも、病原菌や病原性ウイルスは、体の中に入り込んできます。インフルエンザウイルスなどは年々、新型が現れて変化しています。

そう聞くと、なんだか敵に周囲を包囲されているようで怖くなってしまいますよね。

しかし病気になるのは細菌やウイルスだけのせいでしょうか?

昔から「病は気から」といわれるように、心と体は密接に関連しているということも知られています。

こどもが学校に行きたくないときなどには、おなかが痛くなったりします。

大人だってすごく緊張したあとに、かぜをひいて寝込んでしまったり、苦手な人と一緒にいたら、頭が痛くなったり…心配事があって、眠れなくなったり…そんな経験は誰にでもあるのではないでしょうか?

また病気には遺伝的な要素もあります。家系の傾向として、昔から気管支が弱かったり、一族の多くの人ががんで亡くなっていたり、その家庭によって弱い器官や、かかりやすい病気の傾向などがあります。

その病気の根本的な原因のことをハーネマンは「マヤズム」と呼びました。(P.59)

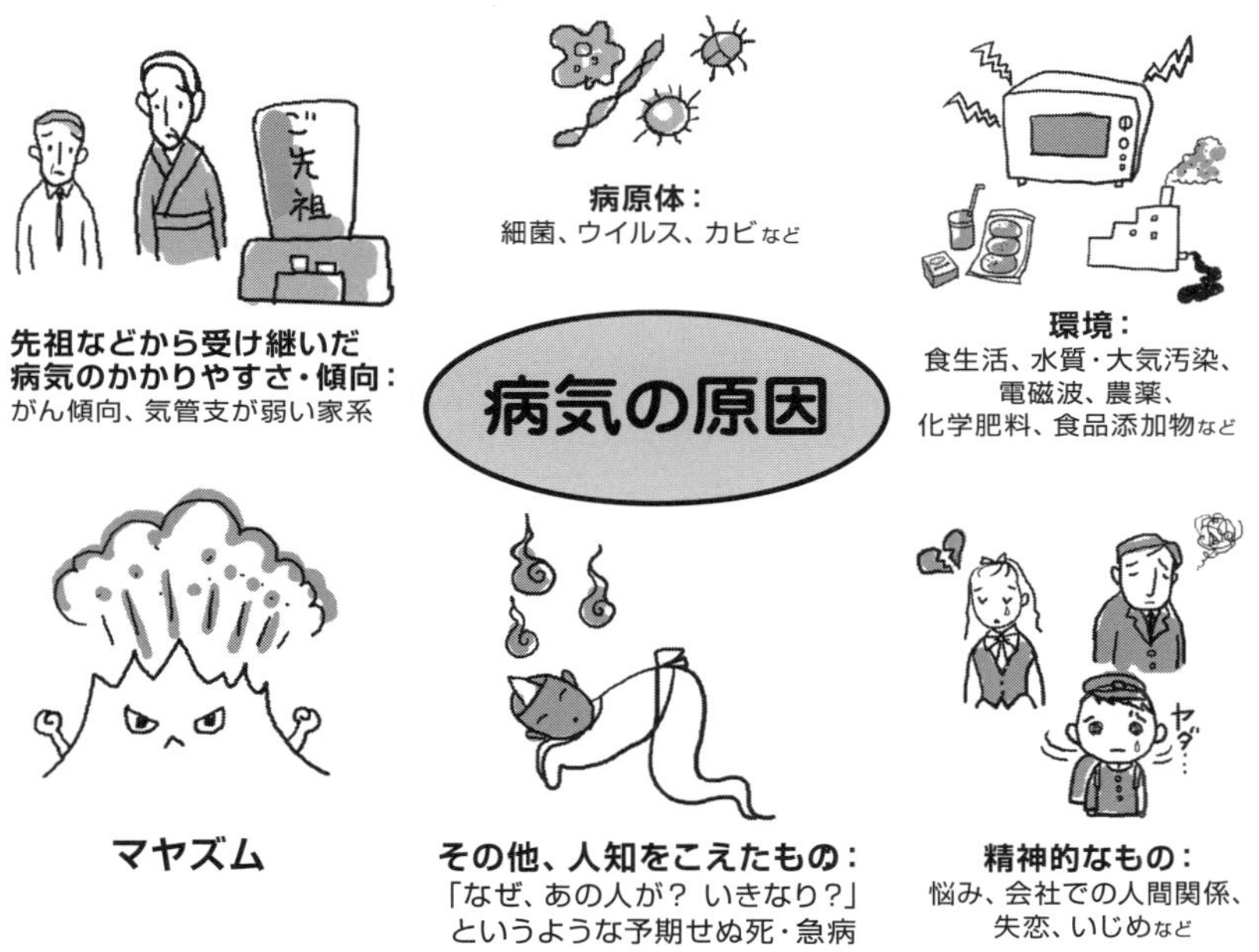

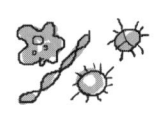

病気の原因
ご先祖
先祖などから受け継いだ
病気のかかりやすさ・傾向：
がん傾向、気管支が弱い家系
病原体：
細菌、ウイルス、カビなど
環境：
食生活、水質・大気汚染、
電磁波、農薬、
化学肥料、食品添加物など
マヤズム
その他、人知をこえたもの：
「なぜ、あの人が？ いきなり？」
というような予期せぬ死・急病
精神的なもの：
悩み、会社での人間関係、
失恋、いじめなど
ヤダ…

わたしたちを取り巻いている環境も病気の原因の一つです。

電磁波、大気汚染、人工的に加工された食べ物など…、さまざまな要因があります。

いろいろな病気の原因があっても、どれだけ周りで病気がはやっても、なんともなくて元気な人もいます。

ウイルス性のかぜが大流行していても、100％全員がかかるということは、まずありません。

また結構劣悪な環境に住んでいても、不健康な食事でも、ぴんぴんしている人もいますよね。

その反対に、ものすごく食事に気を使い、徹底した病気予防をしているにもかかわらず、病気にかかってしまう人もいます。

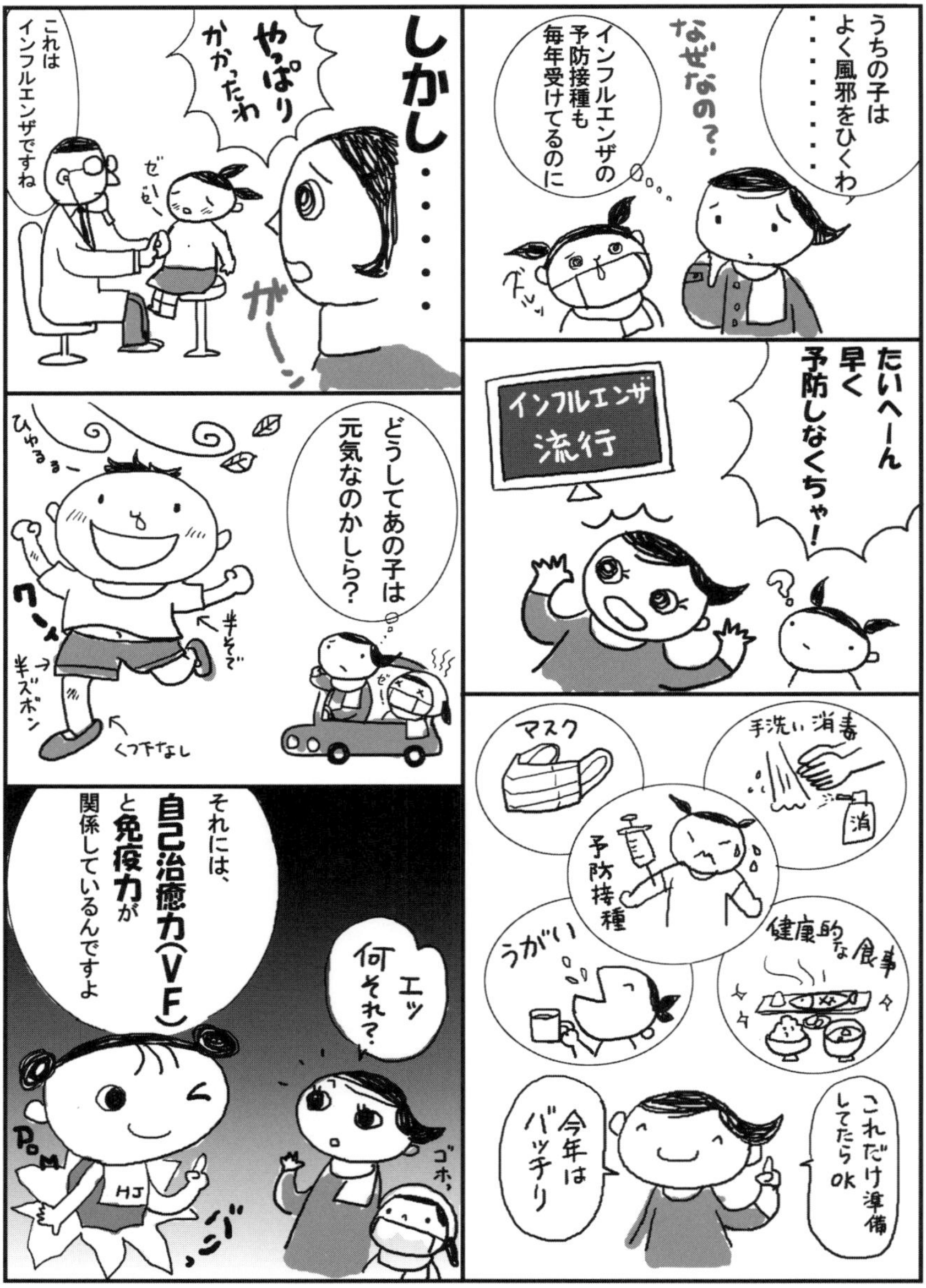

うちの子はよく風邪をひくわ………
なぜなの？
インフルエンザの予防接種も毎年受けてるのに
しかし……
やっぱりかかったわ
これはインフルエンザですね
ぜー ぜー
ガーン
たいへーん 早く予防しなくちゃ！
インフルエンザ 流行
？
どうしてあの子は元気なのかしら？
ひゅるるー
ワーイ
半そで
半ズボン
くつ下なし
マスク
手洗い 消毒
消
予防接種
うがい
健康的な食事
これだけ準備してたらOK
今年はバッチリ
それには、自己治癒力（VF）と免疫力が関係しているんですよ
エッ 何それ？
ゴホッ
HJ

病気にかかっても、すぐに元気になる人もいますし、回復するのに恐ろしいほどの時間がかかる人もいますよね。

この両者の差はどこにあるのでしょうか？

そこには、その人のもつ〝**免疫力**〟と〝**自己治癒力**〟が大きく関係しているのです。

「どうして病気になるんだろう」というのをホメオパシー的に、自然の摂理に従って理解すれば、病気は怖いものではなくなるのです。

バイタルフォースが主役です

わたしたち人間をはじめとして、犬や猫、虫などが生きているのも、地面から雑草が生えてくるのも、それは、それらを生かす力が存在しているからです。

この生命エネルギーのことを、ホメオパシーでは**バイタルフォース**と呼んでいます。

そして、この**バイタルフォースが体・心・魂を活動させている**と考えています。

病気で体がつらいときは、気分は沈みがちになってしまいます。

また精神的につらい、嫌なことがあると、体の具合が悪くなってしまうこともあります。

音楽の三重奏のように、この体・心・魂のハーモニーは、とても大切です。

病気になるときというのは、この３つの部分を流れるバイタルフォースのどこかに滞りが出て、うまく流れないときなのです。

ホメオパシーでは、咳が出たり発疹が出たりして体の具合が悪くなっても、それをすぐに〝病気〟とはとらえません。

「ちょっと、何か、おかしいよ〜！」という体・心・魂からの声、つまりバイタルフォースからの**〝お知らせ〟**だと考えているのです。

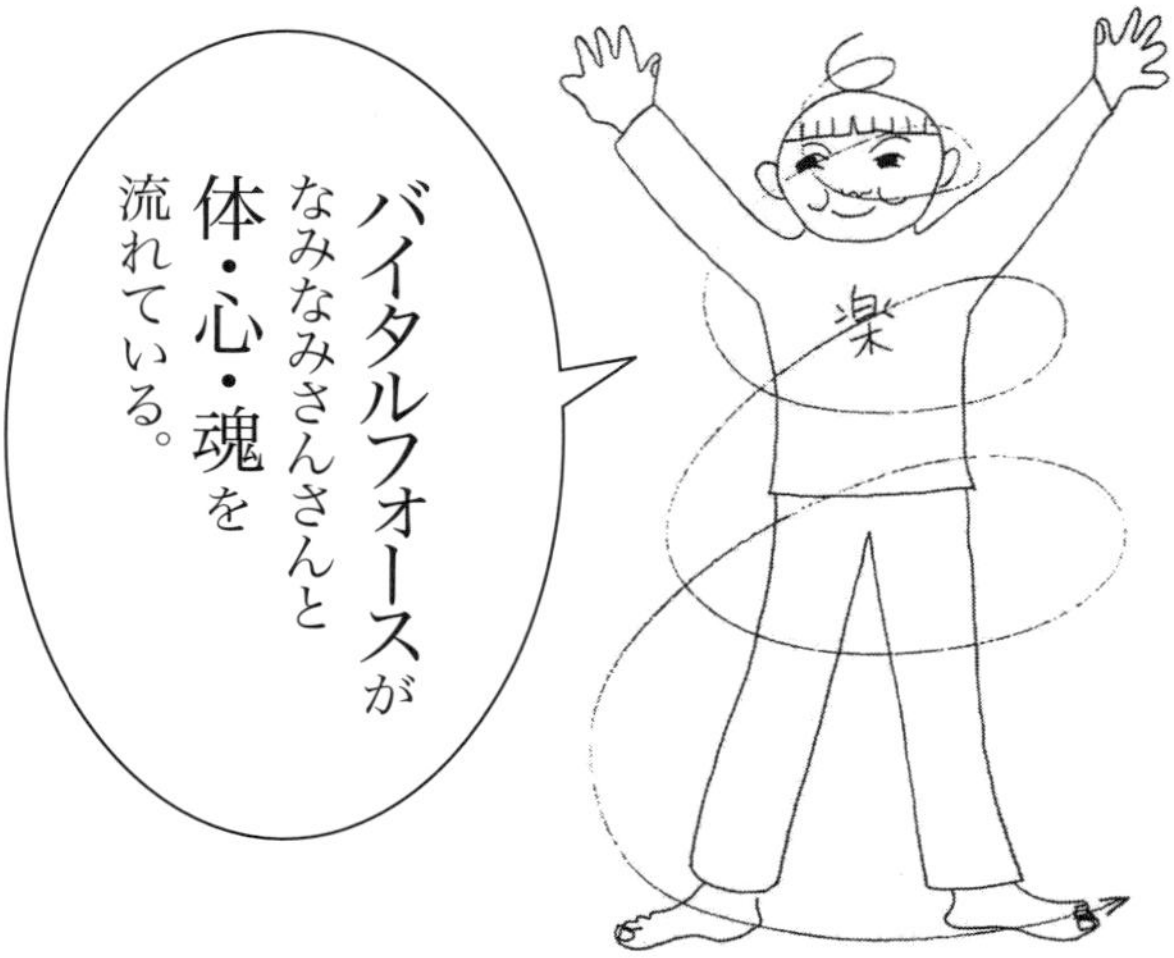
楽
バイタルフォースが
なみなみさんさんと
体・心・魂を
流れている。

世界に共通の概念：バイタルフォース

バイタルフォースは、そのまま直訳すると「生命力」と訳せますが、この概念は日本では「気」にあたります。この生命エネルギーのことをホメオパシー用語では「バイタルフォース（ＶＦ）」といいます。

中国語の「氣」、古代エジプトでは「バー」、インドのサンスクリット語では「プラーナ」、英語では「スピリット」、ハーネマンの母国語ドイツ語では「レーベンスクラフト」、ハワイでは「マナ」とも呼ばれています。

不思議なことに、古来から、この「気」の概念は世界共通なのです。

（中国語）
氣
（チー）

（古代エジプト）
BA
（バー）

（インドのサンスクリット語）
प्राण
（プラーナ）

世界中でVF＝「気」の概念は同じ！

（英語）
SPIRIT
（スピリット）

（ハワイ）
Mana
（マナ）

（ドイツ語）
Lebenskraft
（レーベンスクラフト）

健康＝自分らしく幸せに生きていること

では〝健康〟というのは、どんな状態でしょうか？
それは、体・心・魂が元気で自然で〝**自分らしく生きている**〟ことではないでしょうか？

健康な状態を、自転車に乗って目的地に向かっていることに例えると、わかりやすいかもしれません。自転車があなた自身で、目的地が生きる目的です。

さて、自転車に乗って、例えば買い物に行くとき、いちいち「あ、わたしの足は今、ペダルを踏むために動いている。太ももの大腿括約筋が伸びたり、縮んだりしている」などと意識したり、考えたりする人はいません。

「今日の空は晴れてるなぁ」とか、「今度は右に曲がって近道を行こう」と、ただ目的地に向かって自転車のペダルをこぎ続けます。

でも自転車に乗っていたのに、石にひっかかって転んでしまい、けがをしてしまったら、どうなるでしょうか？　いきなり意識はけがをした足へといってしまいます。

「足が痛い…血が出ている。大変！」

そのときは、とりあえず痛くて、目的地のことなんかどうでもよくなってしまいます。

自転車だって、ちゃんとこげるかどうかわかりません。

これが〝不健康〟な状態のときです。

「痛いよ～～!!」と認識して、泣いている時点では、病気はまだ〝急性症状〟の状態です。

たくさんの老廃物や心の中に置き去りにされた傷があると、バイタルフォースは気がついてほしくて、発熱や頭痛、下痢、発疹、悲しみなどの症状として、あなたに知らせてきます。

それらの症状は、〝悪者〟なんかではないのです。

バイタルフォースは再び元の健康な状態に戻ろうと、不必要なものを排出しているだけのことなのです。

あなたが病気になってしまったのは、体・心・魂に無理があったということです。

本来の自分を偽って生きてきた結果、今の〝病気になってしまった自分〟があるのですから、その偽りの自分に気づき、本来の自分を取り戻さなければなりません。

そのためには老廃物や感情を排出する必要があるのです。

それを放っておいたままにすると、いつしかマヤズムが目を覚まし、〝本当の病気〟になってしまうのです。

体・心・魂からのメッセージに気がついて、

不必要なものに気づいて手放せば、自然と症状は治まって、いつでも〝元気〟でいられるのです。

しかし現代人はそんな体や心の〝叫び〟を無視しがちです。

バイタルフォースからのメッセージを無視して、ふらふらと自転車で間違った方向に進んでいる人が多くいるのです。

しかも、このことに気がついていないのです！

誰かが教えてあげない限り、間違った方向にどんどん進んでいってしまいます。

これが〝慢性病〟の状態です。

こんなとき、同種のホメオパシーのレメディーは、「お〜〜〜い、間違ってるよ。こっちが正しい道だよ！」と教えてくれる親切な人のようなもの。教えられることで、**正しい道**（＝**真の健康**）を通って、**正しい目的地**（＝**生きる目的**）に帰っていけるのです。

また、例えば同じかぜにかかっても、回復の早い人とそうでない人がいるのは、このバイタルフォース（＝生命力）の〝**強さ**〟が人によって違うからです。

では、どうしてバイタルフォースが強い人と弱い人がいるのでしょうか？

どうすれば強くできるのでしょうか？

そして、どのようにマヤズムが目を覚まして〝病気〟になってしまうのでしょうか？

それでは、さらに詳しく解明していきましょう！

わたし＝家主＝バイタルフォース

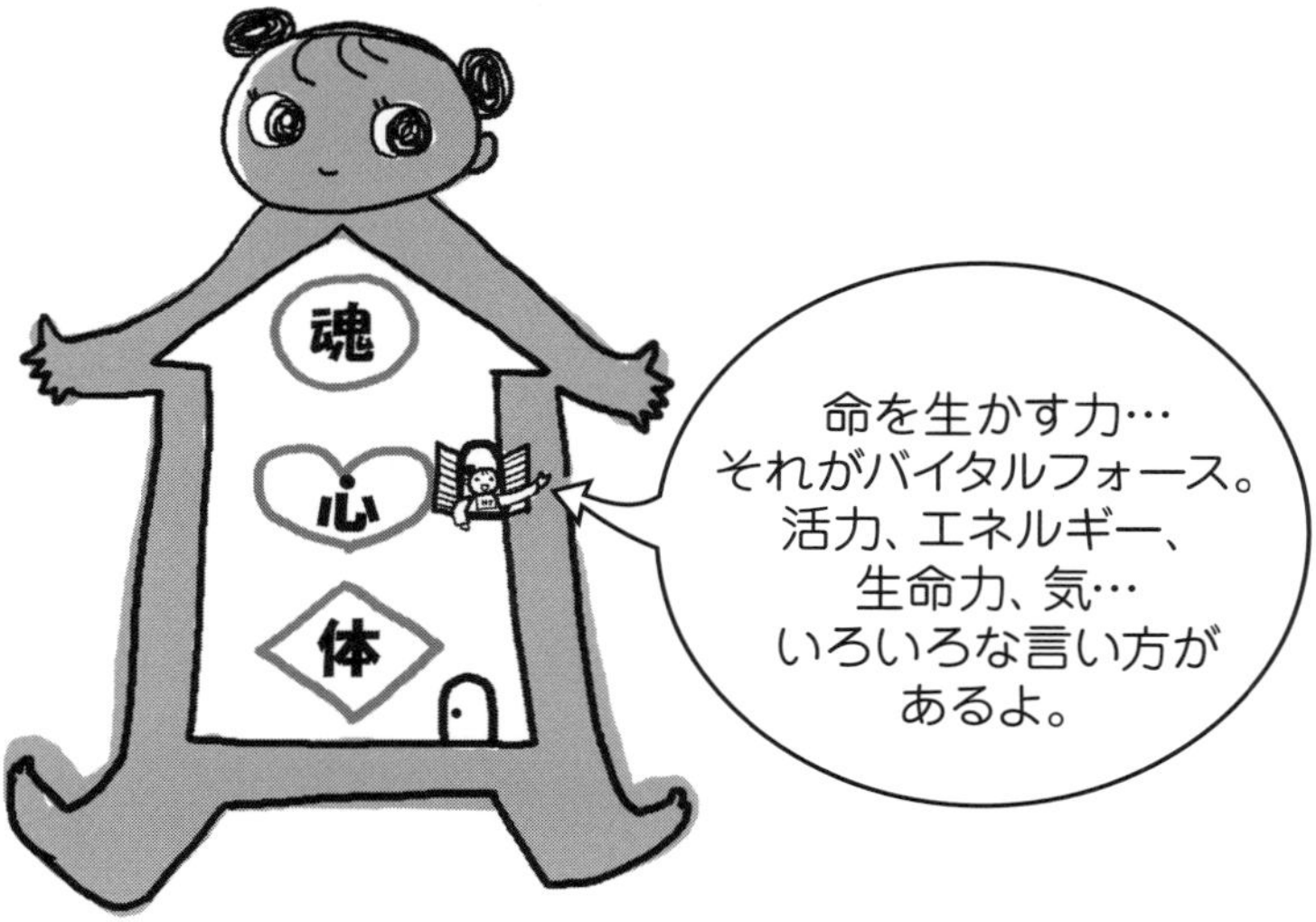
魂
心
体
命を生かす力…
それがバイタルフォース。
活力、エネルギー、
生命力、気…
いろいろな言い方が
あるよ。

病気って何だろう？ と理解してみる。

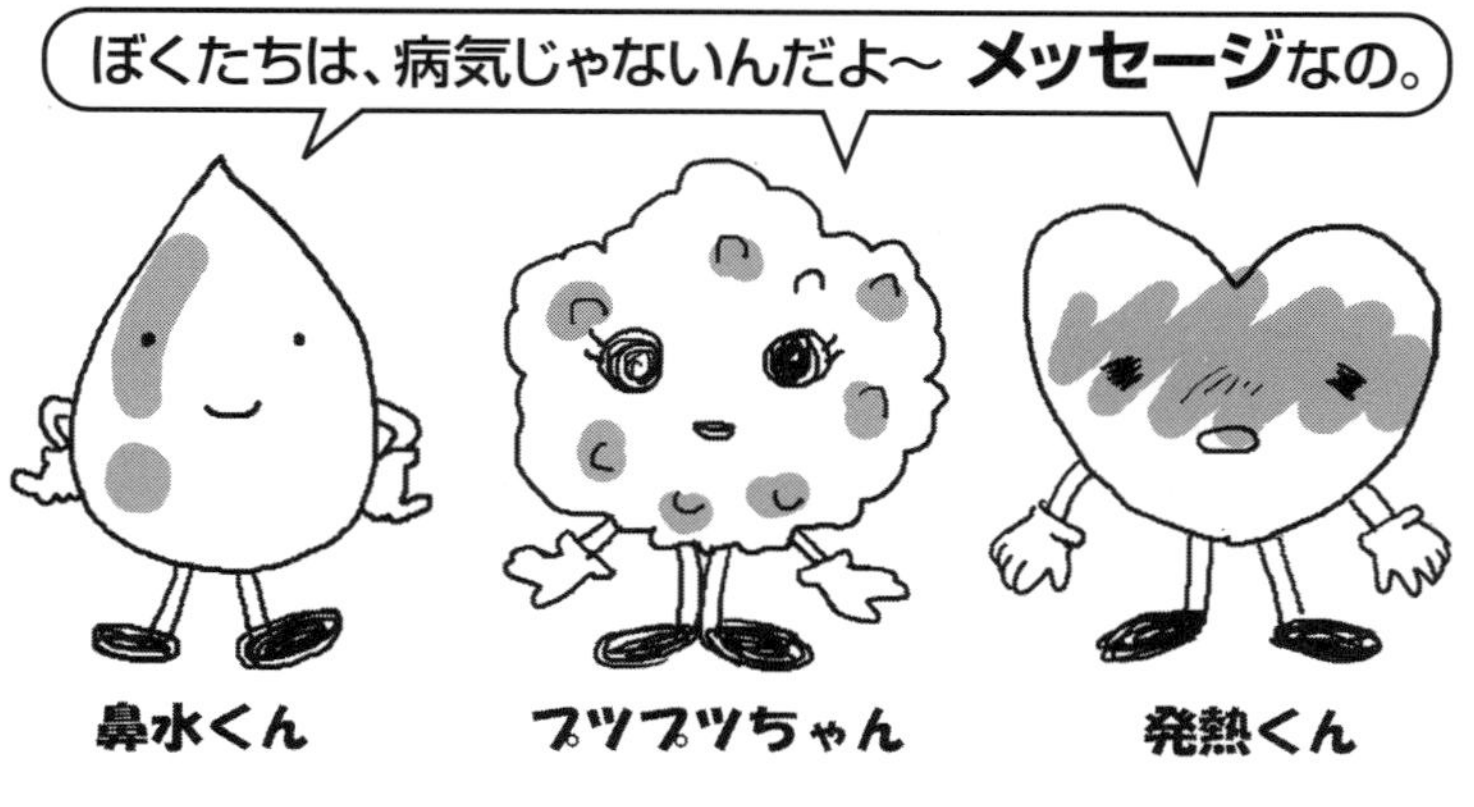
ぼくたちは、病気じゃないんだよ～ メッセージなの。
鼻水くん
ブツブツちゃん
発熱くん

健康なときのバイタルフォース

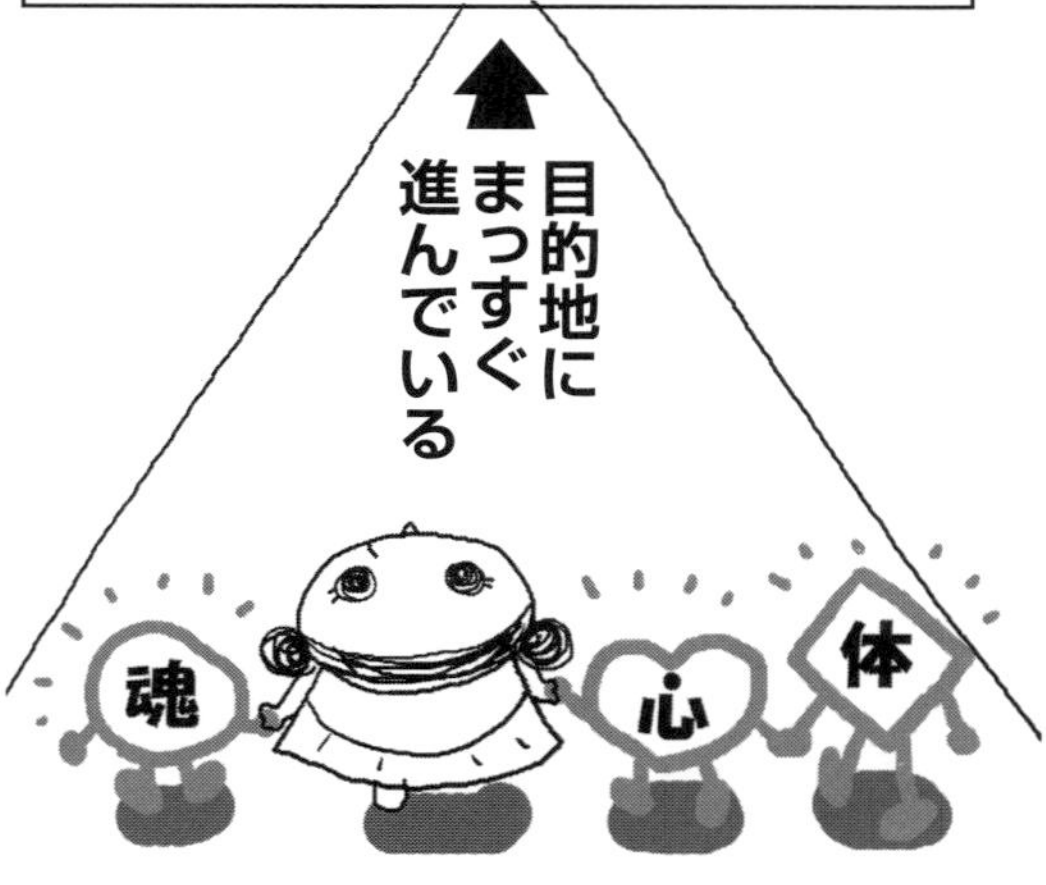
目的地にまっすぐ進んでいる
魂
心
体

健康ではないときのバイタルフォース

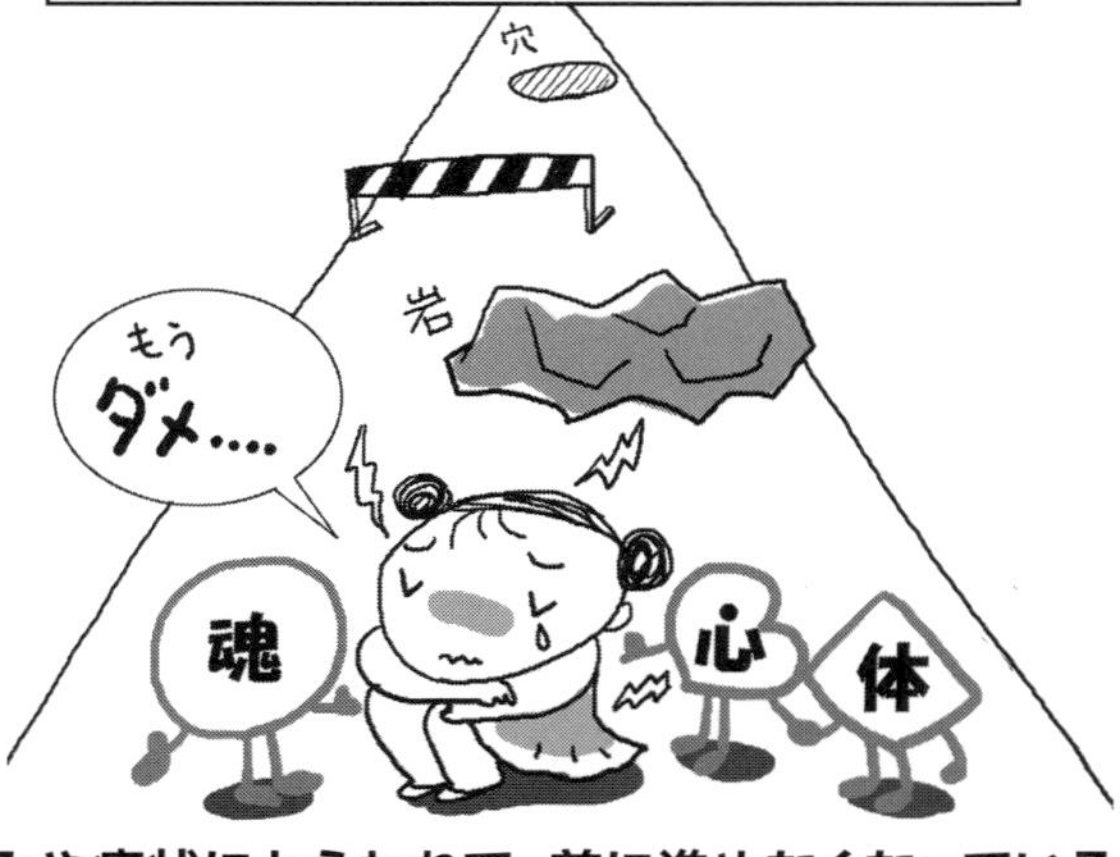
穴
岩
もう
ダメ....
魂
心
体

痛みや症状にとらわれて、前に進めなくなっている。
もしくは、間違った方向に向かっている（慢性病）

どうして？　なぜ？

体・心・魂のメッセージを無視してきたのでは？

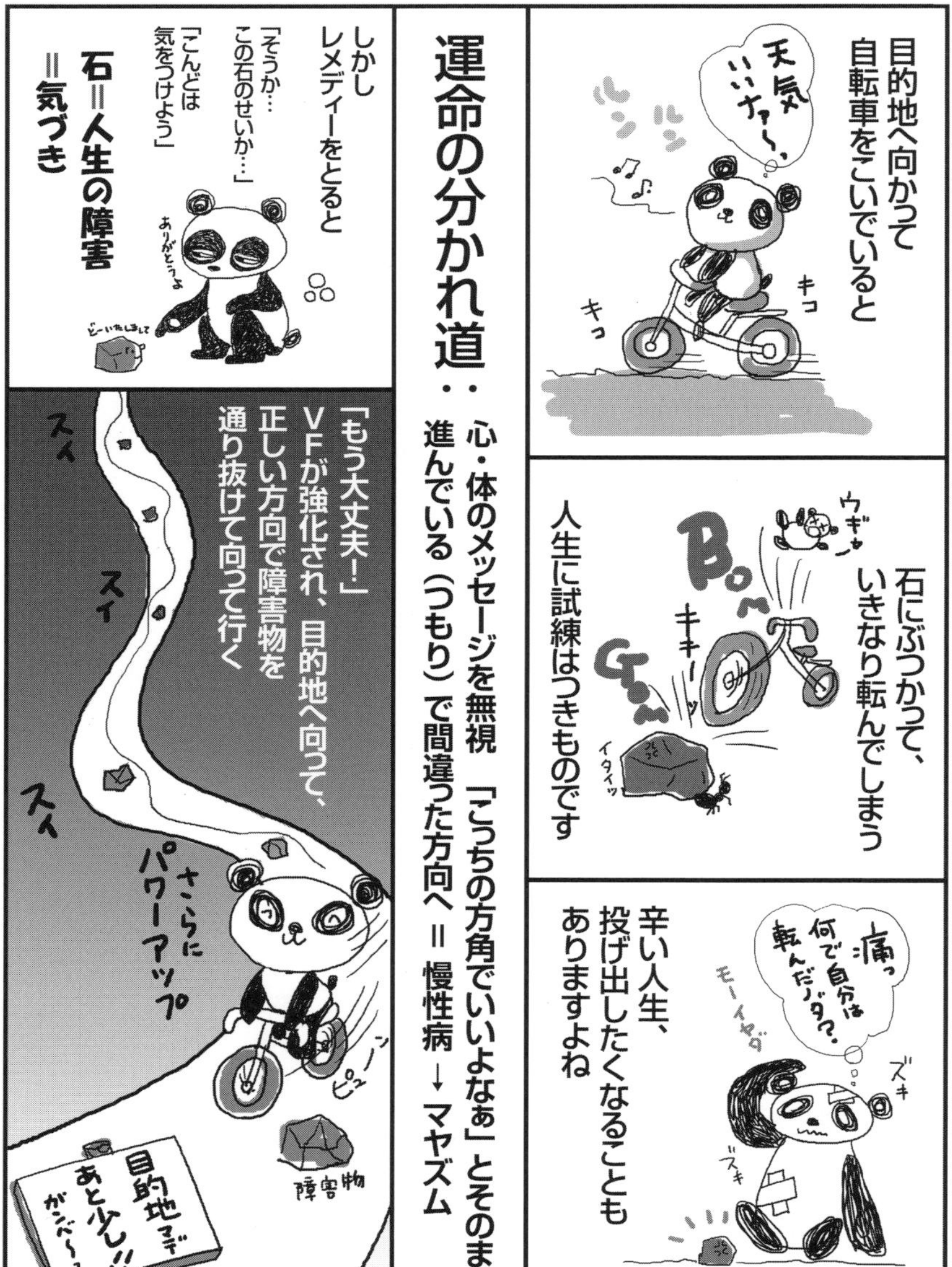
目的地へ向かって
自転車をこいでいると
天気いいナァ〜
ルンルン
キコ
キコ
石にぶつかって、
いきなり転んでしまう
人生に試練はつきものです
ウギャ
BOM
キキーッ
イタイッ
辛い人生、
投げ出したくなることも
ありますよね
痛っ 何で自分は転んだノダ？
モーイヤダ
ズキ
ズキ
← コレのせい
運命の分かれ道：
心・体のメッセージを無視「こっちの方角でいいよなぁ」とそのまま
進んでいる（つもり）で間違った方向へ ＝ 慢性病 → マヤズム
しかし
レメディーをとると
「そうか…
この石のせいか…」
「こんどは
気をつけよう」
石＝人生の障害
＝気づき
ありがとうよ
どーいたしまして
「もう大丈夫！」
VFが強化され、目的地へ向って、
正しい方向で障害物を
通り抜けて向って行く
スイ
スイ
スイ
さらに
パワーアップ
ピューン
障害物
目的地マデ
あと少し!!
がんべ〜っ

病気は体からの「メッセージ」と「お掃除」

わたしたちが毎日生活していると、家の中は自然に汚れてきます。

ほこりもたまるし、ゴミも出ます。使わなくなった不用品もだんだんたまっていきます。

汚れた家の中にいても、気持ちよくはありませんよね。

ですから掃除をしたり、ゴミ捨てに行ったり、不用品をあげたり捨てたりと処分して、きれいにします。

これは体の中でも同じです。

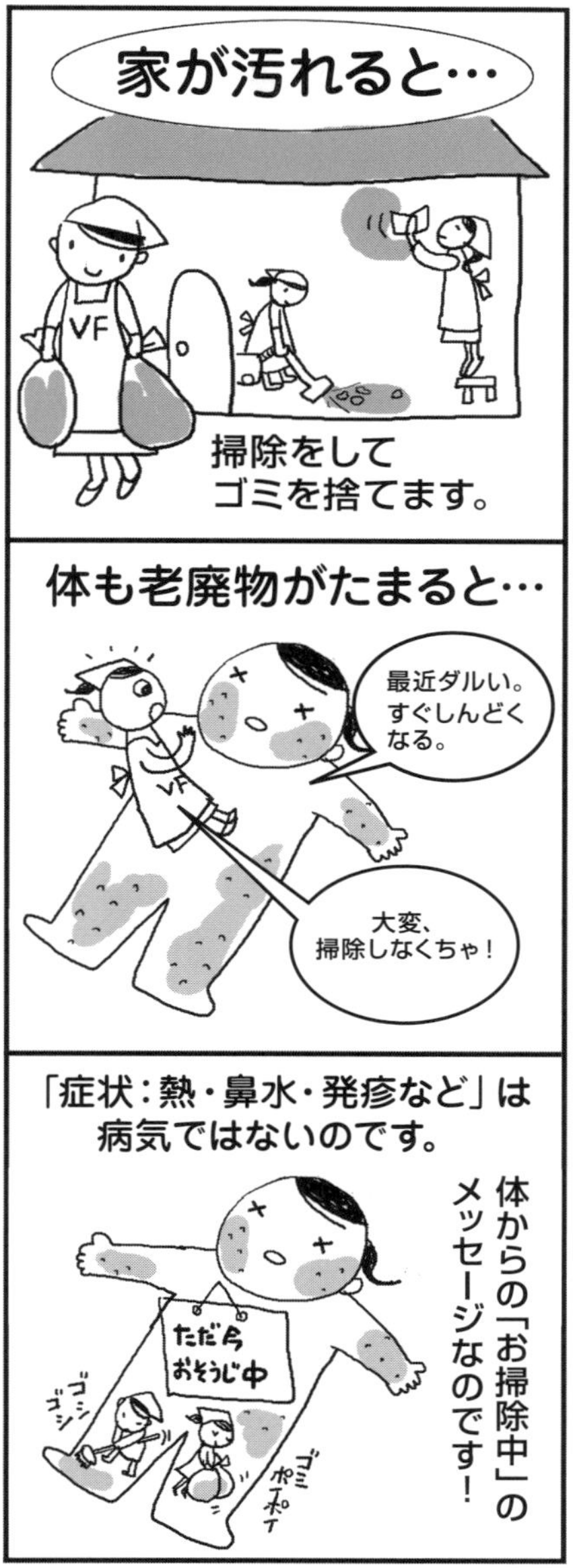

家が汚れると…
VF
掃除をして
ゴミを捨てます。
体も老廃物がたまると…
最近ダルい。
すぐしんどくなる。
VF
大変、
掃除しなくちゃ！
「症状：熱・鼻水・発疹など」は
病気ではないのです。
体からの「お掃除中」の
メッセージなのです！
ただ今
おそうじ中
ゴシゴシ
ゴミポイポイ

毎日、生きていると、自然と体の中にも知らない間にゴミがたまっていきます。

これが病気のもとなのです。老廃物や、ストレスや疲れ、食品添加物、環境ホルモンなど。

そうすると、たまった毒素は、出さなければなりません。

いったい誰が、どこから、どうやって出すのでしょうか?

ありがたいことに、わたしたちの体には、自己治癒力というものが備わっています。

体の中が老廃物だらけで汚れてくると、体は具合が悪くなったりして、思うように動けなくなってしまいます。

すると…体は自然にそれらの毒素を排出してくれるのです。これがバイタルフォースの働きです。

実は、わたしたちが普段、かぜをひいたり、発疹が出たり、おなかが痛くなったりすることは、バイタルフォースが老廃物を押しだしているときに起こる現象なのです。

「寝るのが一番の薬」という言葉もあります。まだ薬が身近ではなかったわたしたちのおばあちゃんの世代では、こどもが熱を出していても、寝かせておくだけで、放っておかれました。

誰でもかぜをひいたり病気をするのは当たり前のことです。はっきりいって、病気をしない人なんて、一人もいません。

しかし、いつのまにか、そういった症状は〝悪者〟にされてしまったようです。

最近では、病気は恐ろしいもの、できれば絶対に遭遇することを避けたい邪魔物と考える人が増えてきているようです。

しかし生命を維持していくためには、発熱したり、おなかが痛くなったり、発疹ができたり

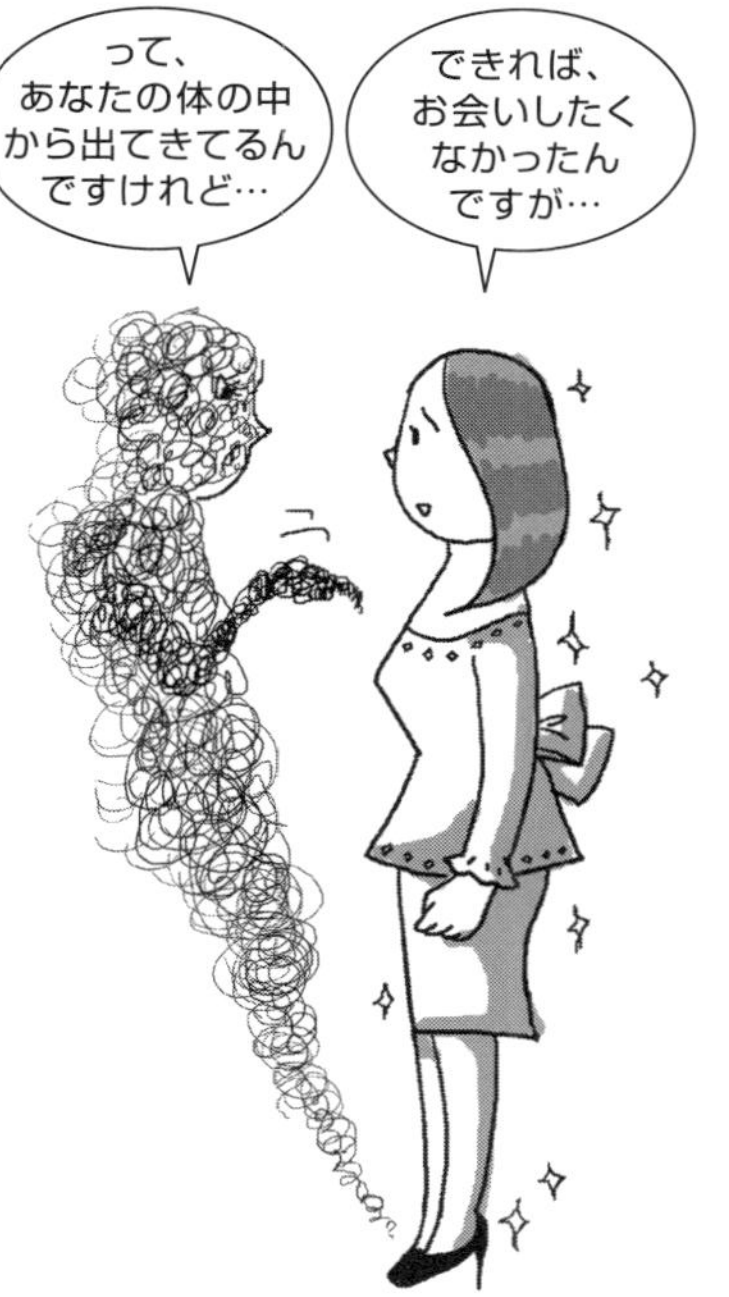
できれば、お会いしたくなかったんですが…
って、あなたの体の中から出てきてるんですけれど…

することは、ごく自然なことなのです。

ウイルス性のかぜにかかったときは、高熱がよく出ます。これは体の自然な反応で、38・5℃以上の熱が出ることで、免疫が活性化されます。その結果、体内で増殖しているウイルスが死滅したり、体の隅々にたまっていた老廃物の排泄が促進されるのです。

少し前までは、高熱でお医者さんにかかると解熱薬が出されていました。

しかし現在では、「自然に熱が出るのを妨げずに、熱を出しましょう」と指導するようになってきています。

こどもの体質にもよりますが、症状を恐ろしいものだと考えて、すぐに薬に頼るのではなく、まずは落ち着いて様子をみることも大切です。

腐ったものを食べて、食中毒にかかったときの体の反応は、もっとわかりやすいかもしれません。

バイタルフォースは自己治癒力を動かし、その毒物を一刻も早く体から出そうとします。吐いたり、熱を出したり、下痢したりといった症状によって、毒物を排出しようと働きます。

もし、吐かずに毒物がそのまま体の中に吸収されてしまったら、どうなるでしょうか？　体の内部には深刻なダメージが残ってしまいます。

けがをして化膿してしまった場合でも同じです。化膿すると、膿が出てきます。これは白血球や細菌の死骸です。体はちゃんとそれらの汚いものを外に出そうと働きます。体の組織内にたまったものが〝膿〟と呼ばれ、かぜなどでは〝痰〟として排出されるのです。

トイレに行けば流すように、ゴミがたまれば外に捨てるように、バイタルフォースはわたしたちが何も意識しなくても自然に不要なものを排出し、体を守ってくれています。わたしたちが考えるより、体はずっと正直で賢いのです。

このような働きをする自己治癒力がわたししたちには元来、備わっているのです。

ですから、こどもがちょっと熱を出したり、下痢をしたり、咳をしていても、**「いらないものを排出中なんだなぁ…」**と、まずは見守ってみましょう。

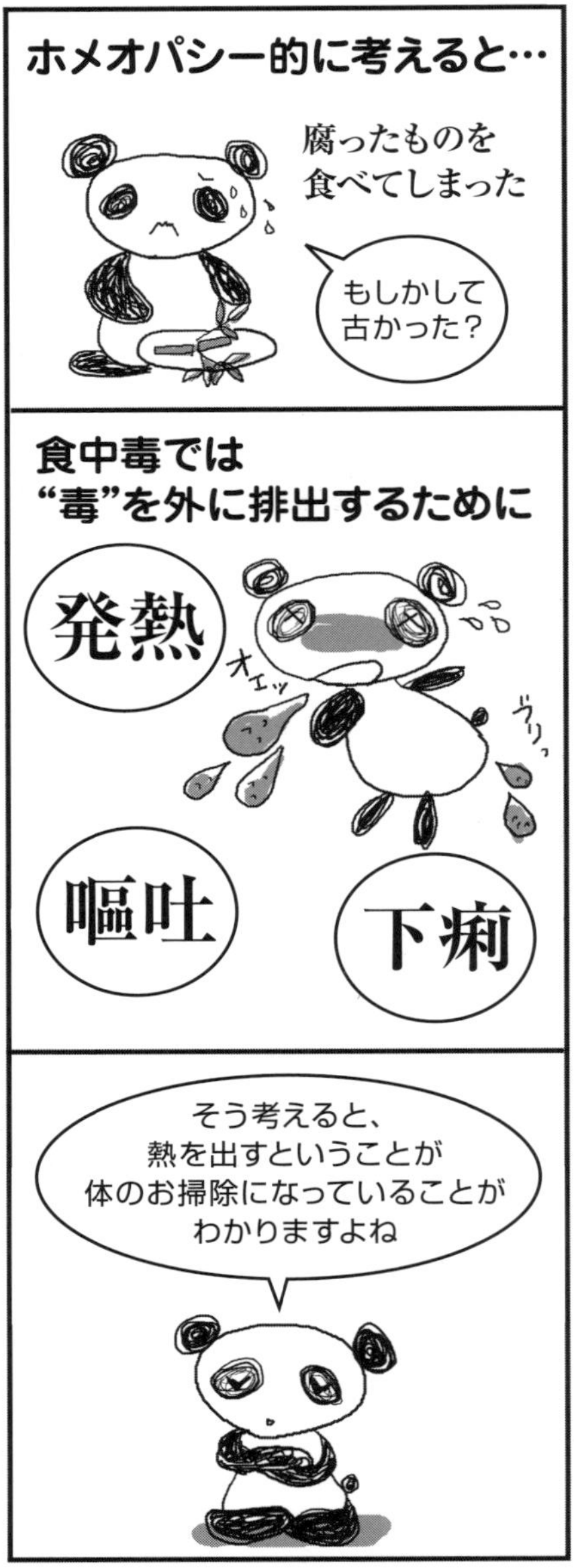
ホメオパシー的に考えると…
腐ったものを食べてしまった
もしかして古かった?
食中毒では“毒”を外に排出するために
発熱
オエッ
ブリッ
嘔吐
下痢
そう考えると、熱を出すということが体のお掃除になっていることがわかりますよね心配なら、「**自己治癒力発動のボタンが押されたんだな〜**」と考えれば気持ちも楽になります。

そしてホメオパシーのレメディーで自己治癒力、バイタルフォースのお手伝いをしてみてください。ホメオパシーではそれができるのですから。

体験談（学生）**：こどもとホメオパシー**

こどもに熱が出たときの、ファーストステップは、レメディーで対応。

こどもが発熱して顔が赤くて、目がウルウルしていたら、ベラドーナを口の中に放り込みます。

すると熱が一気に上がります。

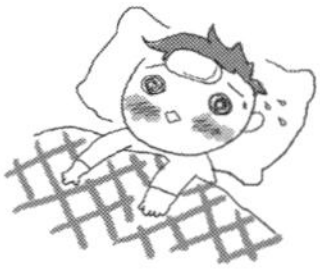

はじめのうちはすごく不安だったのですが、うちの子の場合、次の日には、熱はすっかり下がります。熱を出した後のこどもは、すっきりしていて顔つきにも変化があるし、熱が出るたびに体も丈夫になっていると確信できます。

やはり年に何回かは熱が出たほうが、体のお掃除ができているんだなぁと、実感しています。

メモ

ベラドーナ

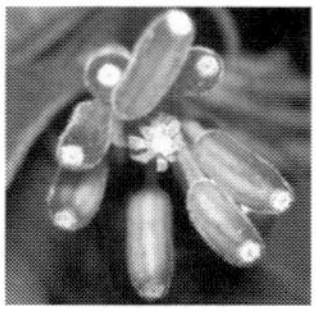

ベラドーナは、和名ではセイヨウハシリドコロという毒草です。イタリア語では「美しい女性」という意味。

ベラドーナは中世ヨーロッパで貴族の女性が点眼薬として愛用していました。ベラドーナには猛毒のアトロピンが含まれていて、ほんの少しの量であれば、瞳孔を開く作用があります。目がキラキラして魅力的に見えるので「ベラドーナ」という名前がつけられたのですが、とりすぎると死んでしまうほどの猛毒です。

この毒をとると、最初は瞳孔が開き、そしてブルブルと悪寒がして、顔が赤くなり熱が上がります。この症状、何かに似ていないでしょうか?

こどもが高熱を出したとき、目はウルウルと涙ぐんで、顔は赤くなります。

ベラドーナの引き起こす症状は、そのような高熱の症状と同種のものなのです。

病気の症状と同種の症状像をもつレメディーをとることで、病気への気づきがもたらされ、自己治癒力が触発されて回復するというのが、ホメオパシーの考え方なのです。

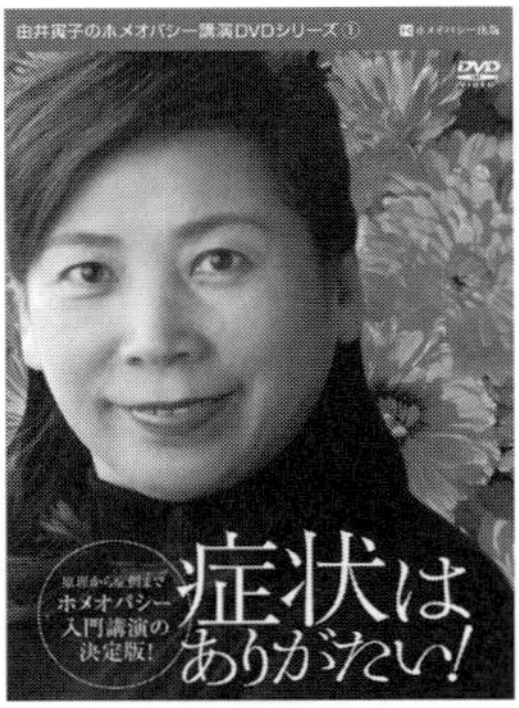

原理から症例まで
ホメオパシー入門講演の決定版
『症状はありがたい！』
DVD

ホメオパシーの基礎が理解できる初心者のための講演会DVDです。ホメオパシーの原理からさまざまなケース紹介まで、豊富な図解とともにわかりやすく説明。

ホメオパシー出版

こども時代は体の基礎づくり

バイタルフォースの強さはこども時代に関係してきます。

小さな生まれたばかりの赤ちゃんは、お母さんからもらった〝**自然免疫**〟をもっています。生後6か月くらいまでは、その免疫が赤ちゃんを病気や細菌から守ります。

そして体がしっかりしてきてから、熱を出したり、下痢をしたり、こどものかかる病気にかかったりして免疫力をつけていくのです。この免疫のことを〝**獲得免疫**〟といいます。

これは人間に働く自然の摂理です。

その過程は、こどもが数字や文字を覚えていく過程にも似ています。

6＋3＝　いくつでしょうか？

答えは9です。

まだやっと指をだして「ふたつ」と答えられるようになったこどもに「6＋3＝　いくつ？」と聞いてみても、なんのことかはわかりません。

成長するにつれて、ひとつ、ふたつ、みっつと指で数えられるようになり、10や20までの数の概念もわかるようになります。

これは「獲得免疫」に例えられます。

こどもが自分の頭を使って、数の概念を理解しているのです。

そうするうちに足し算も学んでいき、「6＋3

＝9」と簡単に答えられるようになります。

しかし、こどもが自分で算数の問題を解こうとしているのに、お母さんが横から答えを教えてしまったら？

こどもが自分でできるかもしれなのに、「間違ったらダメだからね…」なんていって、お母さんが余計な手出しをしている…。

こんなお母さんを見たら、どう思いますか？

この状況は、こどもが自己治癒力で症状を出し切って、元気になろうとしているのに、すぐに薬をあげてしまうことと似ていませんか？

こどもの宿題を、片っ端からお母さんがしてあげている。

こんなお母さんはいないと思います(笑)。

どうしてでしょうか？

それは、そんなことをしても、その子のためにならないからです。

自分で問題を解かないと、本当に身にはつきませんよね。

元気なこどもの体づくりにも同じことがいえるのです。

こどもの成長過程を家に例えてみると、幼児期は、いちばん大切な基礎の部分にあたります。

こどもがかかる病気というのは、大人のかかる病気よりももっと重要な役割があります。

日本では新しく土地に家を建てるときには、ゴミをきれいに片付けて、更地にして、土地を清めるために地鎮祭を行うという習慣があります。

こどもがかかる病気というのは、家を建てる前のこの儀式のようなものなのです。その土地を浄化するのに似ています。土地を浄化すると、マヤズムも目覚めにくくなるのです。

嫌な雰囲気がしたり、ゴミだらけの汚い場所に家を建てたがる人はいません。

ホメオパシーでは、はしかや、水ぼうそうなどのこどもの病気というのは、親からもらった遺伝的な病気の傾向や、お母さんからの体毒を浄化する役割を果たしていると考えます。

「三つ子の魂百までも」といわれるように、0〜3歳までは、体・心・魂の基礎をつくる大切な時期です。

　自己の形成は、家づくりに例えられます。なかでも、こどもの成長期は魂が宿る〝入れ物〟をつくる大切な期間です。〝基礎・土台〟が体づくり、〝壁〟が心、そして〝屋根〟が魂と、体・心・魂の3つで家が完成です。そして、家の主で体を守ってくれているのがバイタルフォース。土台がしっかりしていれば、家はしっかり建ちます。

　さらにいえば、家の基礎さえしっかりしていれば、家の外部が少しダメージを受けても、バイタルフォースはいつでも修理ができるということなのです。

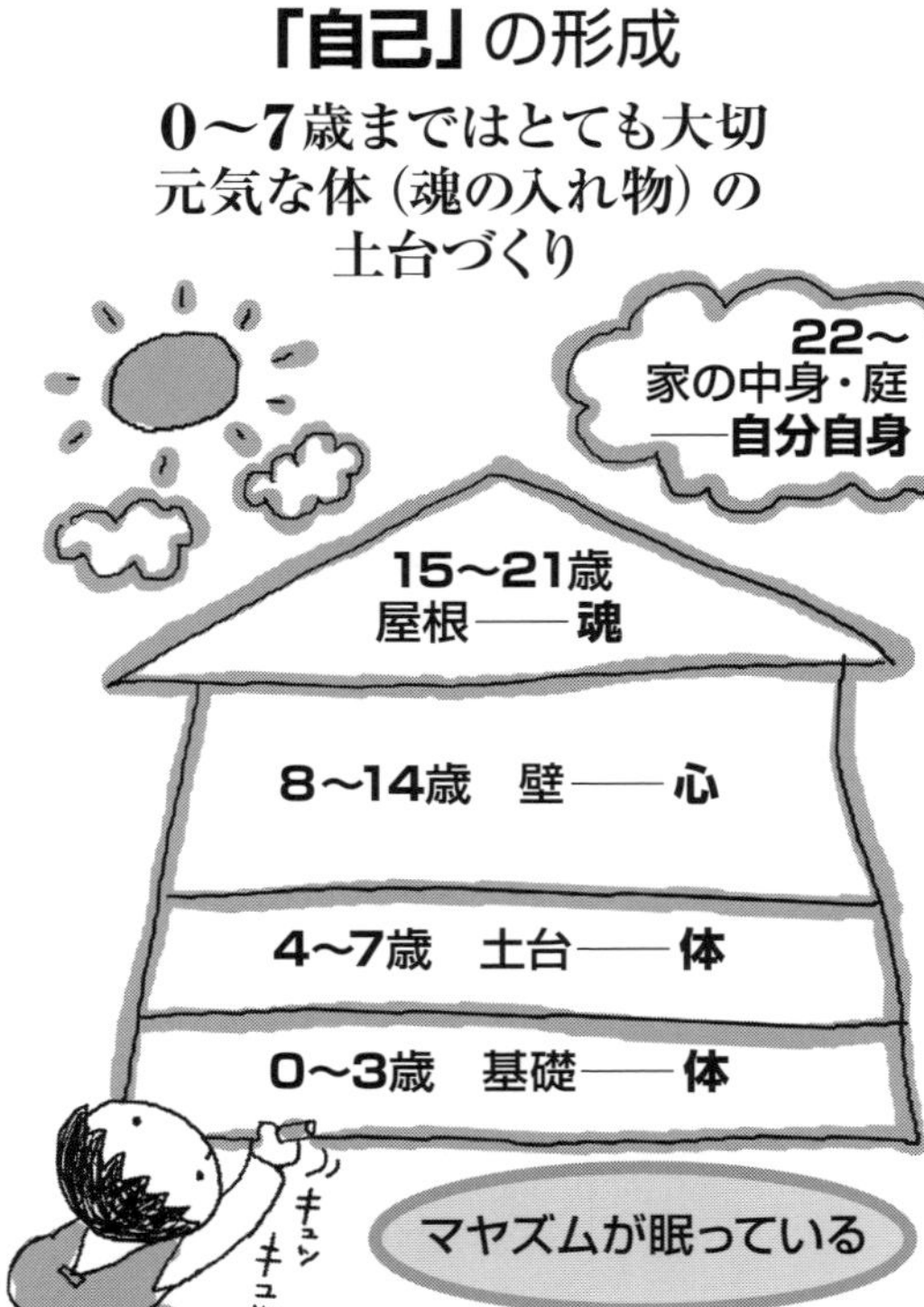
「自己」の形成
0〜7歳まではとても大切
元気な体（魂の入れ物）の
土台づくり
22〜
家の中身・庭
――自分自身
15〜21歳
屋根――魂
8〜14歳　壁――心
4〜7歳　土台――体
0〜3歳　基礎――体
キュン
キュッ
マヤズムが眠っている

このように考えると、生まれたばかりの赤ちゃんが、なぜお母さんからの免疫で守られているのか、また体の組織がしっかりしてくる半年を過ぎてから獲得免疫になるのかが理解できるのではないでしょうか。それは、**こどもが自分の力で体をつくっていく必要があるからなのです！**

心に寄り添うホメオパシーのレメディー

とはいっても、こどもが病気にかかったときは、どうしていますか？

額にタオルをあてたり、お水を飲ませたり…と、早くよくなるように看病もしますよね。

こどもが何かほかの問題にぶつかったときでも同じではないでしょうか。

こどもたちは成長していく過程で、幼稚園や学校の友達関係、勉強のこと、進路のこと、さまざまな問題や悩みを乗り越えていく必要があります。

ベストなのは、こどもが自分の力で解決していくことです。

しかし時には、それがとても難しい場合もあります。こどもがその壁を自分で乗り越えられるように、両親からのアドバイスや手助けが必要なこともありますよね。

臨床心理学の現場やコーチングなどで、問題解決や目標達成のために使われている「やまびこ法」という話し方があります。

これは自分の話した言葉を反復してもらうことによって、自分で自分の問題点に気がついて解決法を見いだすというものです。

やり方はとても簡単で、誰にでもできます。

こどもが悩んでいるとき、問題を抱えているときだけでなく、普段からこどもとの会話の中で、こどもの話したその言葉を山びこのように自然に繰り返すのです。

そしてさりげなく、お母さんからのメッセージを伝えて、自然にこどもが自分で答えを出せるように導くのです。

体や心などに問題がある状況というのは、自分が陥っている、繰り返してしまうパターンに気がついていないときなのです。

その中に閉じ込められてしまって、違った角度から〝今〟を見ることができないのです。

やまびこ法では、自分の言葉を繰り返し聞くことによって、客観的に自分の考えや状況を認識することができます。

これは原理的にホメオパシーと同一の療法であるといえるでしょう。

ホメオパシーは「同種のものが、同種のものを治す」という原理に基づく療法です。

レメディーによって、自分のつくったパターンとそっくりなパターンを外から与えることによって、「あぁ、そうだったのか!」と自分で自分の問題に気がつくことができるのです。

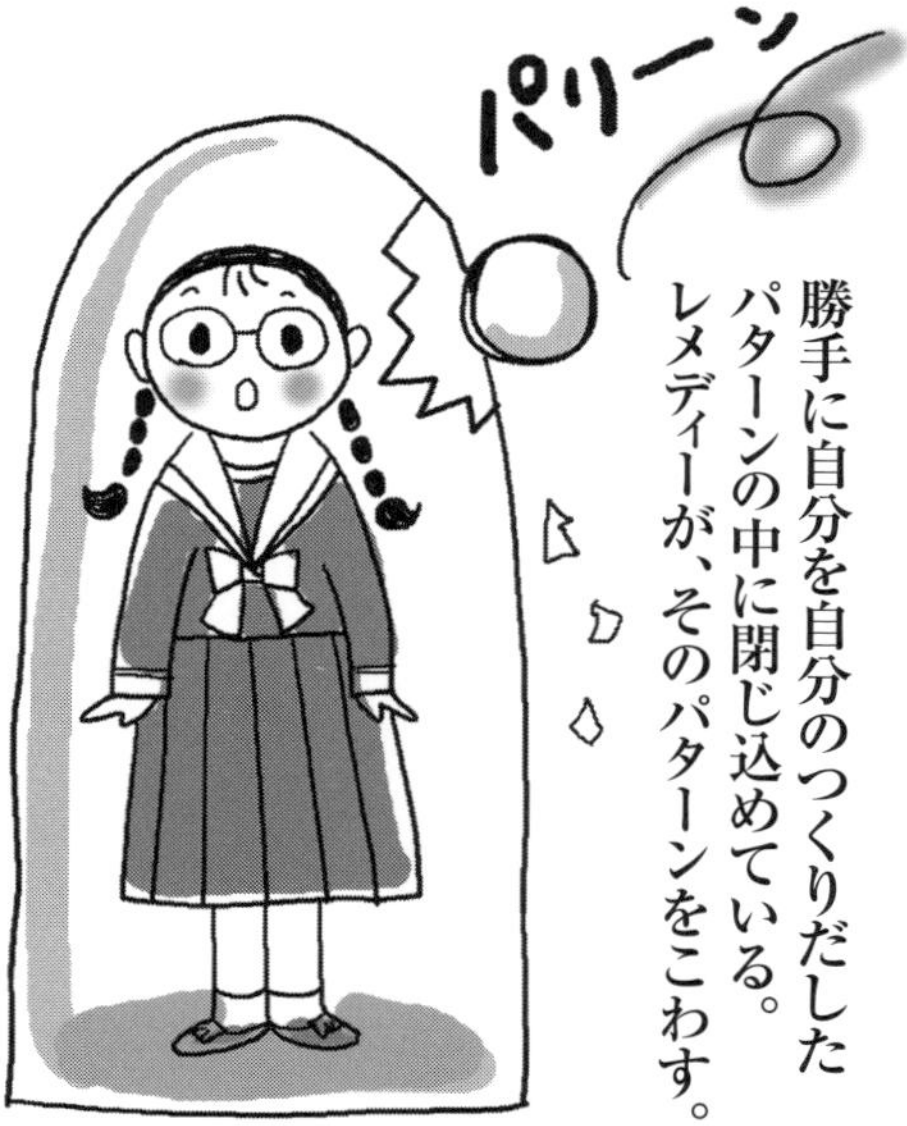

勝手に自分を自分のつくりだしたパターンの中に閉じ込めている。レメディーが、そのパターンをこわす。

やまびこ法の基本は、
ホメオパシーのケアとも共通しています。

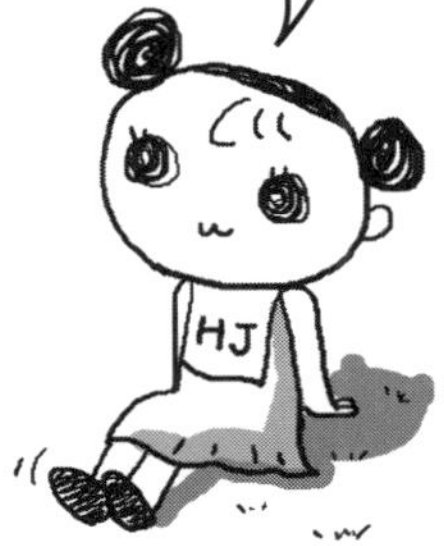

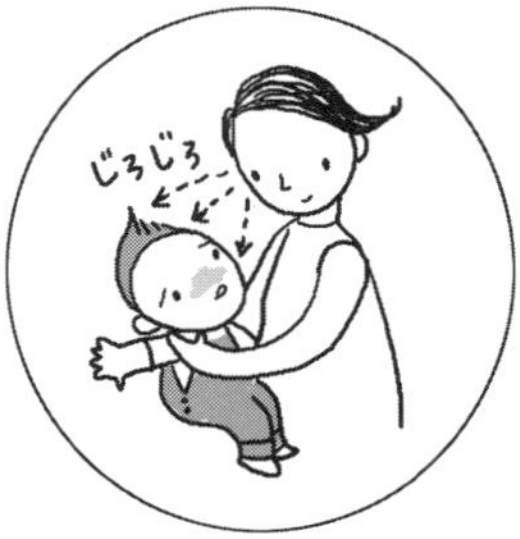

やまびこ法

こどもをしっかり見る。

ホメオパシー

症状を観察する。

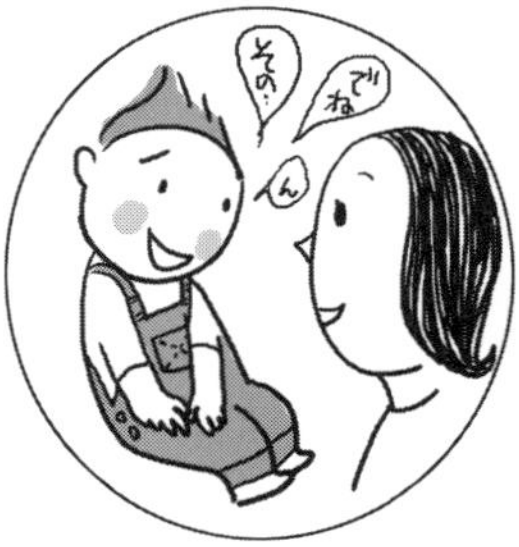

やまびこ法

こどもの言葉を
受けとめる。

ホメオパシー

レメディーで、
その症状を受けとめる。

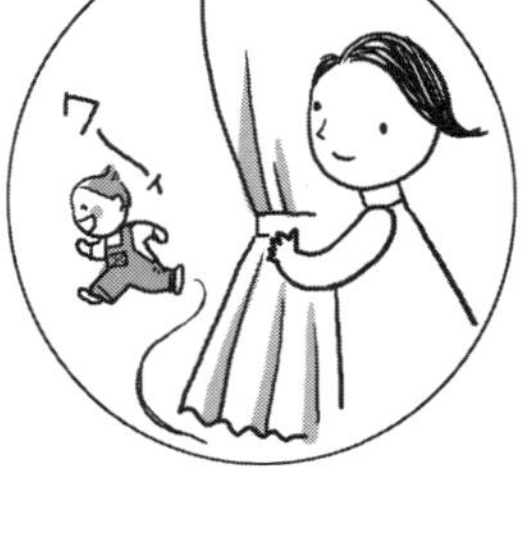

やまびこ法

こどもを信じて待つ。

ホメオパシー

こどもの自己治癒力を
信じて待つ。

インナーチャイルドをつくらない「ホメオパシー的子育て」

1
まず、怒ったり判断したりしないで、こどもの言葉をそのままに受け止めます。

2
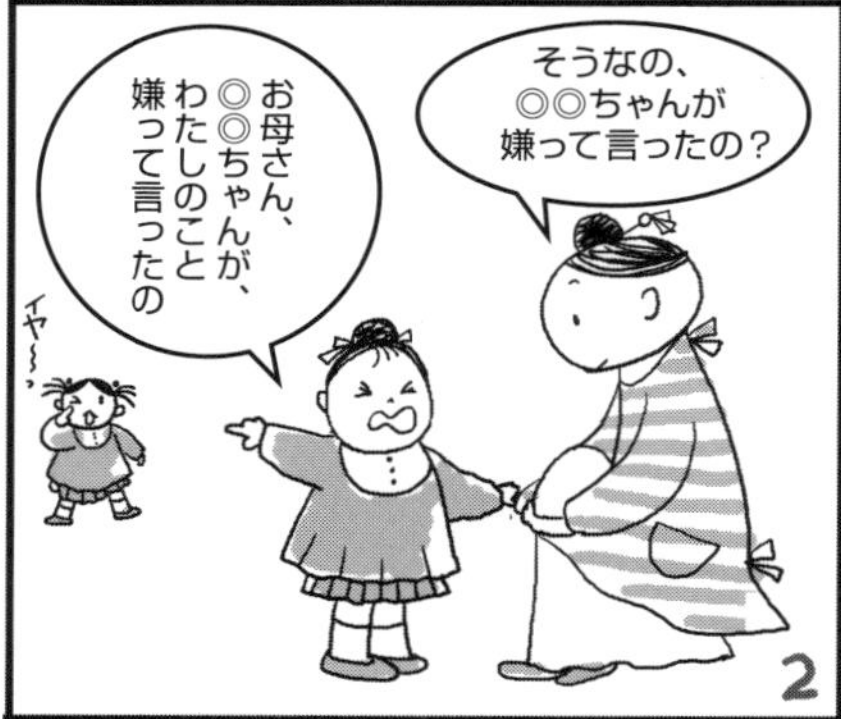
お母さん、◎◎ちゃんが、わたしのこと嫌って言ったの
そうなの、◎◎ちゃんが嫌って言ったの？
イヤ〜〜

3
こどもの言葉をそのまま「やまびこ」のように繰り返し、「メッセージ」を伝えます。

4
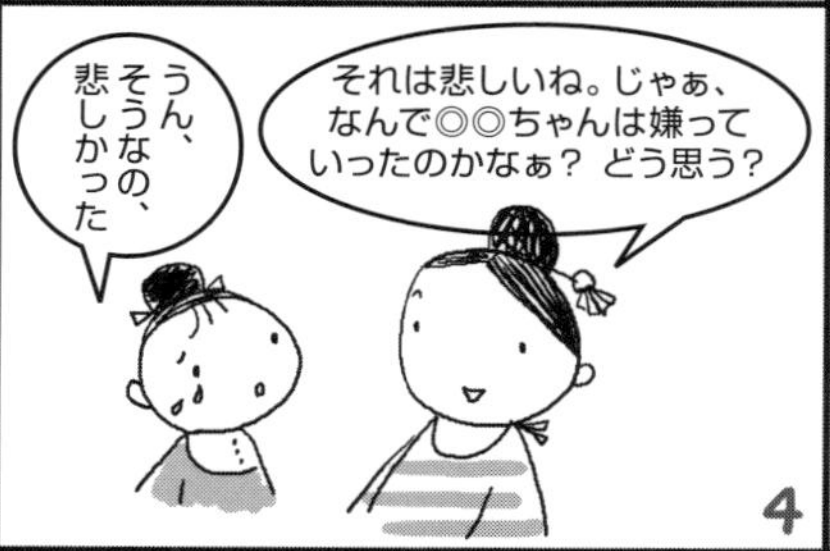
それは悲しいね。じゃぁ、なんで◎◎ちゃんは嫌っていったのかなぁ？ どう思う？
うん、そうなの、悲しかった

5
こどもが自分で気がつくように、こどもの言葉をやまびこ法で繰り返します。

6
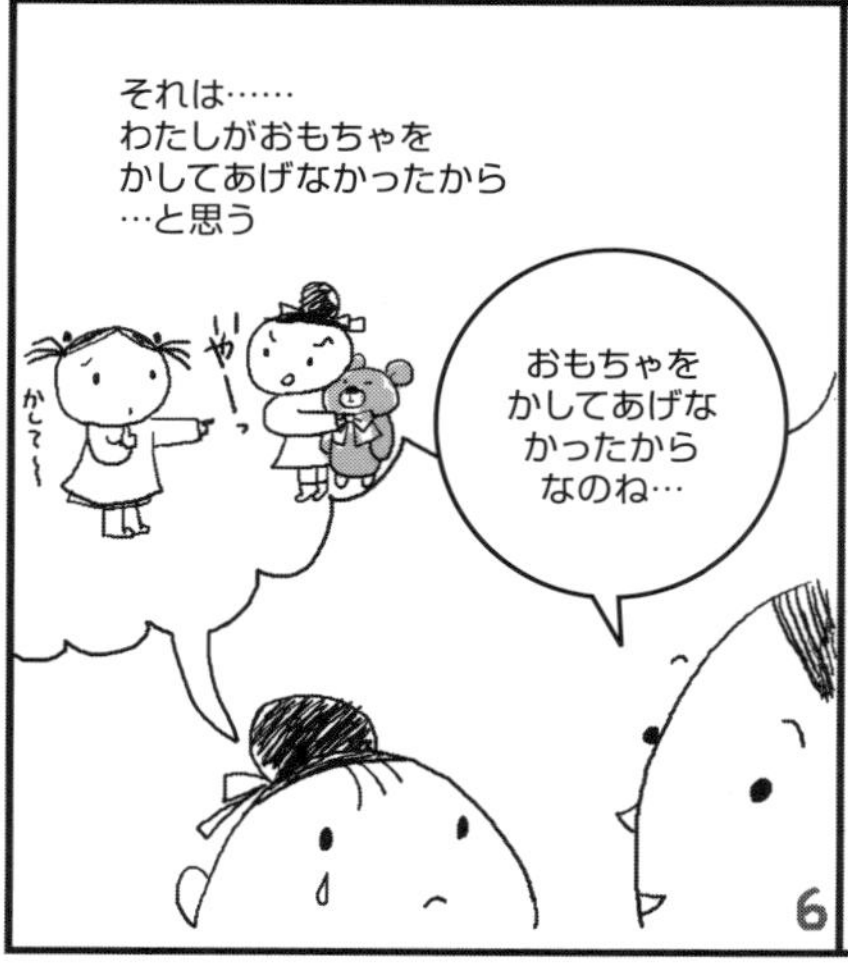
それは……わたしがおもちゃをかしてあげなかったから…と思う
イヤ〜！
かして〜
おもちゃをかしてあげなかったからなのね…

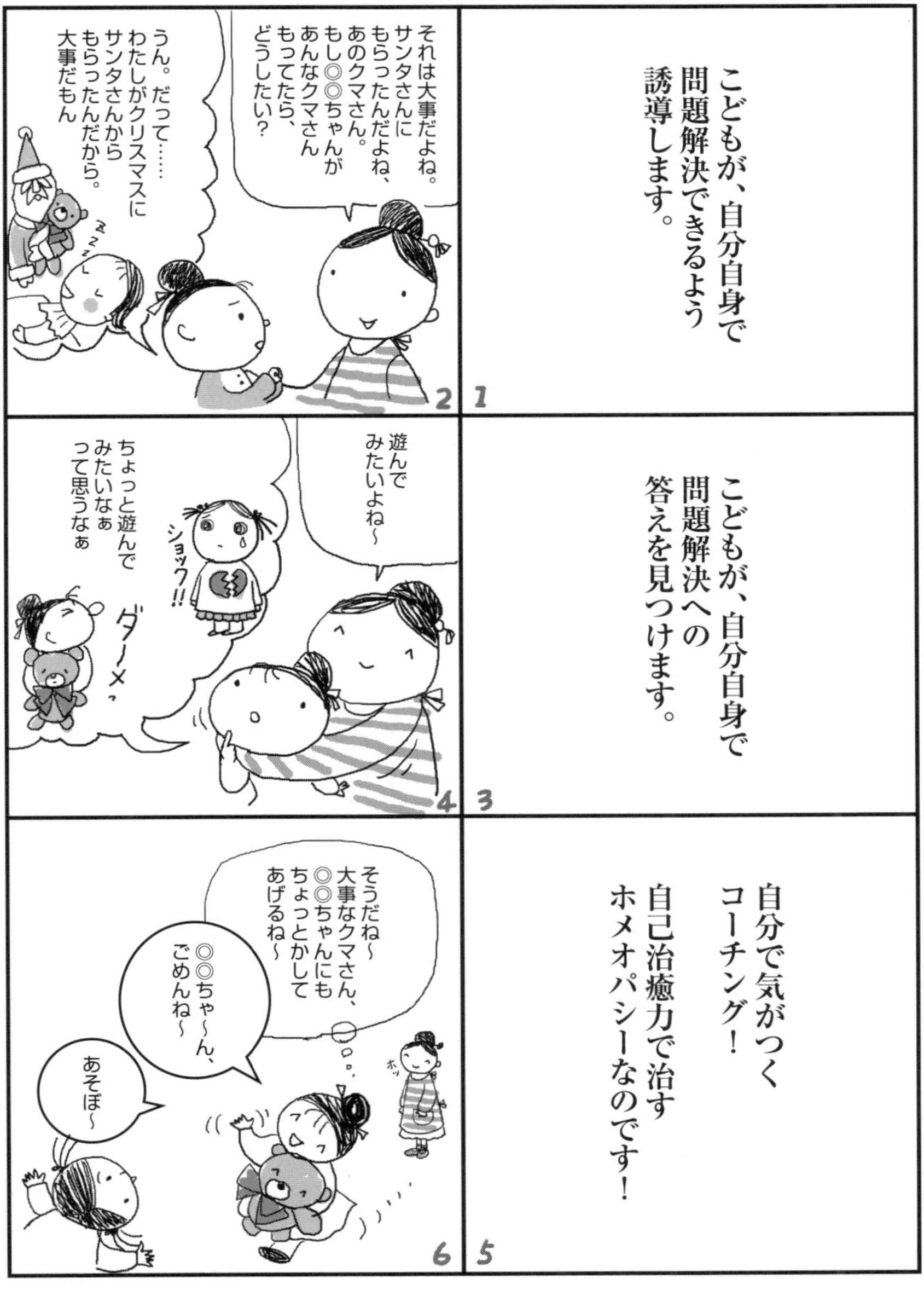
こどもが、自分自身で問題解決できるよう誘導します。

それは大事だよね。サンタさんにもらったんだよね、あのクマさん。もし◎◎ちゃんがあんなクマさんもってたら、どうしたい？

うん。だって……わたしがクリスマスにサンタさんからもらったんだから。大事だもん
こどもが、自分自身で問題解決への答えを見つけます。

遊んでみたいよね～

ちょっと遊んでみたいなぁって思うなぁ
ショック!!

ダーメっ
自分で気がつくコーチング！

自己治癒力で治すホメオパシーなのです！

そうだね～大事なクマさん、◎◎ちゃんにもちょっとかしてあげるね～

ホッ
◎◎ちゃ～ん、ごめんね～
あそぼ～

ホメオパシーとやまびこ法に共通するのは、「**答えは自分の中にあること**」です。人から答えを教えてもらうのではなく、自分で答えを見つけるのです。あくまでも相手（アシストする人やレメディー）は、横に寄り添って歩く——というスタンスなのです。

病気のとらえ方は、ホメオパシーをはじめとする自然療法では、基本的に同じです。

自己治癒力を働かせることに焦点を合わせています。

誰かにあなたやこどもの病気を治してもらうのではなく、頼り切るのではなく、「**自らの力で治癒していく**」ことが大切なのです。それはあなたの健康、こども

ホメオパシーのレメディーは、暗い洞窟から外へ導く小さな灯のようなもの…

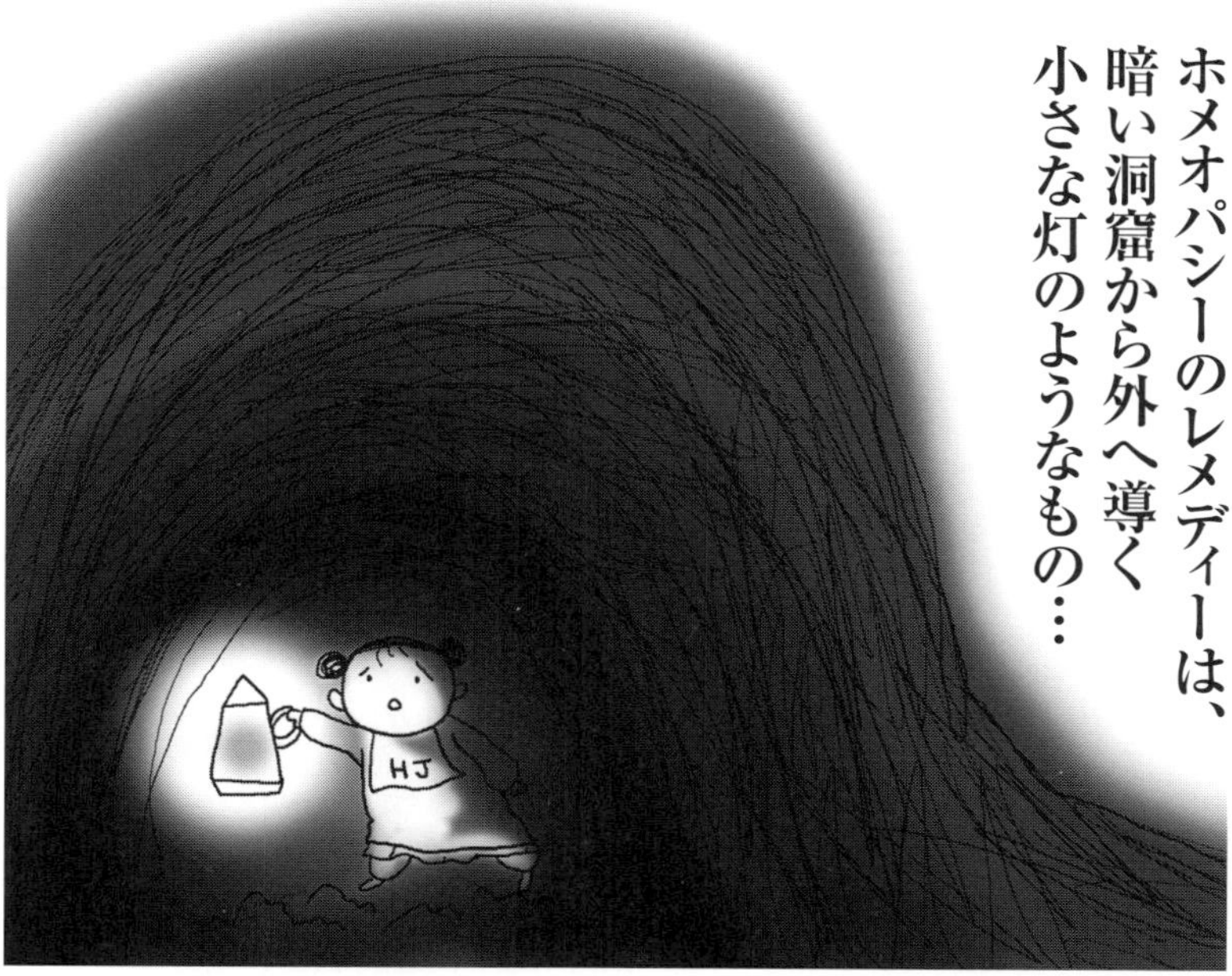

の健康に、自分で責任をもつということです。

そのあたりが、見守っている側からすれば「しんどいなぁ」と感じることもあるかもしれません。誰かのせいにはできないのですから。

しかし、わが子を知っているお母さんが選ぶレメディーは、暗い洞窟の中で迷っているこどもを出口へと導く灯のようなものといえるのではないでしょうか。

こどもの体・心・魂に寄り添い、こどもが自分の力で健康になるのです。

こどもが再び元気になったとき、それはお母さんの自信にも、こどもの自信にもつながっていくはずです。

体験談（学生）：お母さんはマラソン選手のコーチ

「こどもはマラソン選手のようなもの。つらそうだけど、抱えてやるのは本当の愛ではない。お母さんはずっと見守るコーチのようなもの」

症状を出しているこどもがつらそうで、ついホメオパシー友達に「つらくないの？」とあたってしまったことがありました。でも友人のわかりやすいアドバイスに納得。

「そうか…つらいのは、こどもではなくて、見守れない自分だったのか」と気がつきました。

わたしと同じように、つらそうなこどもを見ているだけの状態は、母親にとって苦痛です。代われるものならつらさを代わってあげたい、そんな気持ちで、現代医学による治療をつい選んでしまうお母さんも多いのだと思います。

ホメオパシーのよいところは、レメディーで自己治癒力に刺激を与え、経過をスピードアップできることにもあります。症状を出し切って、元気になったこどもの様子は、見事にゴールまで走りきったかのように表情も晴れ晴れとしています。

こどもが成長していく様子をみていると、お母さんは「抱っこ」するのでなくて、「コーチ」でいいんだなぁ…と実感します。

こどもを見守るお母さんのためのレメディー

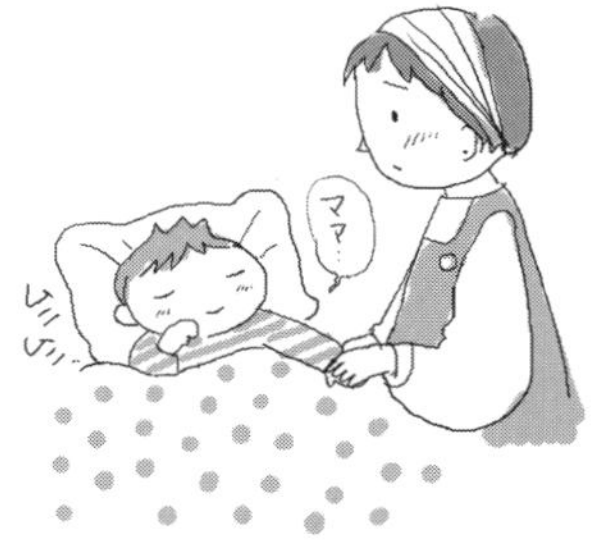

とにかく不安で恐怖がいっぱい、ショック：**アコナイト**（Acon.：ヨウシュトリカブト）

怒りとともに極度に不安で、神経が過敏な場合：**カモミラ**（Cham.：ジャーマンカモミール）

「死んだらどうしよう」と不安になってしまう場合：**アーセニカム**（Ars.：三酸化ヒ素）

パニックになってしまう：**ストラモニューム**（Stram.：シロバナチョウセンアサガオ）

気持ちをゆったりと落ち着けるためにお湯（60℃くらい）に**マグフォス**（Mag-p.：リン酸マグネシウム）を溶かして。

ホメオパシーと現代医学の違い
――異種療法と同種療法の違い

ホメオパシーを同種療法というのに対して現代医学はアロパシー＝異種療法といわれます。

その違いはどこにあるのでしょうか？

現代医学は、症状＝病気とみなします。そして個々の症状や疾患にはそれぞれ名前がつけられています。

そして頭痛には頭痛止めを、腹痛には胃薬を……というように、局所的なケアをします。また吐き気と熱がある場合は、吐き気に制吐薬、熱に解熱薬といった薬を処方します。

現代医学の薬には、それぞれの症状によって薬ごとに厳密に役割分担が決まっているのです。

これは、あくまでも個々の症状に対して出されるもので、〝**対症療法**〟と呼ばれます。

体の具合が悪い＝薬をとる。

それは本当の問題解決になっているのでしょうか？

体が冷えてしまった…飲みすぎで…仕事が多すぎて…苦手な人がいるから…症状は似ていても、その人によって原因はさまざまなはずです。

病気には原因があります。

もちろん、そこに注目する医師も多いと思います。しかしそれが、心療内科でもらった薬を飲む…ということでは意味がありません。

この、薬を使った対症療法は、症状を**抑えこむ**だけなので、根本的な治療にはなっていない

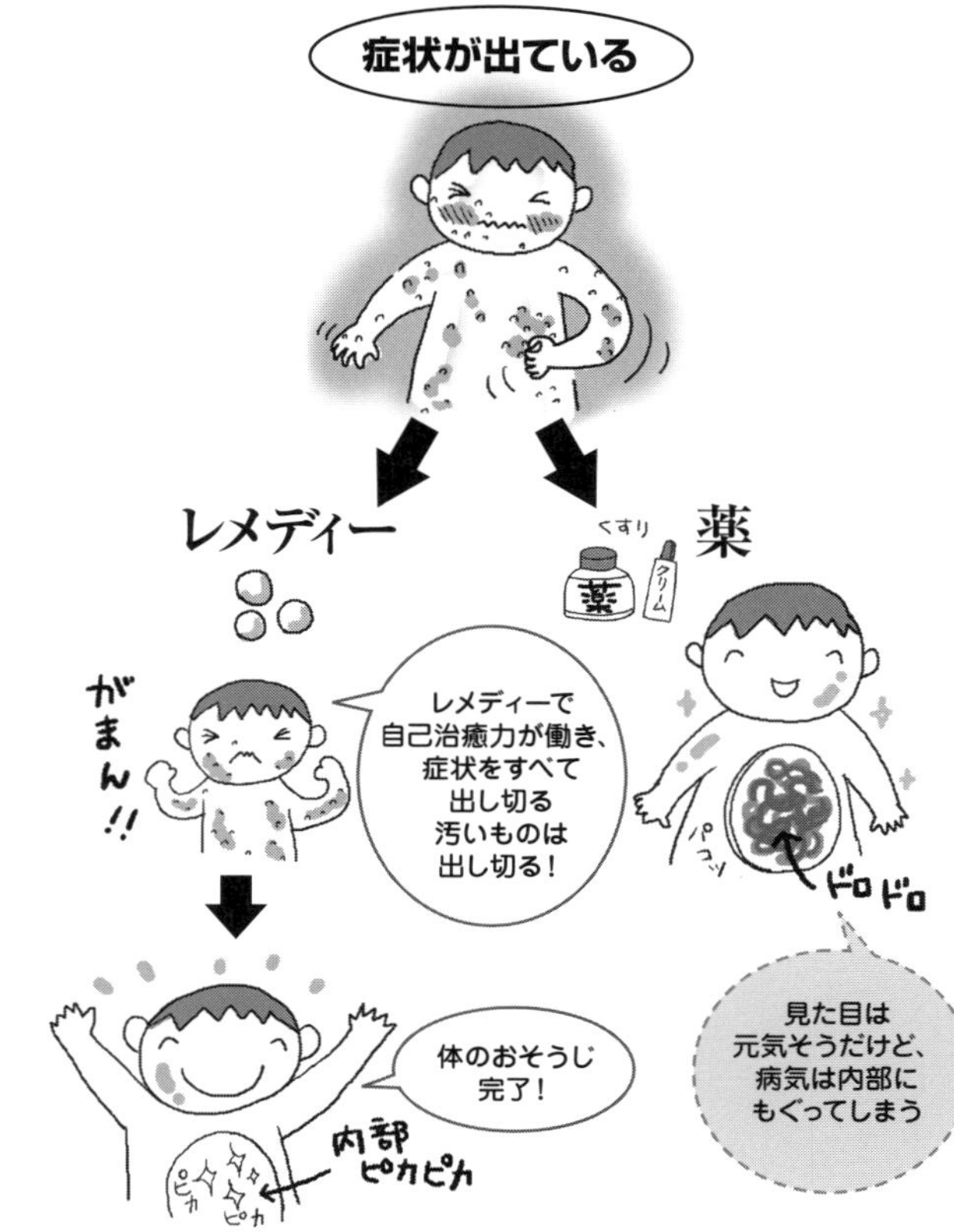
症状が出ている
レメディー
薬
くすり
薬
クリーム
がまん!!
レメディーで自己治癒力が働き、症状をすべて出し切る　汚いものは出し切る！
パコッ
ドロドロ
見た目は元気そうだけど、病気は内部にもぐってしまう
体のおそうじ完了！
内部ピカピカ
ピカ
ピカ

のです。

薬によって症状が治まったとしても、そのときは〝治った〟かのようにみえますが、その抑えこまれた症状は、場所を変えてやがて姿を現すと、ホメオパシーでは考えます。

例えば、こどもが何かの理由で学校に行くのが嫌で、下痢をしているとします。下痢止め薬をとれば下痢は止まります。

しかしこどもの不安な気持ちというのは、治るわけではありません。原因も消えません。

そのときは、学校に行けるようになったとしても、時間がたってから似たような状況に陥ったとき、また同じような症状が出てくるのです。

肝心な原因や心の問題を無視して、出てきた症状を抑えるというのは、すべてにおいて悪循環につながる危険性があるのです。

症状は心と体からのメッセージなのですから、それを無視してはいけません。

ホメオパシーのレメディーは、そのこどもの性質、個性、症状などの全体をみて同種のものが選ばれます。

5人の人が同じような下痢の症状を訴えていても、一人ひとりの全体像をみるのです。

そしてその人に合ったレメディーをとることで、下痢が起こっている、おおもとのアンバランスな状態に体と心が気づき、そうして根本から元気になっていくのです。

自分で〝**自然な状態＝健康**〟になるという考えです。

慢性症状を患っている場合は、体が元気になっていく途中で、一時的に症状が悪化したかのように思える場合もあります。ホメオパシーではこれを〝**好転反応**〟と呼んでいます。（P.200参照）

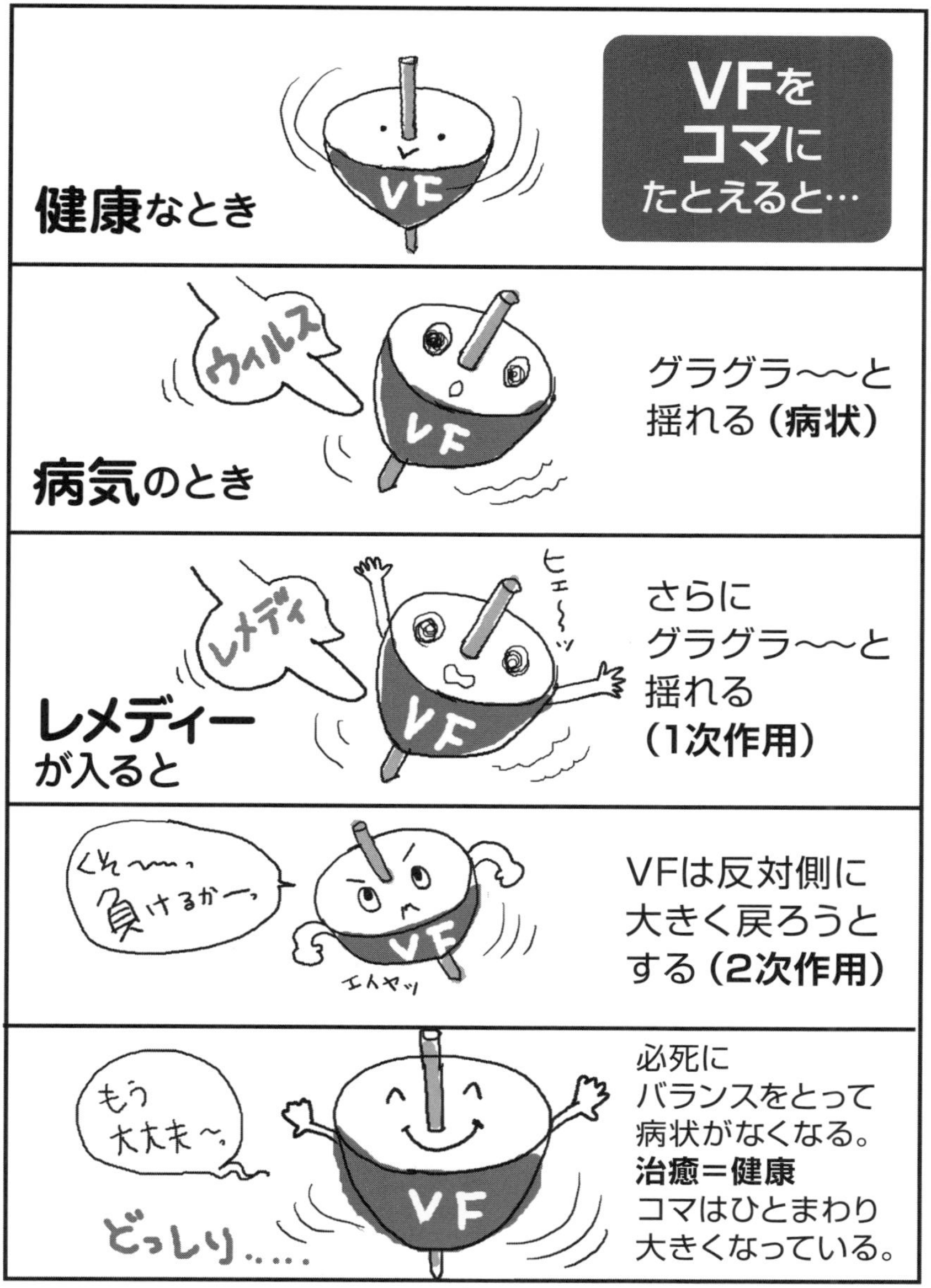
VFを
コマに
たとえると…
健康なとき
病気のとき
ウィルス
グラグラ〜〜と
揺れる（病状）
レメディーが入ると
レメディ
ヒェ〜ッ
さらに
グラグラ〜〜と
揺れる
（1次作用）
くそ〜〜っ
負けるかーっ
エんヤッ
VFは反対側に
大きく戻ろうと
する（2次作用）
もう
大丈夫〜っ
どっしり……
必死に
バランスをとって
病状がなくなる。
治癒＝健康
コマはひとまわり
大きくなっている。
VF

抗生物質と耐性菌

抗生物質は、病気の原因の細菌を殺すと考えられています。ですから症状でなく原因に対して処置しているといわれています。たしかに細菌による重い感染症に対しては特効薬になるでしょう。

しかし問題は副作用です。抗生物質は体に必要な常在菌も悪い菌も区別なく殺してしまいます。

健常な体では、悪さをしない常在菌がたくさん存在することによって、健康を保っています。その常在菌が減ってしまうと、病気になりやすくなってしまうのです。

だから、安易に抗生物質をとることは体の抵抗力を弱めてしまうだけになります。

それに本当の原因は病原菌でなく、病原菌がはびこってしまう**不健康な身体**ではないのでしょうか。

抗生物質を安易に乱用してしまった結果、最近は、どんな抗生物質もきかない〝耐性菌〟と呼ばれる細菌が出てきました。

とても恐ろしいものと思われていますが、これは抗生物質という薬に対して耐性があるだけです。わたしたちの免疫力に対して耐性があるわけではありません。

本当に恐ろしいのは病原菌ではありません。わたしたちの免疫が低下してしまうことなのです!

〝健康〟であれば何も怖がる必要はないのです。

そんなときには、ホメオパシーはあなたのお手伝いができるはずです。

ホメオパシーのレメディーが自己治癒力を触発して、たいていの急性病を乗り越えることができるでしょう。

薬の体への影響力

　薬は人間だけでなく、主にラットやサルなどのさまざまな動物で臨床実験が行われています。それが薬の作用の臨床結果として採用されているのです。

　しかし薬には、必ず副作用があります。強い薬であればあるほど、目的の症状が抑えられても、肝臓や腎臓などの臓器に影響が出たり、かなりの負担がかかります。

　妊娠中の女性は、よほどの事情がないかぎり、薬を控えることがすすめられますよね。

　薬の種類にもよりますが、薬によって胎児が奇形になったり、先天性の病気をもったりと、薬には生体への大きな影響力があるという事実があるからです。

　そういったことからも、薬を気軽にとるということについて、もう一度考えてみることも必要ではないでしょうか？

自己治癒力を信じて、病気を治す

「しっかりと自立した人間になってほしい」と、親なら、わが子について願っているのではないでしょうか？

　安易に薬に頼るということは、こども自身ができそうなことを、親が先回りしてやってしまう〝過保護〟な子育てにも似ています。

「今日は寒いから、この服を着なさい」
「外に出てかぜをひくといけないから、家にいなさい」

　こどもが自分で決められることや決めたいことにも、いろいろ口出しをする。

こどもが自分でご飯を食べようとしているのに、「こぼすといけないから」、「家が汚れたら嫌だから」といって、母親が、すべてしてしまっていたら…？

親は〝手助け〟と思い込んでいても、それはこどもの自立心や想像力の芽を、実は親が台無しにしてしまっているのです。

こどもは〝考える力〟、〝自立心〟をもたないまま育ってしまうでしょう。

そんなこどもの将来はどうなるのでしょう？

過保護に育てられたこどもは、自分で何も決められない大人になってしまいます。

自分で決めたり、行動する、考えるということを制限されてきたので、「自分でできる」という自信がありません。

ですから大人になると今度は〝親〟の代わりに、依存できる人を探します。

要するに、薬に安易に頼るということは、せっかくもっていた自己治癒力（こどもの自立心）を衰えさせてしまう、弱らせてしまう…ということなのです。

そしてまた薬に頼る…という悪循環を生み出すのです。

もっとわかりやすく、こどもの体を**家**（体・心・魂）に、そしてバイタルフォースをその**家に住んでいる主**に例えてみましょう。

こどもが自分の家（体・心・魂）づくりを一生懸命行っている最中に、ゴミが出たり、邪魔者が入ってきたので、バイタルフォースが外に出そうとすると、薬がやってきます。

「ぼくにまかせて〜〜！」

薬は代わりにその病原菌を箱の中や棚、屋根

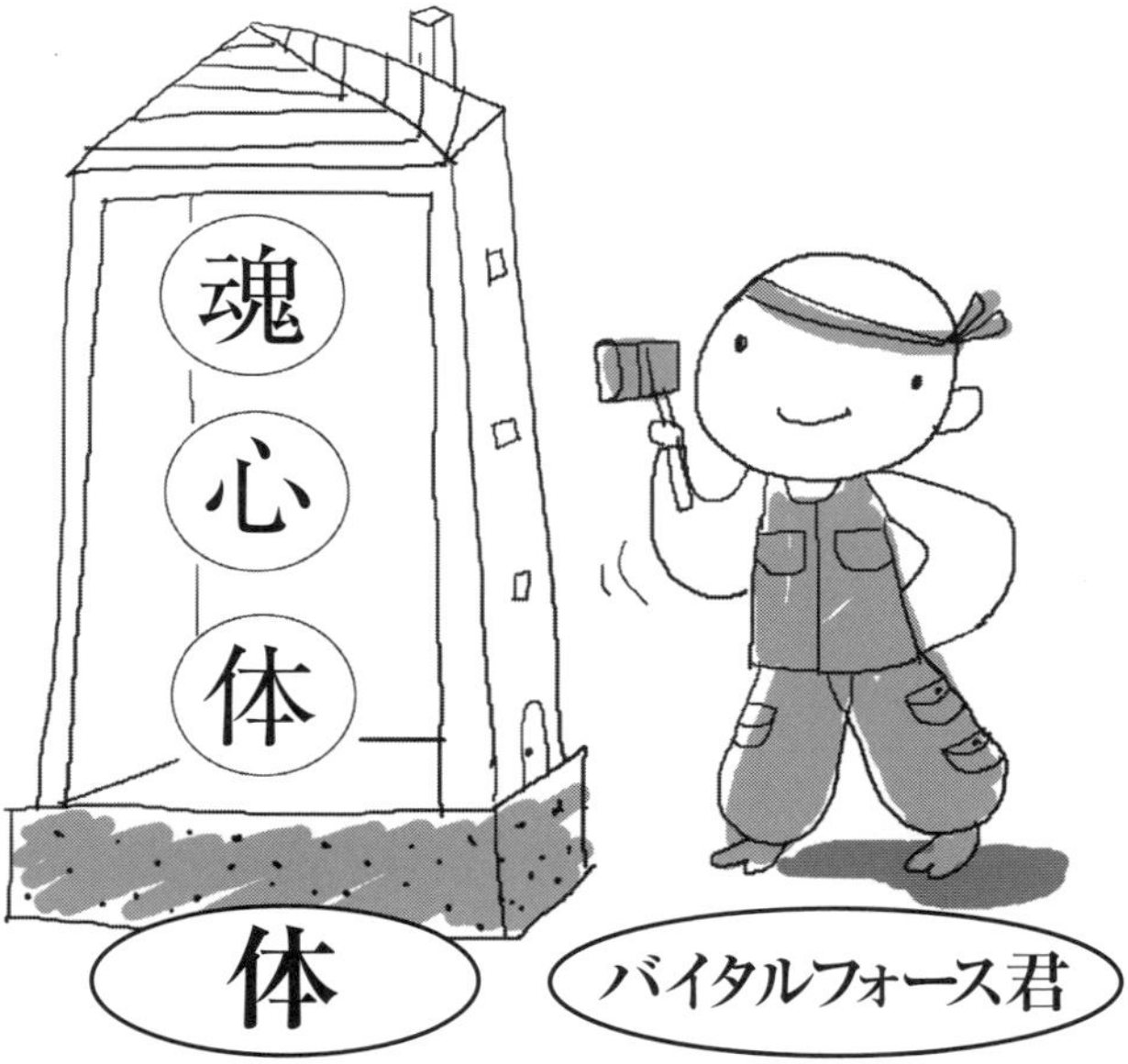

裏部屋などに押しこめて、ふたをしてくれます。

そうやってほかの異物によって家が占拠され、バイタルフォースはだんだん身動きがとれなくなってしまい、自己治癒力が弱くなってしまうのです。

いわばゴミ屋敷みたいなものなのです。

こどもは成長し、体も大きくなっていきます。外から見ると家は着実に完成していきますが、その家の中を覗いてみると、実はゴミ（老廃物）だらけ。おまけに他人（病原体）まで潜んでいます。

こどもが丈夫な体の土台をつくるときに、そんな状況で本当によいのでしょうか？

ゴミだらけの家に住むバイタルフォースは、もう動ける場所がありません。

症状として、ゴミを出したいのですが、薬がそれを阻止してしまいます。

すると…何かのきっかけで、地面の下で眠っていたはずのマヤズムが起きてしまうことがあります。

〝ショック〟、〝かぜ〟、〝大気汚染〟それは何でもよいのです。

すると…マヤズムは、すきをついて、家の中で大暴れしはじめます。

家は地震のように、グラグラと揺れだします。

そうやって家（体）は倒壊していくのです。

この状態が〝慢性疾患〟です。

よくあることですが、こどもの咳がひどいので、咳止めを飲ませ続けていたら、最後には全く効かなくなった。さらに強い薬を飲ませたけれど、それも効かなくなった。そんな話、どこかで聞いたことがありませんか？

それは、自然に熱を出したり、発疹を出したりと、バイタルフォースが排出によって体を浄化する機会を、薬がことごとく奪ってしまうためです。

結局、毎年冬になると咳が出る↓薬で抑圧↓免疫・自己治癒力が弱まっていく↓またかぜをひく↓薬↓マヤズムが目を覚ます↓喘息に移行↓さらに強い薬、というような悪循環が形成されていくのです。

薬をとることを全面的に否定しているのではありません。緊急時など本当に薬が必要なこともあります。

しかし、そうした緊急時を除いては、**まずあなたとこども自身の自己治癒力を信じてみること！**

それがこどもを心から信じることにもつながります！

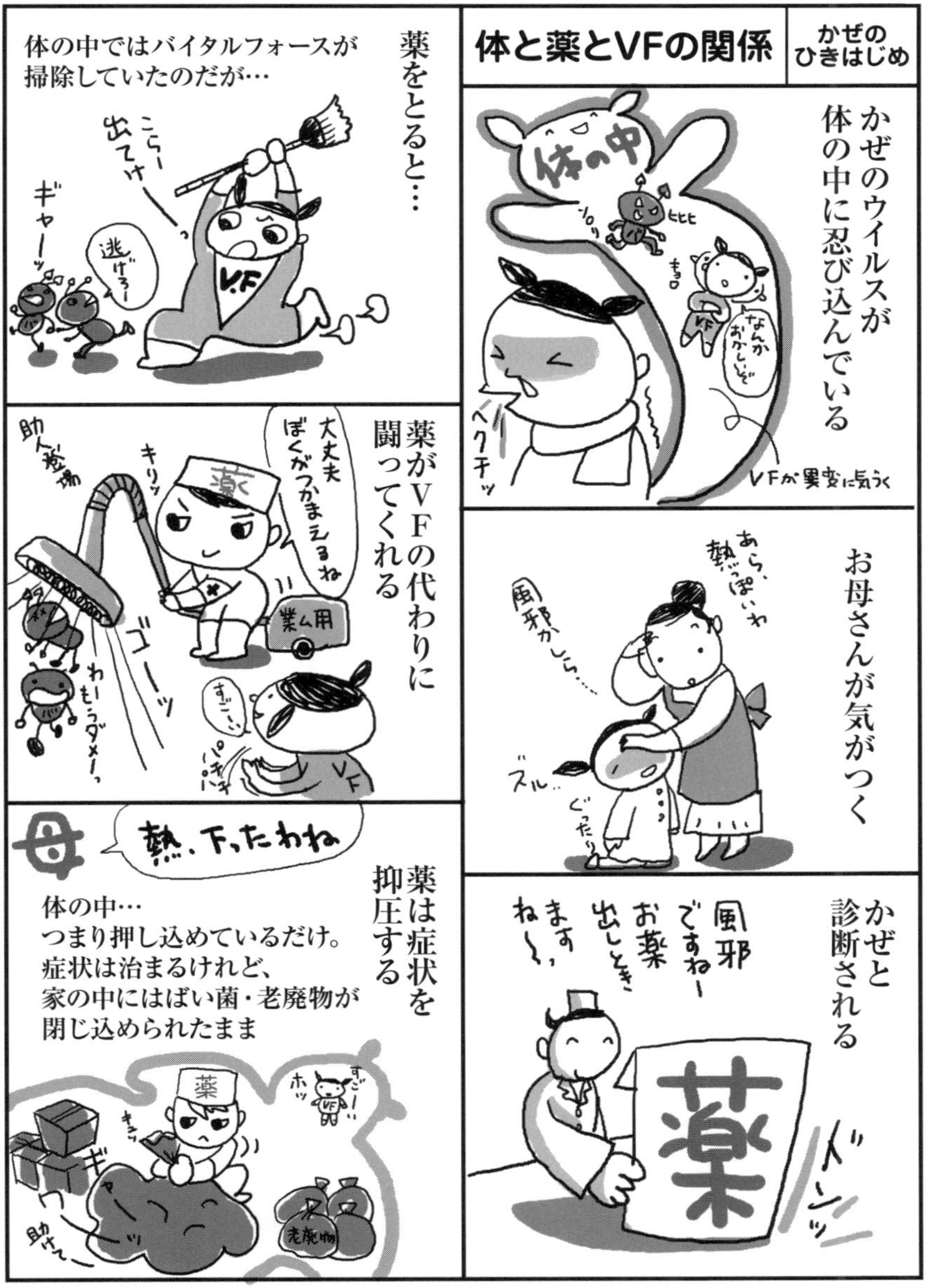
体と薬とVFの関係
かぜのひきはじめ
かぜのウイルスが体の中に忍び込んでいる
体の中
ソロリ
ヒヒヒ
キョロ
なんかおかしいぞ
ヘクチッ
VFが異変に気づく
お母さんが気がつく
あら、熱っぽいわ
風邪かしら……
ズル…
ぐったり
かぜと診断される
風邪ですねー お薬出しときますね～っ
薬
ドンッ
薬をとると…
体の中ではバイタルフォースが掃除していたのだが…
こらー出てけー
ギャーッ
逃げろー
VF
薬がVFの代わりに闘ってくれる
大丈夫ぼくがつかまえるね
助人登場
キリッ
薬
ゴーーッ
わーもうダメー!っ
すごーい
パチパチ
VF
薬は症状を抑圧する
母
熱、下ったわね
体の中…
つまり押し込めているだけ。
症状は治まるけれど、
家の中にはばい菌・老廃物が
閉じ込められたまま
薬
キュッ
ホッ
すごーい
ギャーッ
助けて～
老廃物

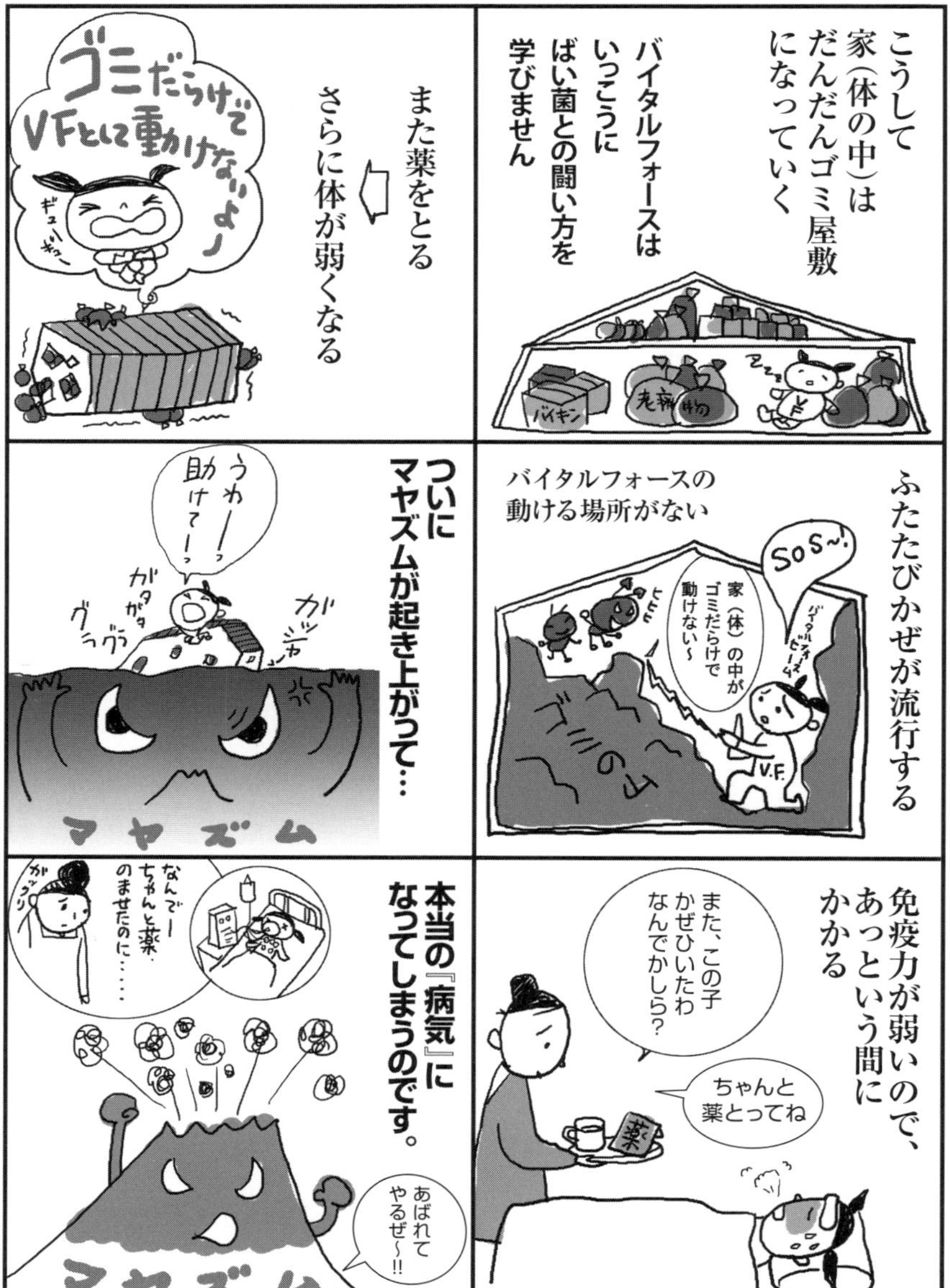
こうして家（体の中）はだんだんゴミ屋敷になっていく
バイタルフォースはいっこうにばい菌との闘い方を学びません
バイキン
老廃物
ふたたびかぜが流行する
バイタルフォースの動ける場所がない
SOS～!
家（体）の中がゴミだらけで動けない～
バイタルフォースビーム
ゴミの山
V.F.
免疫力が弱いので、あっという間にかかる
また、この子かぜひいたわなんでかしら?
ちゃんと薬とってね
薬
また薬をとる
さらに体が弱くなる
ゴミだらけでVFとして動けないよノ
ついにマヤズムが起き上がって…
うわー!助けて!
ガタガタ
グラグラ
ガシャ
マヤズム
本当の『病気』になってしまうのです。
ガックリ
なんで～ちゃんと薬のませたのに……
あばれてやるぜ～!!
マヤズム

体験談（学生）：初めてのホメオパシーは次女のとびひ

次女が1歳のときにとびひになり、大量の薬を処方された一方、「ほっとけば治る」という声を聞いて、初めてはたと立ち止まりました。

そこで、「少しでも自然なものなら…」と、ホメオパスに相談に行きました。

しかし全身がとびひのブツブツだらけで、あまりにも痛ましく、「かわいそう」と薬をぬり、引っ込めば「出したほうがよいのでは?」とレメディーをとらせることを繰り返してしまいました。

そのときに自分が迷っていることに気がつきました。

結果的に、レメディーで排出しきることを選び、次女は過去の打ち身まで再発して治癒していきました。

こどもが排出しきった本来の元気な姿を見たときの大きな喜びは、自信にもつながりました。

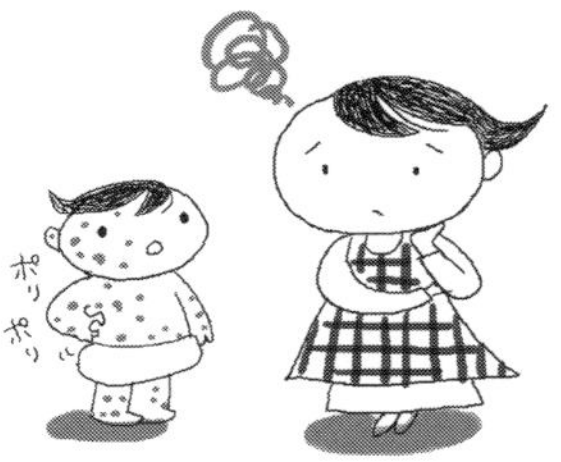

アレルギー体質と免疫と抗体の関係って？

それでは免疫というのは何でしょう？自分の体を病気から守ってくれる力…そんなイメージでしょうか？

免疫という言葉を『広辞苑』で調べてみると…

「生体が疾病、とくに感染症に対して抵抗力を獲得する現象。自己と非自己を識別し、非自己から自己を守る機構で（中略）微生物など異種の高分子（抗原）の体内の侵入に対して、リンパ球・マクロファージなどがはたらいて特異な抗体を形成し、抗原の作用を排除、抑制する（後略）」

と書かれています。なんだかちょっと小難しい（!?）印象を受けるかもしれません。

簡単に言うと、免疫というのは、自分ではないもの（細菌やウイルスや花粉などの異物）が体の中に入ってきたとき、「あっちへ行け！」と追い出して体を守る働きのことです。

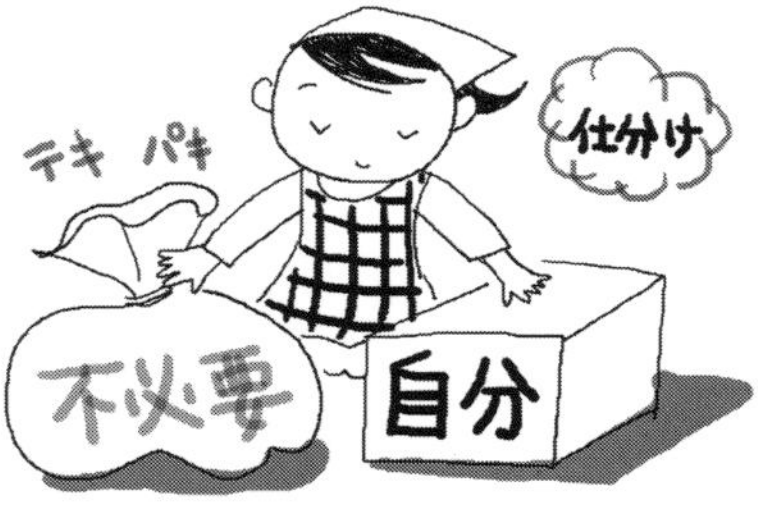

「外から帰ったら、手を洗いなさい！」とこどもに注意するのは、手についたばい菌が口などから侵入しないようにするためですよね。

菌を最初にブロックするのは喉や鼻の粘膜。

これは例えてみれば、免疫ガードマンによるセキュリティチェックが行われている、体内への入り口です。

24時間体制で、いつも悪いやつが侵入しないか、見張っているのです。

しかし、その目を盗んで、泥棒（病原体）が侵入してしまうこともあります。

すると免疫ガードマンは、泥棒（病原体）を捕まえて、追い出します。

しかし、このガードマンが弱かったり、未熟だったりすると、泥棒（病原体）に家の中が荒らされてめちゃめちゃになってしまいます。これが、病気にかかってしまった状態といえます。

こどもの場合は、発達段階なので、免疫がまだ未熟です。

だから、かぜをひきやすかったり、こどものかかる病気などにかかります。

そこで**自己治癒力**が働いて回復します。

それによって免疫を獲得し、免疫・自己治癒力も強化されていくのです。

ということは…免疫が強い人というのは、まず〝判別能力〟が高いのです。

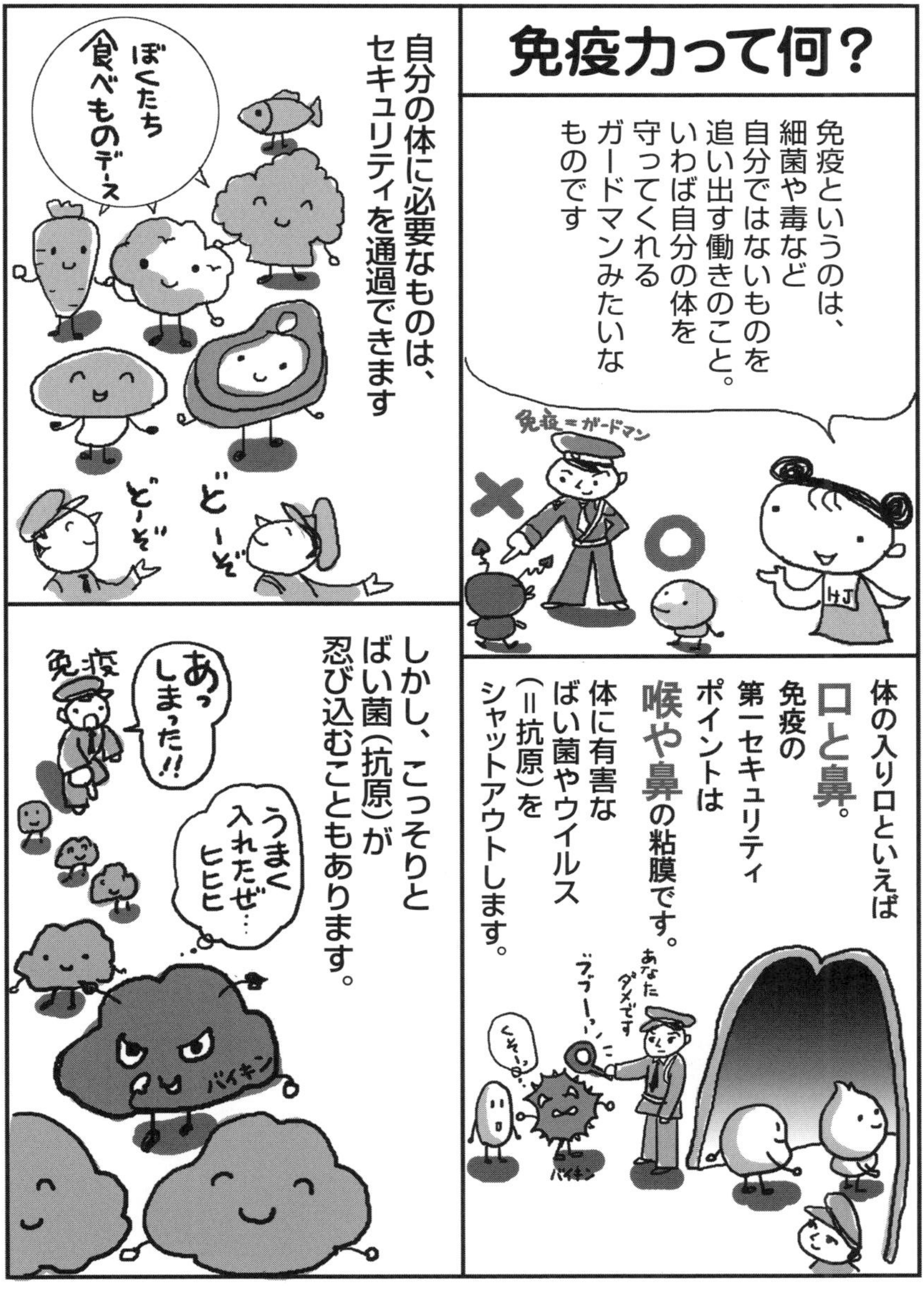
免疫力って何？
免疫というのは、細菌や毒など自分ではないものを追い出す働きのこと。いわば自分の体を守ってくれるガードマンみたいなものです
免疫＝ガードマン
体の入り口といえば口と鼻。
免疫の第一セキュリティポイントは喉や鼻の粘膜です。
体に有害なばい菌やウイルス（＝抗原）をシャットアウトします。
あなたダメです
ブブー
くそ〜
バイキン
自分の体に必要なものは、セキュリティを通過できます
ぼくたち食べものデース
どーぞ
どーぞ
しかし、こっそりとばい菌（抗原）が忍び込むこともあります。
免疫
あっしまった!!
うまく入れたぜ…ヒヒヒ
バイキン

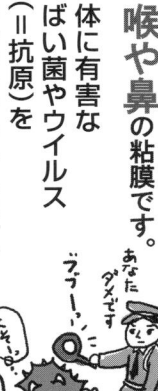

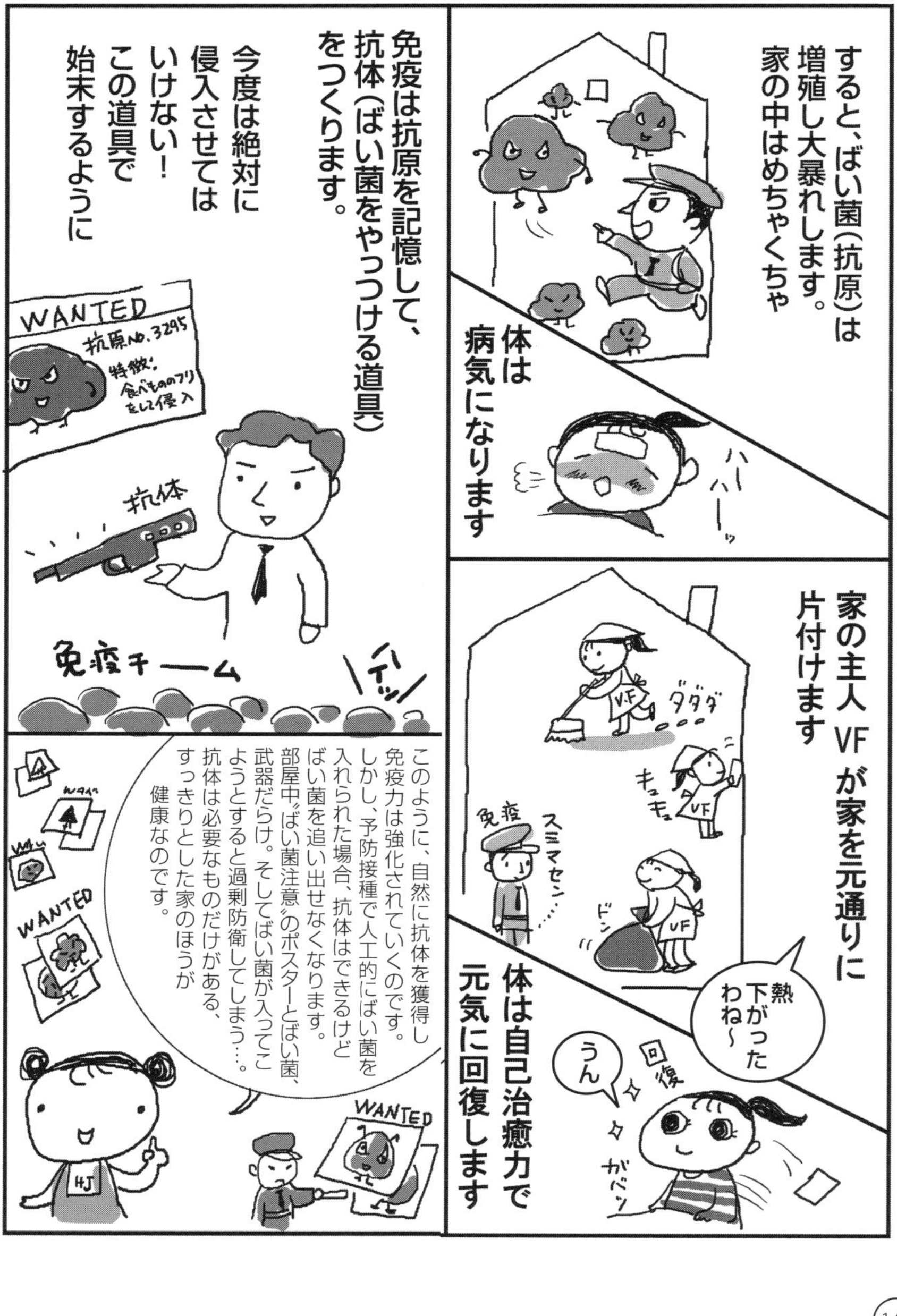
すると、ばい菌（抗原）は
増殖し大暴れします。
家の中はめちゃくちゃ
体は
病気になります
ハーハーッ
免疫は抗原を記憶して、
抗体（ばい菌をやっつける道具）
をつくります。
今度は絶対に
侵入させては
いけない！
この道具で
始末するように
WANTED
抗原No.3295
特徴：
食べもののフリをして侵入
抗体
免疫チーム
家の主人VFが家を元通りに
片付けます
ダダダ
キュキュ
免疫
スミマセン…
ドン
体は自己治癒力で
元気に回復します
熱下がったわね～
うん
回復
ガバッ
このように、自然に抗体を獲得し免疫力は強化されていくのです。
しかし、予防接種で人工的にばい菌を入れられた場合、抗体はできるけどばい菌を追い出せなくなります。
部屋中〝ばい菌注意〟のポスターとばい菌、武器だらけ。そしてばい菌が入ってこようとすると過剰防衛してしまう…。
抗体は必要なものだけがある、すっきりとした家のほうが健康なのです。
WANTED
WANTED

「ダメッ！　入ってこないで」と、〝非自己〟を追い出します。

　ですから、そう簡単に病気にはなりません。

　免疫が強い人って、なんだか「お片づけ上手」な人にも似ていますよね。

　「あ〜。また入られたぁ〜！」と、免疫が弱い人は、ばい菌が家の中に、よく侵入します。入り込んだばい菌や異物を追い出すこともできません。

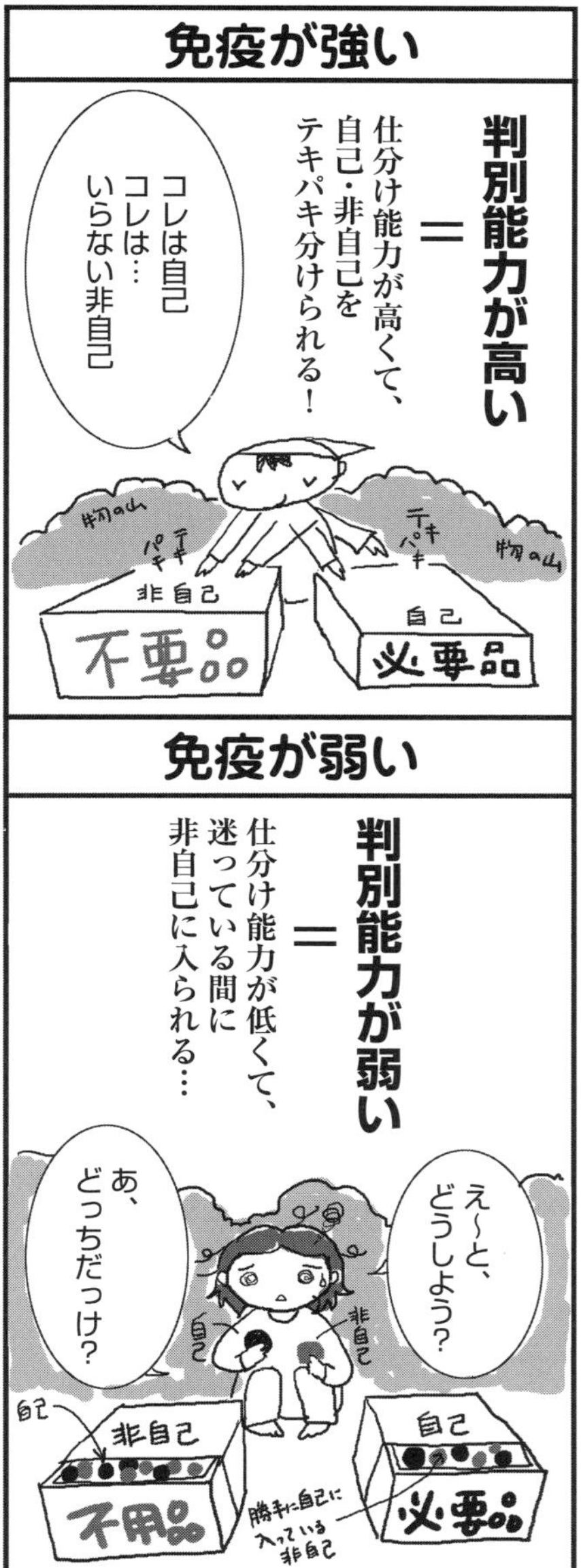
免疫が強い
判別能力が高い
＝
仕分け能力が高くて、自己・非自己をテキパキ分けられる！
コレは自己
コレは…いらない非自己
物の山
テキパキ
物の山
テキパキ
非自己
自己
不要品
必要品
免疫が弱い
判別能力が弱い
＝
仕分け能力が低くて、迷っている間に非自己に入られる…
え〜と、どうしよう？
あ、どっちだっけ？
自己
非自己
自己
非自己
自己
不用品
必要品
勝手に自己に入っている非自己

せめてばい菌や異物が悪さをしないようにしなければなりません。

　とりあえず抗体をつくってばい菌や異物にくっつけるのです。ちょうどゴミを捨てられないけれど、とりあえずにおわないようにフタをするようなものです。

　ということは…自分ではないもの（異物）が体内に多ければ多いほど、血液中の抗体が多いということになります。

つまり、体内に異物が多いと、「もうこれ以上、同じ異物は体内に入れないぞっ」とばかり、体も抗体をつくって粘膜や皮膚での見張りを強化するのです。

そして同じ異物を見つけると過剰に反応して、ヒスタミンなどを放出して炎症を引き起こします。

これが「アレルギー体質」といわれているものの実態なんです。

したがって一般に考えられているように、

抗体=免疫

というのは正しくありません。すなわち、抗体の存在は、免疫の指標とはならないのです。

したがって、特定の病原体に対して抗体をもっていなくても心配することはないのです。

抗体がない=その感染症にかかりやすい

ということではありません。

多くの臨床結果からわかることは、**抗体は、本来、緊急時に体が自らを〝守るため〟に自然につくるものであるということなのです。**人為的につくらせるものではないのです。

そして人為的につくられた抗体が多ければ多いほど、自己治癒力は弱まってしまうということなのです。

そして、つくられる抗体が多ければ多いほど、体を守る役割の〝免疫細胞〟の働きが抑制されてしまいます。

その結果として、免疫力が弱くなってしまうのです。

AIDS（エイズ）では、まさにこうした事態が生じていると考えられます。

ですから〝**抗体=免疫**〟**ではありません。**

はたして人為的に〝病気に対する抗体をつくらせる〟という予防接種は、本当にこどもやわたしたちの健康に必要なのか疑問がわいてきませんか？

ちょっと待って！予防接種について考えてみて

アレルギー疾患は、血中にあまりに多くの未解決のまま取り残された異物が存在するために起こる過剰な防衛反応です。

でも、どうして血中にそのような未解決な異物が存在するのでしょう？

その大きな原因の一つとして、予防接種の存在が考えられています。

予防接種は、１００％安全とは保障されていません。

それによって体に問題が起きて健康が損なわれた場合、もとの健康な体を取り戻すには時間がかかります。

このような危険をおかしてまで、自然によって完全につくられたわたしたちの体に、あえて〝不自然〟なことをする必要があるのでしょうか？

赤ちゃんは、お母さんから免疫をもらって生まれてきます。

その後、半年くらいたって自分の力によって免疫をつくり上げていくという自然のプロセスがあります。

純真無垢なこどもが、自らの力で体をつくり上げていく大切な時期に、予防接種は本当に必要なのでしょうか？

最近は、アルルギー性の病気をもつ人や発達障害（ＡＤＨＤ〈注意欠陥多動性障害〉、自閉症、ＬＤ〈学習障害〉、精神遅滞）が、多くなってきています。

CHhomホメオパシー統合医療学校の学長・由井ホメオパシー博士は、自閉症や発達障害のこどもたちにワクチンのレメディーを投与することで大きな改善がみられた、多くの症例を目の当たりにしてきました。

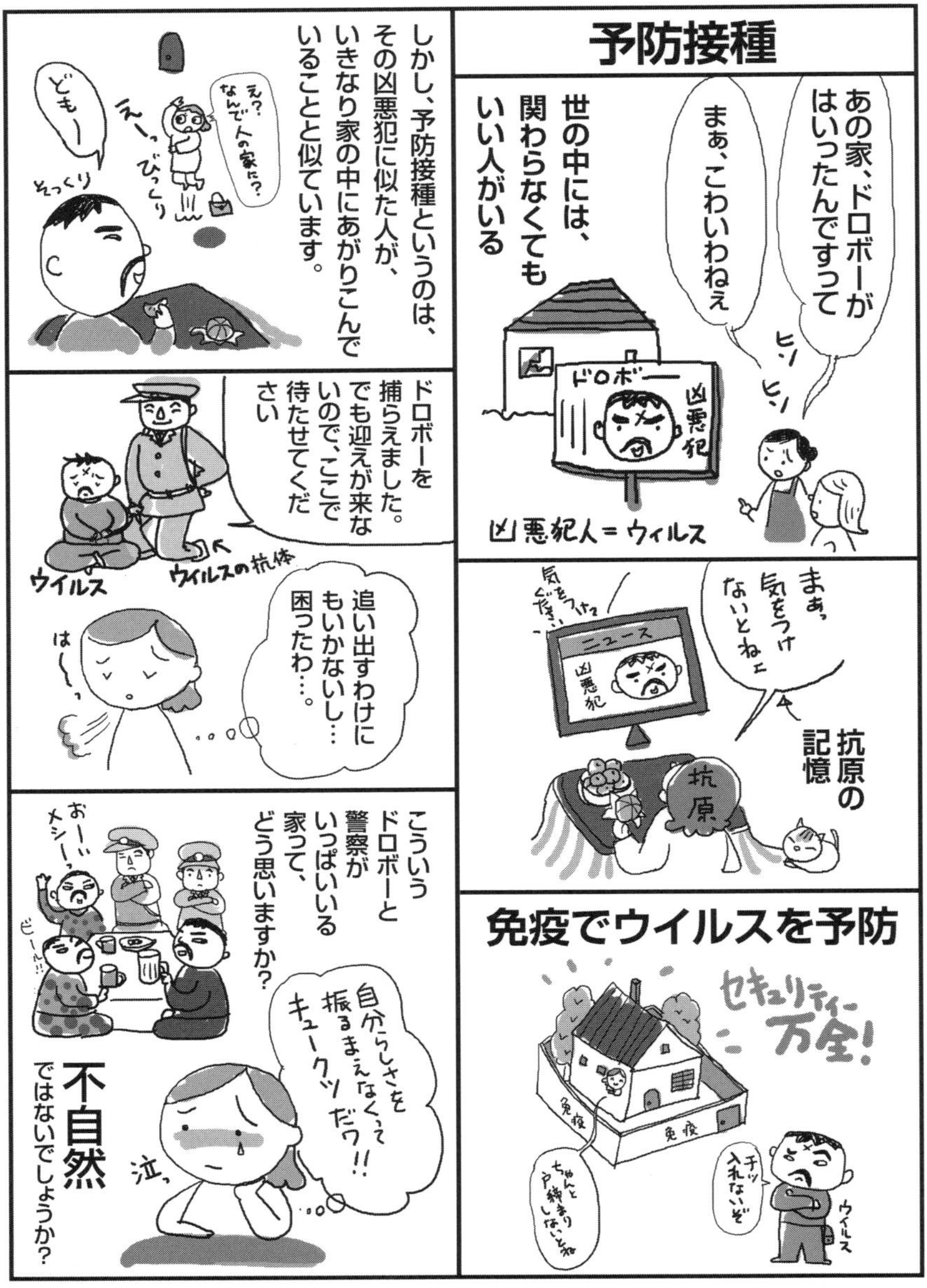
予防接種
あの家、ドロボーがはいったんですって
まぁ、こわいわねえ
ヒソヒソ
世の中には、関わらなくてもいい人がいる
ドロボー
凶悪犯
凶悪犯人＝ウィルス
まぁ、気をつけないとねェ
気をつけてください
ニュース
凶悪犯
抗原の記憶
抗原
免疫でウイルスを予防
セキュリティー万全!
免疫
免疫
ちゃんと戸締まりしないとね
チッ 入れないぞ
ウイルス
しかし、予防接種というのは、その凶悪犯に似た人が、いきなり家の中にあがりこんでいることと似ています。
えっ? なんで人の家に?
え～っ
びっくり
ども～
そっくり
ドロボーを捕らえました。でも迎えが来ないので、ここで待たせてください
ウイルス
ウイルスの抗体
追い出すわけにもいかないし…困ったわ…。
は～
こういうドロボーと警察がいっぱいいる家って、どう思いますか?
おーい メシー
ビール!!
自分らしさを振るまえなくってキュークツだワ!!
泣っ
不自然ではないでしょうか?

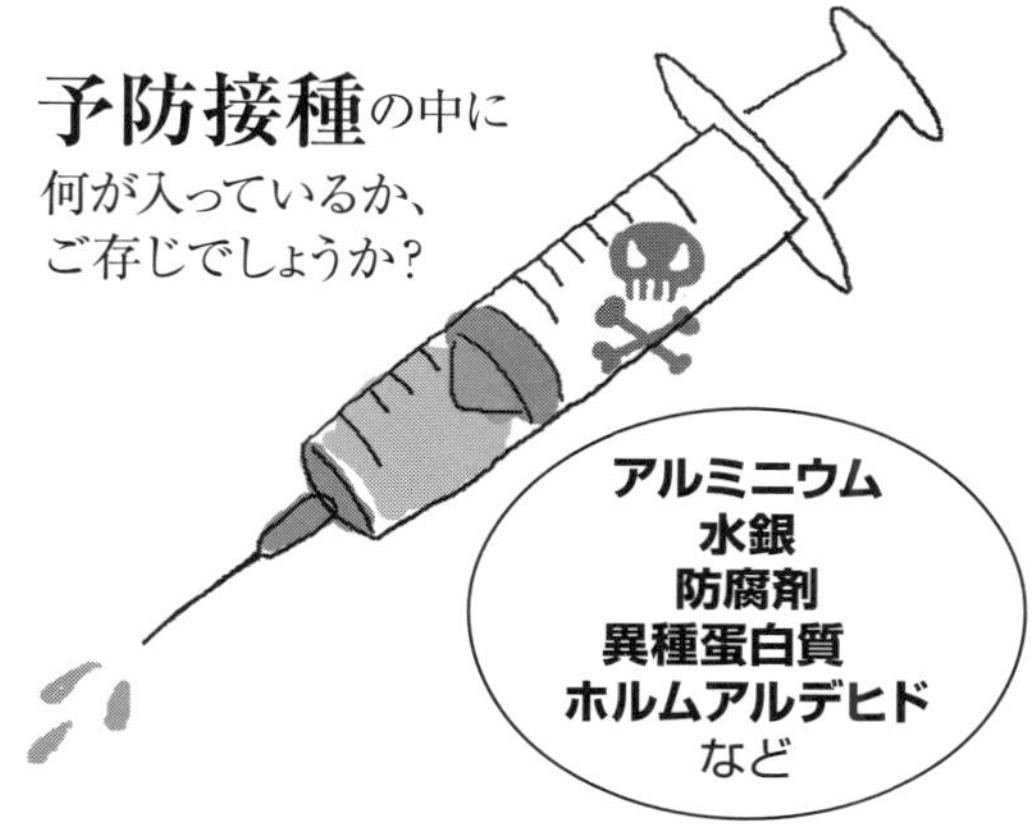
予防接種の中に
何が入っているか、
ご存じでしょうか？
アルミニウム
水銀
防腐剤
異種蛋白質
ホルムアルデヒド
など

赤ちゃんの初めての離乳食で、いきなり生卵を食べさせるようなお母さんは、あまりいないはずです。

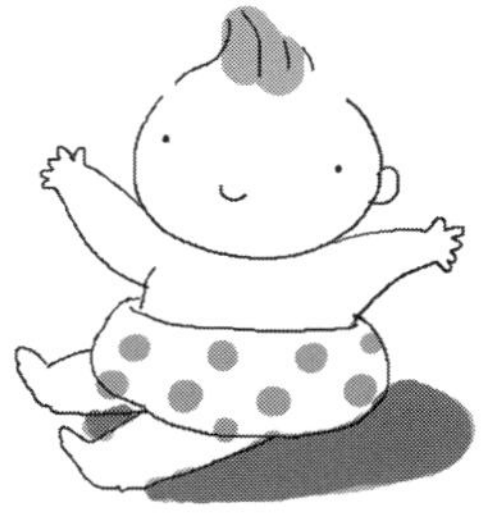

それは、こどもが自分の力で、免疫をつくりあげている段階だからです。

最初は、煮た野菜やおもゆから始めて、徐々に白身の魚、そして最終的にはお肉や卵など、こどもの体がいろいろな食べものに慣れ、何でも食べられるようにしていきます。

しかしワクチンは、その製造過程でニワトリの受精卵やサル・ブタなどの組織が使用されていて、どうしてもそれらの異種蛋白質が混入しています。

お母さんが、こどもの口に入れるものに、どれだけ気をつけていても、予防接種は、いきなり血中にそれらの異種蛋白質を入れてしまうのです。

口から入ってくれれば、蛋白質はきちんと消化され、異物であれば、通常の免疫システムが働いて「これは異物だ!!」と排除します。

しかし、それがいきなり血中に入ってくると、体は、びっくりしてパニックを起こしてしまいます。

まだ成長段階にあるこどもの体が、こうした事態に反応しないわけがないとは思いませんか？

また予防接種のワクチンの中には、アジュバント（抗原性補強剤）として水銀やアルミニウムなどの重金属や、防腐剤や抗生物質などの化学物質が含まれています。

免疫システムをつくりあげていく大切な時期に予防接種を行うことは、こどもの正常な発達に大きなダメージを与えてしまうことにもなりかねないのです。

そういった予防接種によるショックが原因で免疫系が混乱し、それが〝発達障害〟や〝慢性病〟の原因になっていると考える自然療法家たちも多くいます。

スイスの医師ホメオパスであるジャン・エルミガー博士は、多くの予防接種後の副反応による疾患を抱えたこどもたちを劇的な治癒に導いてきました。

博士は、予防接種はこどもの肉体だけでなく精神・エネルギー体をも傷つけると述べています。

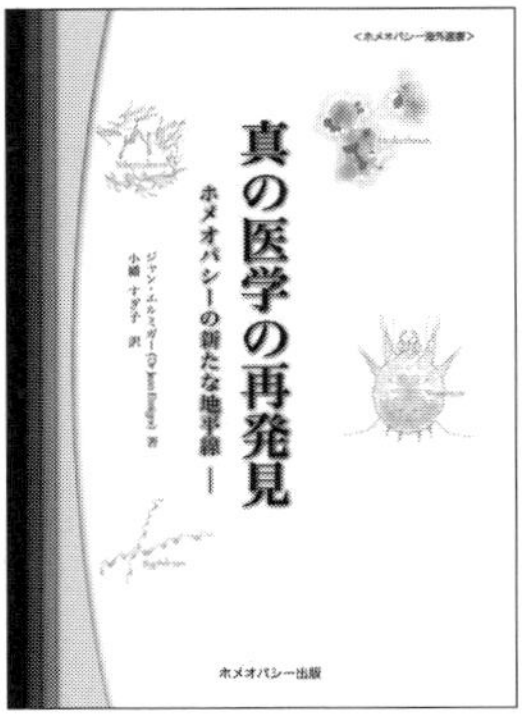

ジャン・エルミガー著
『真の医学の再発見』

ホメオパシー出版

しかし予防接種をしないと、どうしても不安な人もいるはずです。

そのような場合、ジャン・エルミガー博士は著書の中で、なるべく体のしっかりする3歳くらいまで予防接種を待ってみるということを提案しています。

そして予防接種のワクチンからつくられたレメディーを前もってとることで、こどもの体・心・魂がショックに耐えることができると言っています。

またワクチンによるショックを緩和するために、ワクチンのレメディーを後からとるという処方を行うホメオパスもいます。

こどもさんの予防接種に関しては、各家庭の事情もあり、ご家族で考えていく問題です。

お母さんが受けさせたくないと思っても、周囲が反対する場合もあります。

それによって、家族が対立してしまっていては意味がありません。

一番大切なのは、こどもが安心してすくすく育つことのできる環境です。

予防接種について知りたい場合は、由井ホメオパシー博士の著書『予防接種トンデモ論』や『それでもあなたは新型インフルエンザワクチンを打ちますか?』などの本がおすすめです。

またセミナーに参加してみたり、心配な場合には、気軽にホメオパスに相談してみてください。

参考図書:『予防接種トンデモ論』(由井寅子)
『真の医学の再発見』(ジャン・エルミガー)

手をつなぐ ホメオパシーと現代医療

薬を手放せない病気だと、レメディーをとれないかというと、そうではありません。

病院に通院したり、薬をとりながら、ホメオパシーの相談会に来ている人はたくさんいます。

病院の検査結果はとても重要なものです。

それを参考にレメディーを選び、弱っている臓器などへのサポート、そして健康な体づくりへのアドバイスなどをすることもできます。

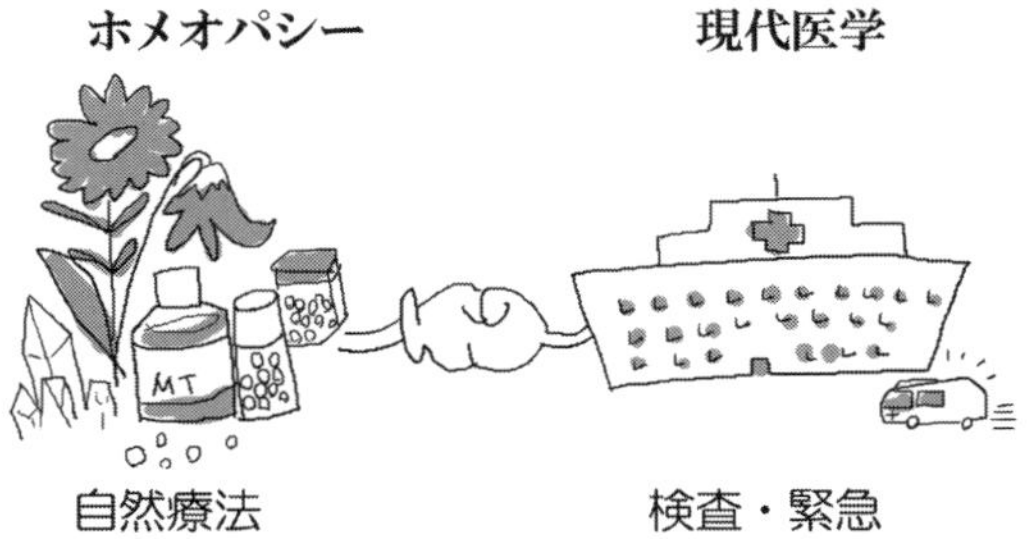

それによって薬の量をだんだんと減らすことができ、最終的には薬をとらずに自己治癒力で回復した人たちもいます。

一方で、いろいろな理由から、自己治癒力がうまく働かないという人たちもいます。

例えば、こどもの熱が一向に下がらないという場合があります。

高熱が長い間続いているといった場合、体力も消耗してしまいます。

そういう場合は、医師の診察を受けることをおすすめします。

ホメオパシーが病気のすべてをカバーできるわけではありません。

特に臓器などに疾患が進行している場合はホメオパシーだけでは限界があります。

マザーチンクチャーや生命組織塩、臓器サポートなどでサポートすることも大切ですし、ほかの代替療法や現代医学と協力しながら治療することも必要になってくるでしょう。

どんな療法でも得意な分野と、そうでない分野があります。

さまざまな療法のよい点を理解して、使い分けることも大切です。

現代医療には素晴らしい面がたくさんあります。

検査は重要ですし、場合によっては薬や手術も必要であり、救急医療は絶対に必要です。

脱水がひどいときには点滴が必要だったり、痛みが激しいときには、痛み止めが必要となってくることもあります。

ですから、こだわりをもたずに、いろいろな療法のよいところを取り入れていきましょう。

薬を手放せない場合だと、一番理想的なのは、医師とホメオパスが手を結んで、臨機応変に対処していくことです。

ドイツやフランスなどヨーロッパをはじめとする海外の多くの国では、治療の際に、ホメオパシーのレメディーを処方する医師も多くいます。

そういった場合、こどもの病気やよくある症状、心理的な問題に対してはホメオパシーのレメディーや自然療法などで対応しています。

しかし激しい痛みを伴う場合や緊急事態の場合などには、鎮痛薬や抗生物質などの薬を処方するというように、医師が判断して、使い分けているところもあります。

またヨーロッパの多くの国では助産師もホメオパシーのレメディーをはじめとする自然療法

で出産のサポートをしています。

それは出産をする母親本人や家族が、なるべく薬を使わない自然な出産を望んでいるからなのです。

「わたしやこどもの体のことは、わたしが決める!」

ということなのです。


現代医学の治療を受けながら、ホメオパスや自然療法士のもとで生活改善のアドバイスやサポートをしてもらっている人。

ホメオパシーをはじめ、鍼灸・オステオパシー・アントロポゾフィー医学・ハーブ療法などの、さまざまな自然療法を組み合わせている人。

ホメオパシーなどの自然療法だけ!と徹底している人。

または応急処置にはレメディーで、などといった人。

人によって、各種の療法の活用法はさまざまです。

要は自分にあった信頼できる療法を選べばよいのです。

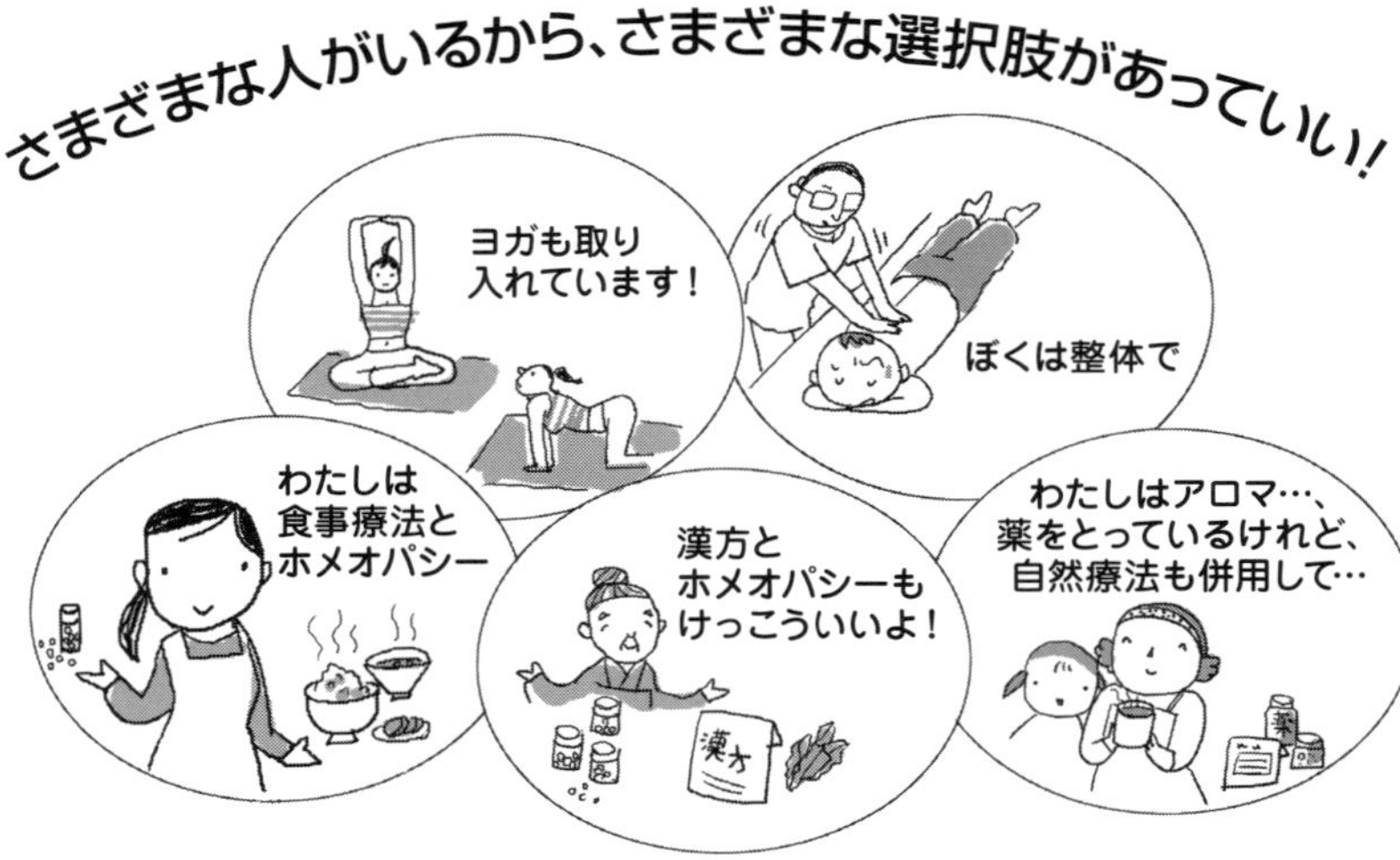
さまざまな人がいるから、さまざまな選択肢があっていい!
ヨガも取り入れています!
ぼくは整体で
わたしは食事療法とホメオパシー
漢方とホメオパシーもけっこういいよ!
漢方
わたしはアロマ…、薬をとっているけれど、自然療法も併用して…
薬

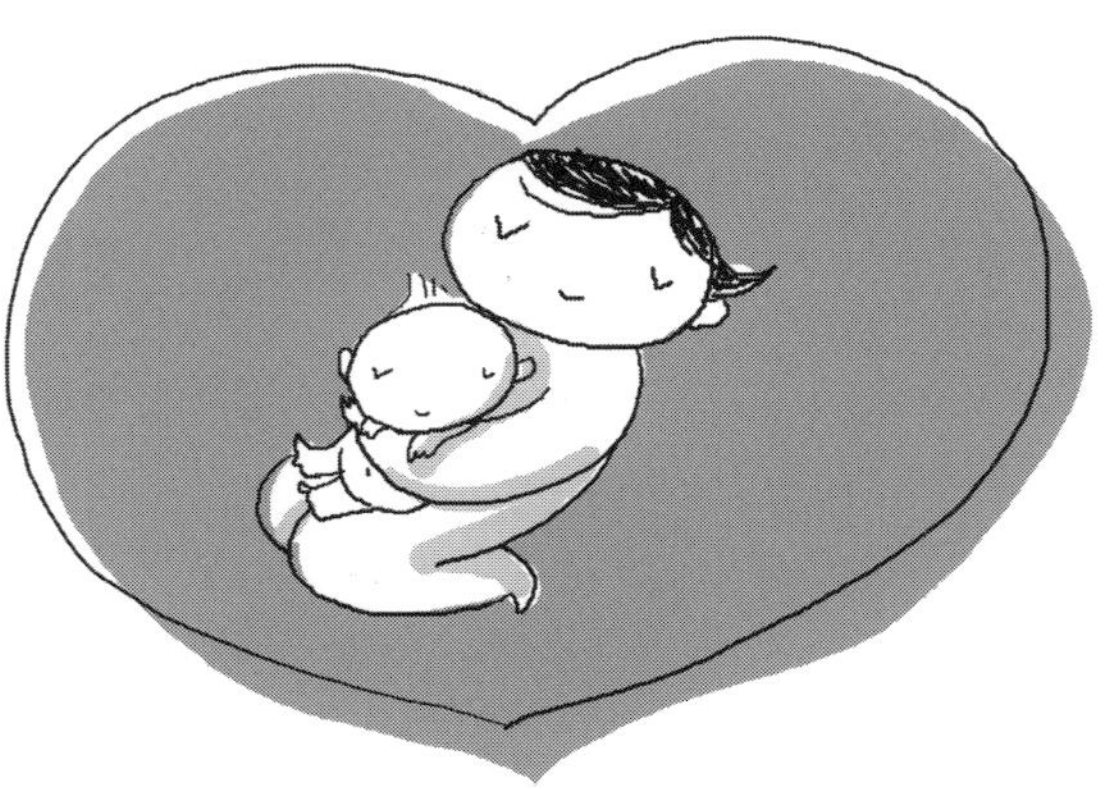

わたしの体…
わたしが選んで、守りたいの

あなた自身が選ぶ治療法

海外で自然療法やホメオパシーが広く認められ、受け入れられているのは、**患者自身が選択できるという土壌**があるというのも理由の一つではないでしょうか。

〝セカンドオピニオン〟という言葉に示されているように、最近は患者がもう一人の医師の意見を聞いてから、自分で納得する治療を選ぶ時代になりました。

あなたやこどもの体を〝他人〟に任せてもよいのでしょうか？

一人の医師が治療のすべてを決め、患者はただそれに従うだけという時代は終わったのです。

わたしたちの体のことは、わたしたちが選択していく時代なのです。

あなたの体は、あなた自身のもの。

あなた自身が、治療法を選んで、あなたの体に責任をもつことが、本当の健康への第一歩なのです！

お母さんが「ガイドライン」をつくって！

ホメオパシーの学校に入ってから、「何が何でもホメオパシー！」、「絶対に自然療法！」という考えが時と場合によっては危険で、大きな落とし穴になってしまうということにも気がつきました。

というのは、ホメオパシーや自然療法に興味があるお母さんには、子どもの体に薬を入れるということに、大きな恐怖や抵抗を感じる人が少なくはないからです。

そういったときに、あまりにもこだわりが強すぎると、子どもが病気になって自分で対応しきれない場合、お母さん自身が葛藤してしまうことも、よくあるようです。

「夫に反対されても、なんとか自然療法でやってきたのに」

「これだけ食事にも気をつけて健康管理しているのに」

「この子の自己治癒力は弱いのかしら？」

子どもの容体は二の次で、自分自身の信念が〝敗北〟したように感じる人もいるようです。

しかし医師の診察は重要ですし、子どもの病気が重篤な症状につながる危険性がないとはいえません。

子どもが病気になったとき、いつまで見守って、ホメオパシーや自然療法で対処するのか？

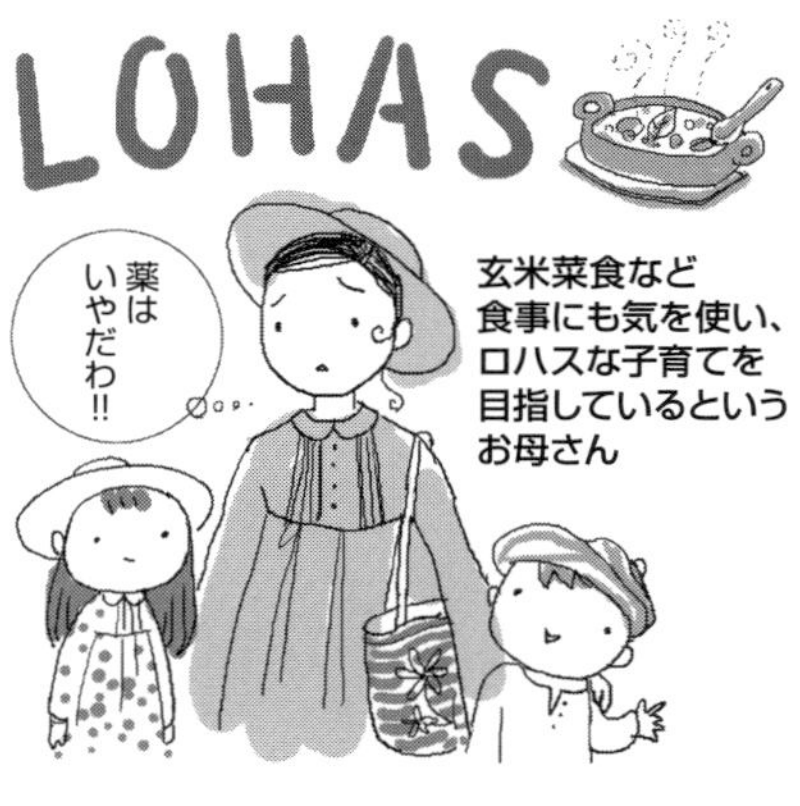
LOHAS
薬はいやだわ!!
玄米菜食など食事にも気を使い、ロハスな子育てを目指しているというお母さん

ホメオパシーをはじめとする自然療法は医療行為ではありませんので、前もって自分で**ガイドライン**を決めておくと、迷うことがありません。

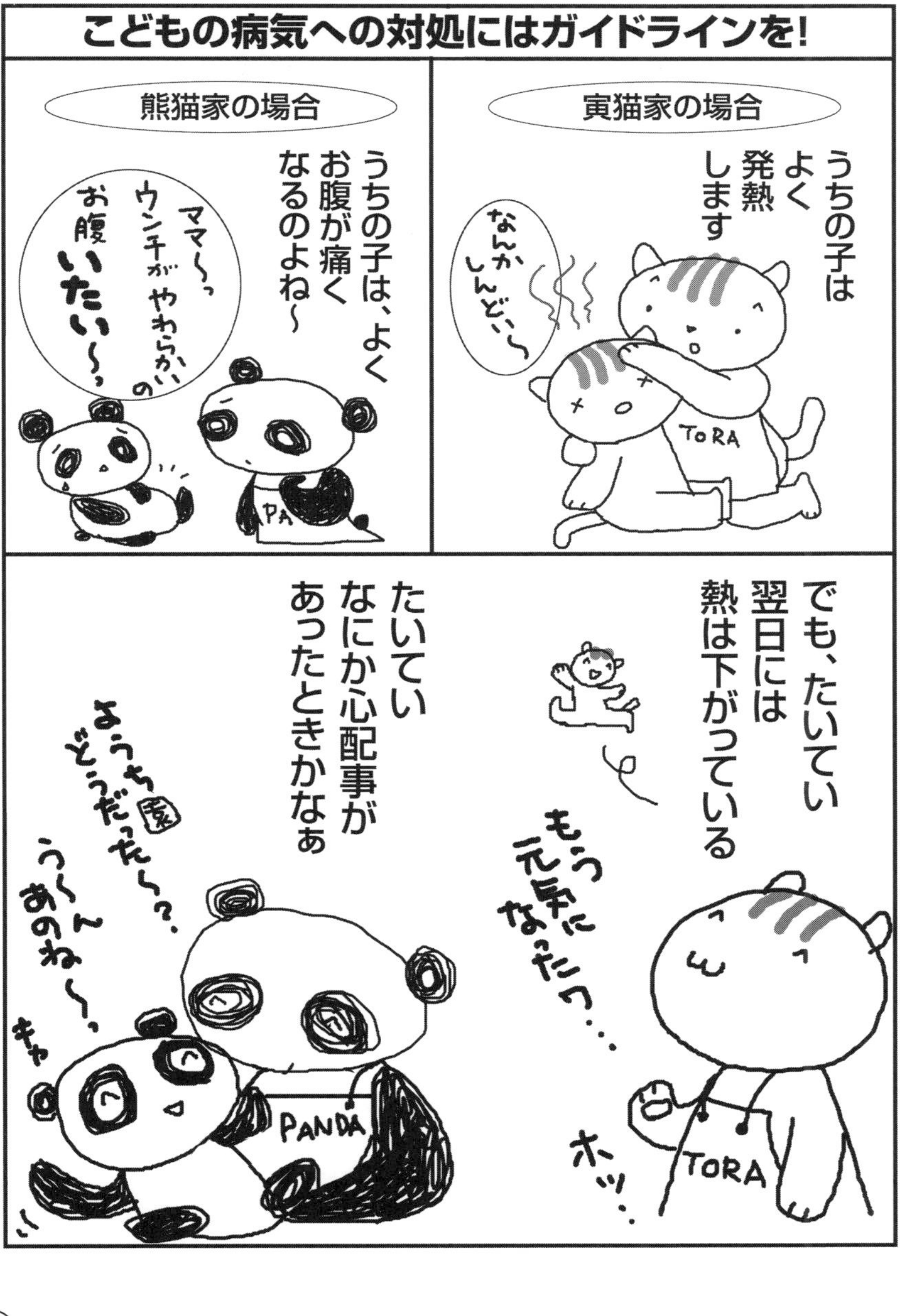
こどもの病気への対処にはガイドラインを!
寅猫家の場合
うちの子はよく発熱します
なんかしんどい〜
TORA
熊猫家の場合
うちの子は、よくお腹が痛くなるのよね〜
ママ〜っ ウンチがやわらかいの お腹いたい〜っ
PA
でも、たいてい翌日には熱は下がっている
もう元気になったワ…
ホッ…
TORA
たいていなにか心配事があったときかなぁ
ようち園どうだった〜?
う〜ん あのね〜
キャ
PANDA

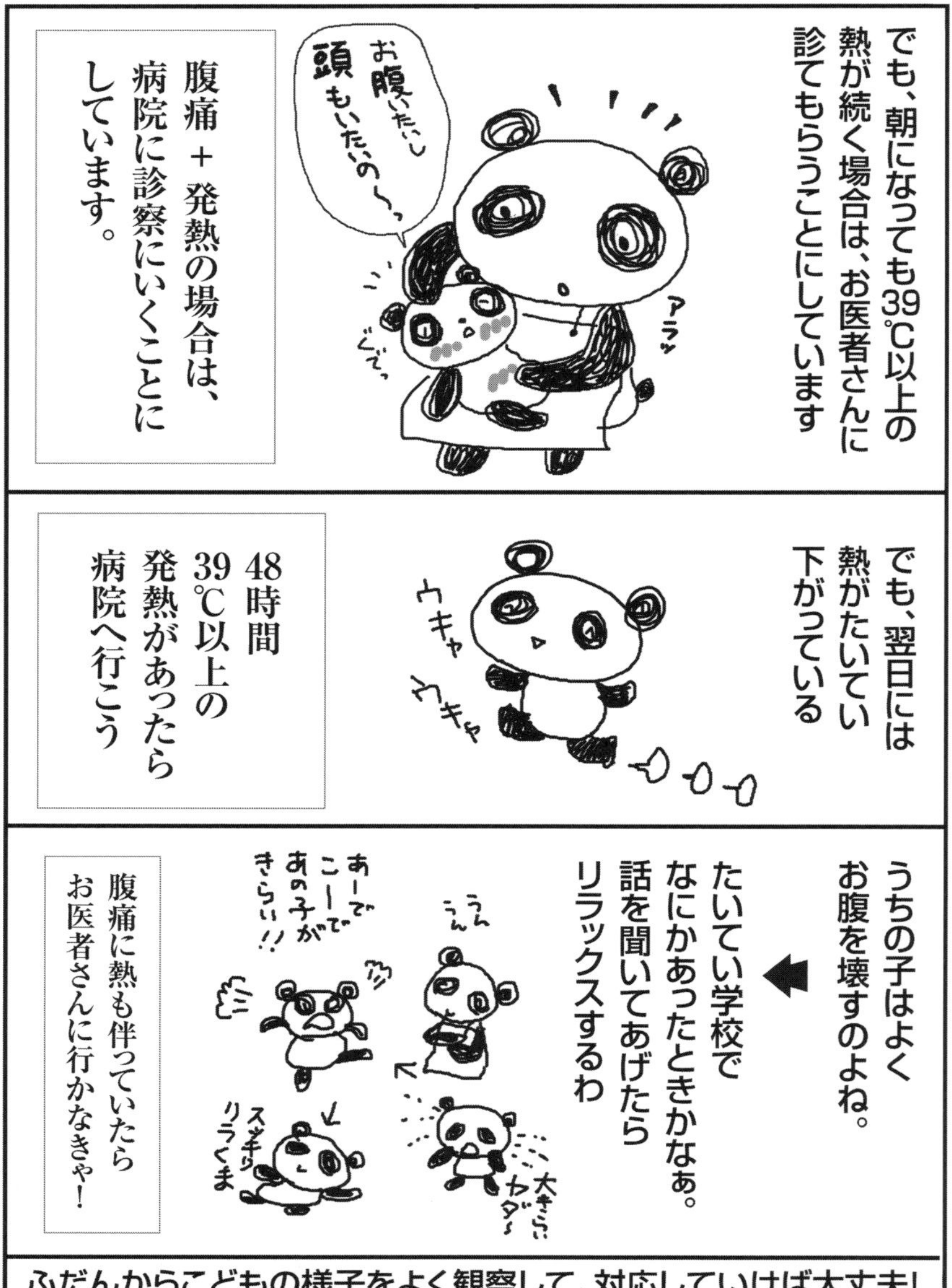
でも、朝になっても39℃以上の熱が続く場合は、お医者さんに診てもらうことにしています
アラッ
お腹いたいし 頭もいたいの〜っ
ぐでっ
腹痛＋発熱の場合は、病院に診察にいくことにしています。
でも、翌日には熱がたいてい下がっている
ウキャ ウキャ
48時間39℃以上の発熱があったら病院へ行こう
うちの子はよくお腹を壊すのよね。
たいてい学校でなにかあったときかなぁ。話を聞いてあげたらリラックスするわ
うんうん
あーでこーで あの子がきらい!!
スッキリ リラくま
腹痛に熱も伴っていたらお医者さんに行かなきゃ!
ふだんからこどもの様子をよく観察して、対応していけば大丈夫!

「うちの子は熱が出たら、たいてい一晩で下がる傾向」がある場合は、例えば「39℃以上の熱が2日以上続いたら、お医者さんに連れて行こう」とか、「夜になったら咳が連続して出る傾向なら、「一晩眠れないほどの咳が続いたら病院へ」というように決めておきます。

こどもの体質や、病気の傾向などをみて、お母さんがガイドラインを決めておくと、いざというときに、自分の信念の部分で迷うことなく診察を受けることができます。

また、お母さんの注意深い観察は、お医者さんにとっても大きな手がかりになるはずです。

そして、診断してもらったあとは、現代医学の治療にゆだねましょう。

「薬の副作用が心配なんだけど」

「今まで自然療法だったのに、そんなことして、大丈夫なの？」

という人がいるかもしれませんが、心配は無用です。

そうでなければ、大病にかかって、現代医学で克服した人はどうなるのでしょうか？

がんや、こどものときに難病にかかってずっと入院生活をおくっていても、元気に回復した人はたくさんいます。

こどもにも大人にも、動物にも植物にも、生きとし生けるものには、素晴らしい自己治癒力があるのです。

そうして危機を脱して、健康を回復したあとで自然療法やホメオパシーのレメディーでケアしていくこともできます。

薬の影響が心配な場合は、薬からつくられたレメディーもあります。

そういった問題は、気軽に近くのホメオパスに相談してみてください（P.186）。

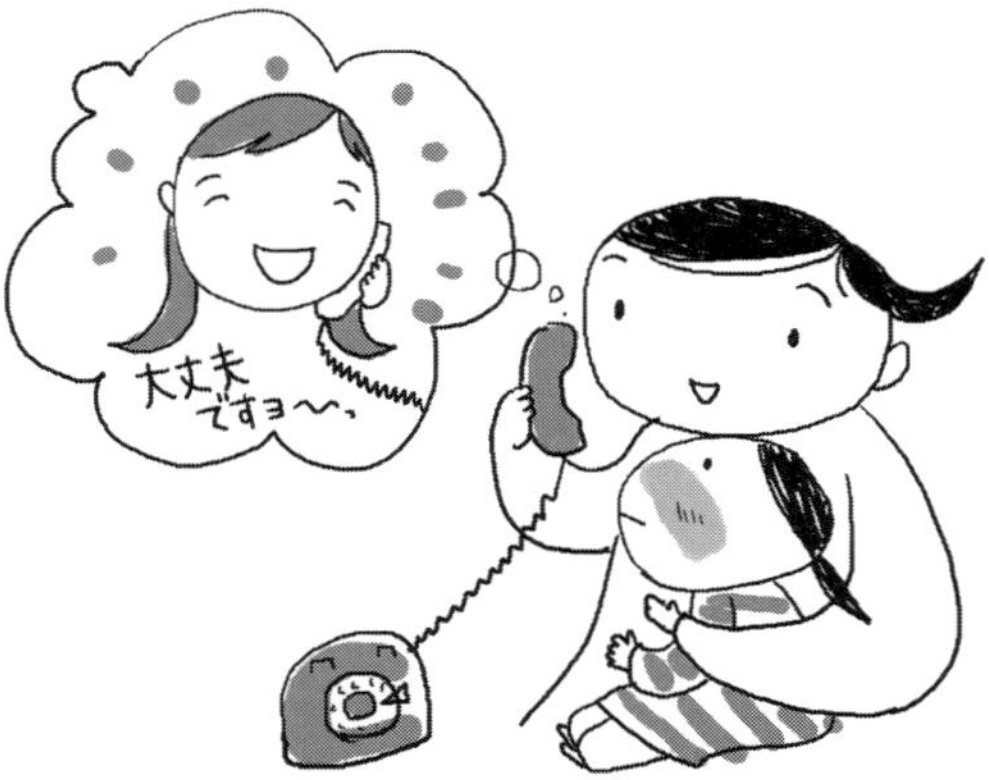

ホメオパスに相談してみよう…

こどもの病気で自分を責めないで！

一生懸命なお母さんにかぎって、家族が重い病気にかかってしまったとき、「わたしが、しっかりしていなかったからだわ！」と自分を責めてしまう人が多いようです。

しかし、どれだけ食事に気を使って、自然療法をしていても、重い病気になってしまう人もいるのです。

家族の病気は、時に家族が忘れかけていた絆を取り戻させてくれたり、違った視点で物事をとらえられるようにしてくれたり、「気づき」を与えてくれることがあります。

そのときには悲惨にしか思えないことでも、あとから考えると「あのおかげで気がつけたのか…」ということって、よくありますよね。

家族の思わぬ病気は〝メッセージ〟なのです。

それはあなたを責めるメッセージではありません。

ですから、**自分を責めるのはやめて、気持ちを楽にしてください。**

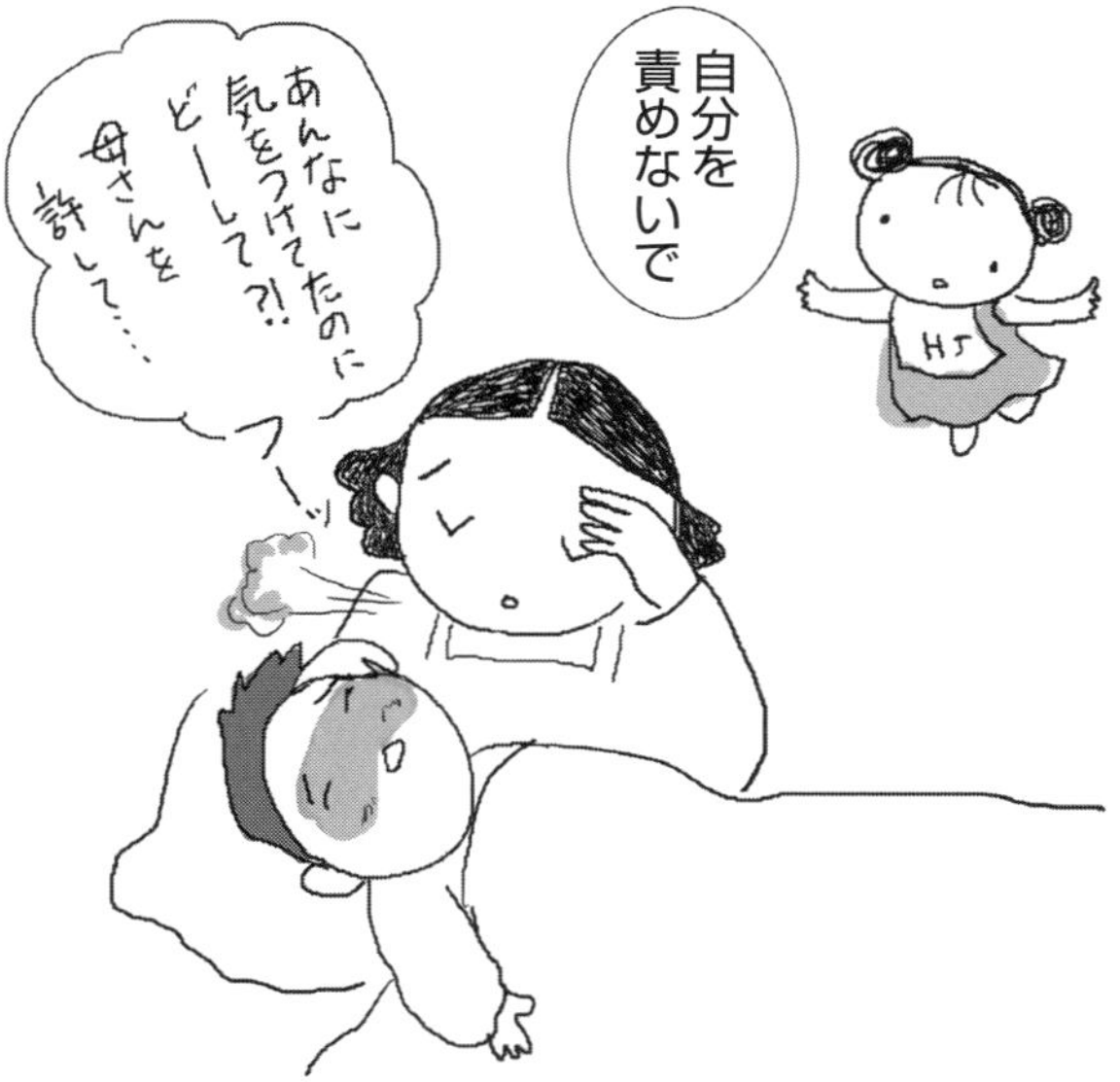
自分を責めないで
あんなに気をつけてたのに
どーして?!
母さんを許して……
フーッ

ホメオパシーと心

心のアレルギー

昨今は、うつ病などで精神科を受診する人が増加しており、自殺も社会問題になっています。どうしてこのような社会になってしまったのでしょうか？

「わたしなんかに子育てができるのかしら？」

「あぁ、どうしてわたしってこんなにダメなんだろう。最低だ〜」

「わたしが存在している意味があるの？」

育児ノイローゼになってしまったり、殺人を犯してしまったり、年々増える自殺などは、自分や他人を責め続ける人が多いからなのです。

誰しも一人では生きてはいけません。

やっぱり心から理解しあえる友達もほしい。

パートナーともうまくやっていきたいし、自分のこどものこともそのまま愛してあげたい。

そう心では望んでいて、頭ではわかっているのに、生きるのがつらいという毎日を送っている人がいます。

これは心が過敏に反応しやすくなってしまっているのです。

いわば、心のアレルギー状態なのです。

例えば、小麦アレルギーの人がパンを食べると、アレルギー反応を起こして発疹が体に出てきます。

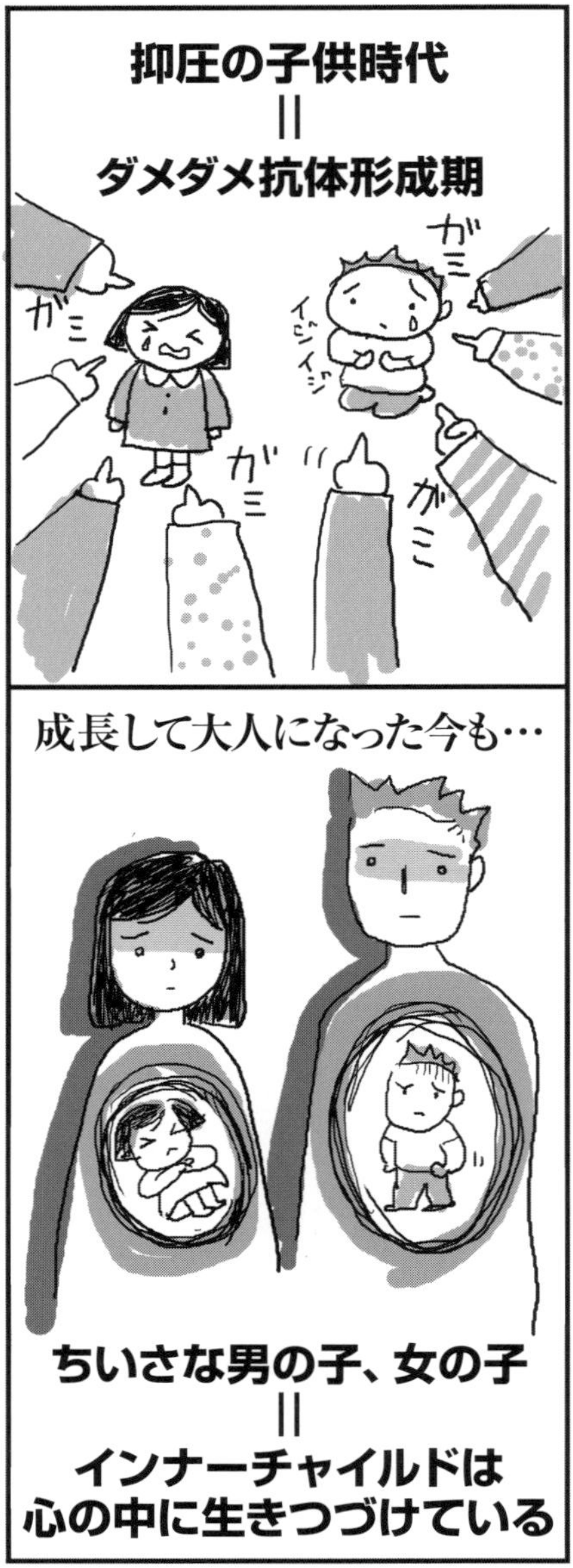
抑圧の子供時代
||
ダメダメ抗体形成期
ガミ
ガミ
イジイジ
ガミ
ガミ
成長して大人になった今も…
ちいさな男の子、女の子
||
インナーチャイルドは
心の中に生きつづけている

「食べたい！」と思っていて、「本来は食べられるもの」とわかっている。なのに食べると、体は過剰に反応してしまうという〝矛盾〟があります。だから本当に本人も、周りの家族もつらいし、大変なのです。

　これは、血中に小麦の蛋白質に対する抗体ができてしまって、排泄できない状況にあるので、もうこれ以上、同じ異物が体内に入らないように一生懸命防衛している姿なのです。

　体としては正しい反応をしているのです。

　「愛したい」、「信じたい」、「楽しく生きたい」…そうは思っているけれど、現実には「生きていくのがつらい」、「誰も信用できない」というのも同じことです。

　例えてみると、これは心の抗体をつくってしまっているといえます。

　ささいな言葉や態度に過剰に反応してしまう、心のアレルギーになっているのです。

　それは未解決な心の問題があるから過敏に反応してしまうのです。

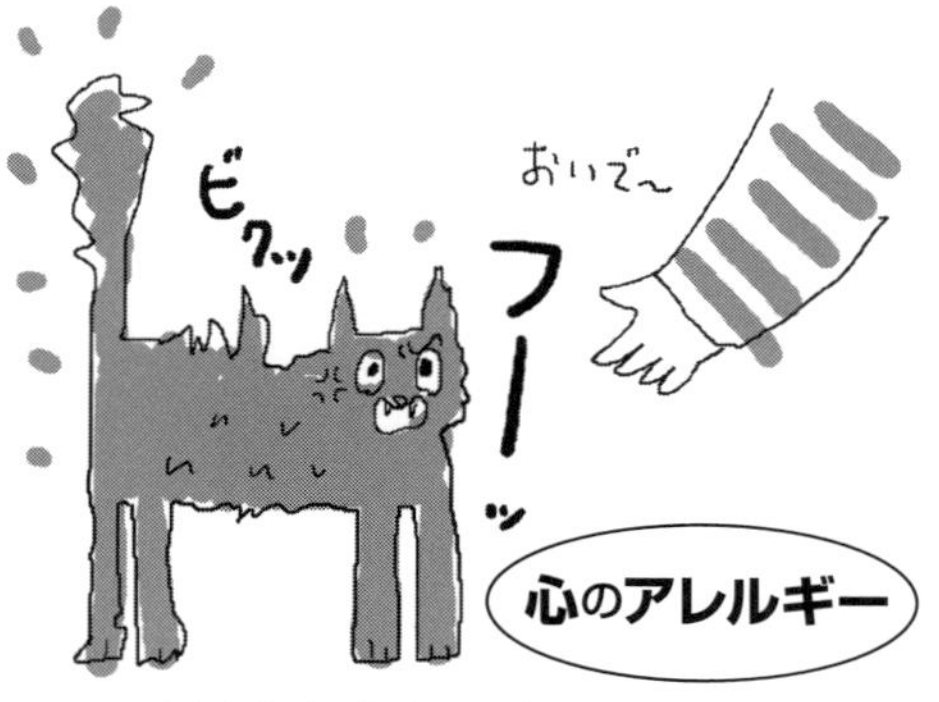

**いじめられたねこは…
なでなでしようと手をのばしても、
びくっと体を震わせて、警戒します。**

　つまり、それは同じように傷つかないように一生懸命防衛している姿なのです。

　この未解決な心の問題を〝インナーチャイルド〟と言います。

　では、この心の抗体は、いつつくられたのでしょうか？

常識って何？

「これが正しい！」と、わたしたちが信じていることは、個人や家庭で違います。

さらには、国によっても、全く異なります。ある国では常識のことも、違う国では非常識になることもありますよね。また、同じ国でも、時代によって異なることがあります。

そのときは間違っていると非難されたことや人物も、年月がたてば違った評価を得ることも多くあります。

あなたを苦しめているのは、その価値観（＝異物）なのです。

～すべきという価値観（異物）をもってしまっているから、あれダメこれダメとなってしまうのです。これは心の抗体で、ダメダメが多いと心のアレルギーになってしまいます。

ホメオパシーの祖ハーネマンも、著書『オルガノン』の中で、この**「信念の病」**について述べています。

どうしてあなたは「これが正しい！相手もそうすべきだ！」、「わたしが悪いんだ」と考えるようになってしまったのでしょう？　いつそうした信念をつくり出してしまったのでしょうか？

～すべきという価値観や信念は、たいてい親がこどもに押しつけてしまうもの。

言ってみたら外から無理やり入れられた異物です。なんだか予防接種にも似てますよね。

あなたがいつも考えてしまう自分や他人への「あれダメ、これダメ！」の価値判断。

そういう思考パターンが〝心の抗体〟なのです。

間違った信念

みんなと仲良く友達にならないと**ダメ**だ。いつも穏やかで、誰からも好かれるような人間にならないと**ダメ**だ。いい大学を出ていないと**ダメ**だし、一流の会社で働いていないと**ダメ**だ。男は強くたくましくないと**ダメ**だ。泣いたら**ダメ**だ。負けたら**ダメ**だ。夫をたてないと**ダメ**だ。女は女らしくしていないと**ダメ**だ。嫁は姑にかしずかないと**ダメ**だ。**ダメ**だ。

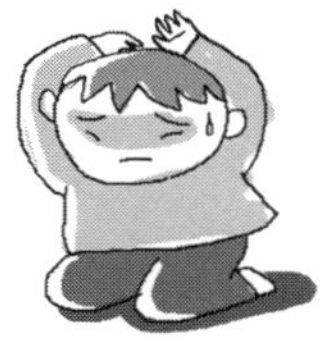

この〝心の抗体〟は、あなたがどのように生きてきたのか、育てられたのかということにつながっているのです。

原因は、こども時代かもしれません。

もしかすると、あなたのお父さん、お母さんの生い立ちにまで、さかのぼるかもしれません。

「男の子なんだから、泣いたらダメ！」

「お姉ちゃんなんだから我慢しなさい」

「勉強して、賢いね」

本当は、こどもだった〝わたし〟は大声で泣きたかったし、甘えたかったし、怒りたかったし、遊びたかったけれど、よい子であろうとして、ぐっと我慢して、感情を抑圧してしまったのです。

親としては、この子をダメにしてやろう…と思いながら、育てていたわけではありません。

たいていの親は、こどもの幸せを願って育てているものです。

最近は、虐待や育児放棄のニュースなどもよく耳にします。

しかし、その虐待や育児放棄だって「こどもを殺そう」、「ダメにしよう」と、はじめから思ってやってる人なんていないはずです。

それは心の中のインナーチャイルドがあまりにも大きすぎたための悲しい結果なのです。

こどもは親が「悪い」とは思いません。

ですから「自分が悪い」と思い込んで、知らず知らず努力してしまうのです。

こうして「自分が悪い」とすぐに思ってしまう思考パターンは、長い時間をかけて形成されていきます。

まだ小さかったあなたは、〝ありのままの自分〟ではなく、親に「こうしろ」と言われた〝型〟にはまらないと愛されないと思い込んでしまったのです。

また親自身も、あなたと同じような育て方をされたのかもしれません。

人に傷つけられたトラウマを抱えたインナーチャイルドが心の中にいると、「この人も、わたしのことをまた傷つけるかもしれない」と、簡単に人を信じられなくなっていきます。

こうしたインナーチャイルドのほかに、心の中には、怒りや悲しみ、愛されたいという感情とともに、閉じこめられたままになっているインナーチャイルドがいるのです。

だから、あなたがダメだといわれていたことをしている人を見たり、あなた自身のこどもが同じようなことをしていると、

「そんなこと、したらダメっ」

「なんでこんな人なの？」
「やめなさいっ！」
と、心の中のインナーチャイルドが叫んで「アレルギー反応」を起こします。

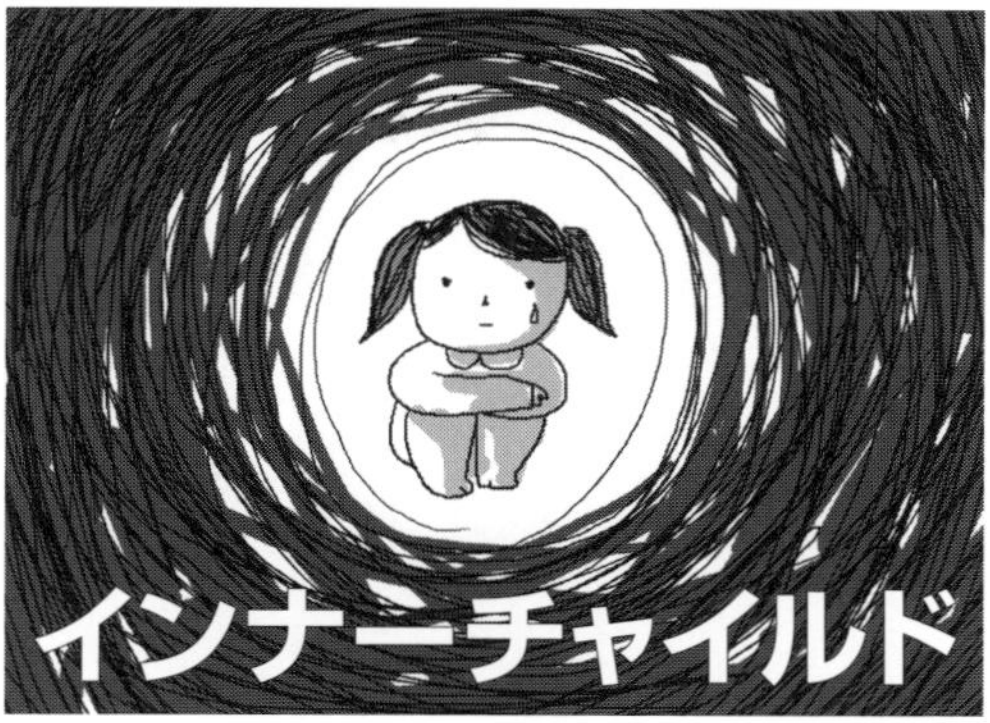

インナーチャイルドをつくらない子育てって？

ストレートに愛情を受け取れない、伝わっていないのがインナーチャイルドのもと。

例えば…「勉強しなさい！」と言うのって、親にしてみれば心配だから。

こどもにしてみれば、「ウルサイナ～」（自分が勉強できないと思ってるんだろうな…）。

小さな子が車道に飛び出した！
「あぶないっ‼」　バシッ
これってよく見る光景ではないでしょうか？

こども↓「ぼくってダメな子なんだ～」
母　親↓「（大事なあなたが、車にぶつかりでもしたらお母さんは悲しい）だから止まりなさいっていってるでしょ」

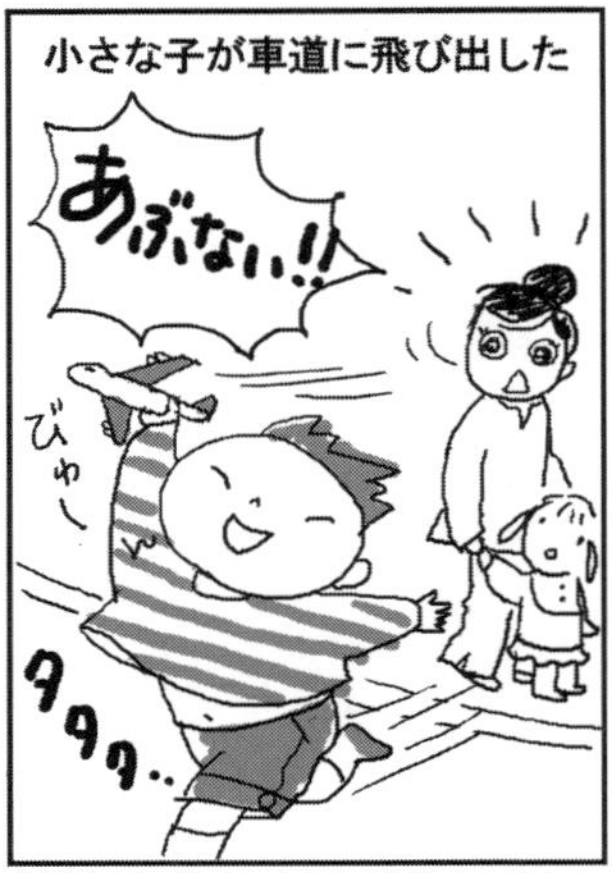

こどもに伝えなくてはならない一番大事な部分を省略して単にしかることによって、〝失敗→叱責→自己卑下→失敗〟の悪循環を生みだしてしまっているのです。

こどもが悲しいときに、受け止めて思い切り泣かせてあげることって、大切です。

でも世間の目も気になってしまう。

「わたしってダメな母親って思われるかも…」という恐怖もありますよね。

でも、どなってしまっても、ひっぱたいてしまっても、こどもに気持ちを伝えることを忘れないでください！

きちんと親が自分と向き合って、自分の気持ちに気がつけば、新たなインナーチャイルドは生まれないのです。

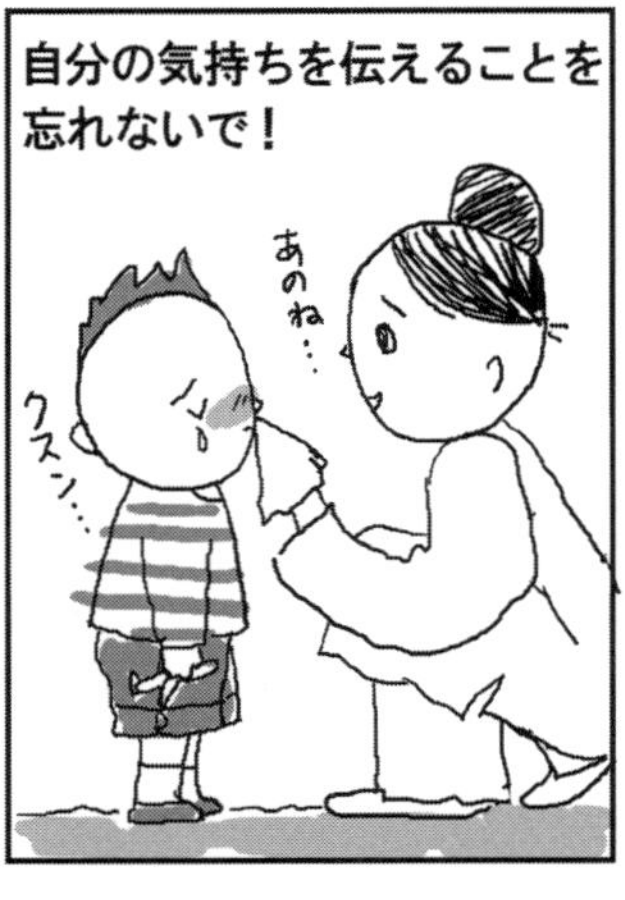

誰だって、子育てをしているとイライラすることもあるし、感情的になってしまうこともあります。

でも自分を責めないで。

そんなときは、一歩立ち止まって「あのね…」って、話しかけてみてください。

二人の〝わたし〟の葛藤
――虐待・育児放棄の真犯人

でも〝今〟を生きている、大人になったあなたは苦しんで、悩みます。

「どうしてわたしって、こんな性格してるんだろう?」

「自分って最低…」

「なんでこどもに、親と同じように怒ってしまうのだろう?」

そうして、ものすごく葛藤してしまうのです。

自分を責めて、責めて、責めまくってしまうのです。


そのような自分自身による責め苦が、体に影響しないはずがありません。

それは自分の中に〝責めてしまう〟というクセができてしまっているのです。

ですから「あ、わたしには、そういうクセがあるんだな」と、まず意識してみてください。

「インナーチャイルド」が心の中にいると、どうなるのでしょう。

大人になったあなたの頭では「これは、おかしい!」、「やめないとダメだ!」と理解できますが、心の中に置いてけぼりにした〝小さなあなた＝インナーチャイルド〟には、それが理解できないので、反応してしまうのです。

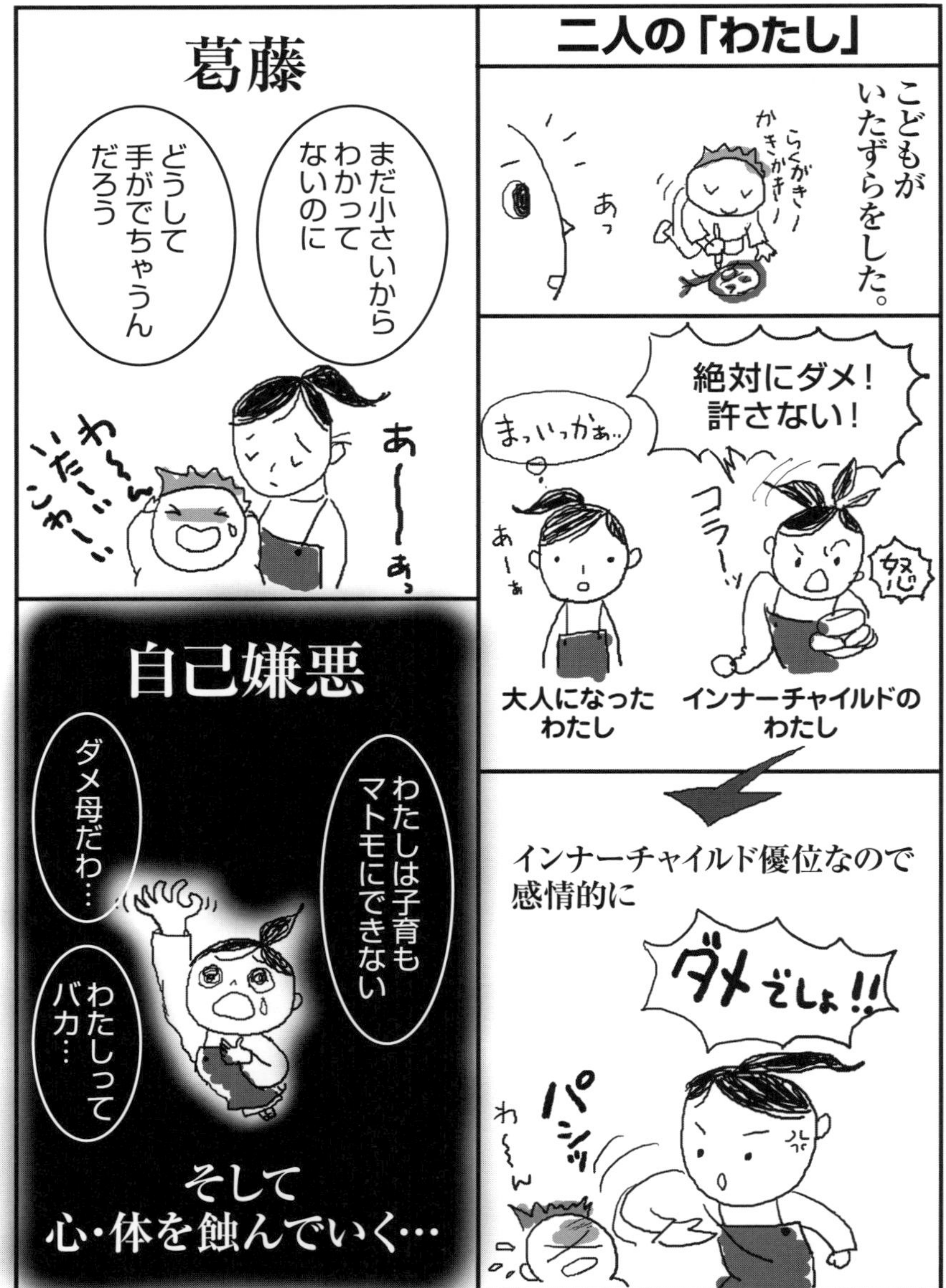
二人の「わたし」
こどもがいたずらをした。
らくがき〜!
かきかき〜!
あっ
絶対にダメ！許さない！
まぁいっかぁ…
コラ〜ッ
怒
あ〜ぁ
大人になったわたし
インナーチャイルドのわたし
インナーチャイルド優位なので感情的に
ダメでしょ!!
パシッ
わ〜ん
葛藤
まだ小さいからわかってないのに
どうして手がでちゃうんだろう
わ〜ん いた〜い
あ〜あっ
自己嫌悪
わたしは子育もマトモにできない
ダメ母だわ…
わたしってバカ…
そして
心・体を蝕んでいく…

心の中に〝インナーチャイルド〟がいると、バイタルフォースの流れに滞りができます。

置き去りにされた〝インナーチャイルド〟はそこから出してもらいたくて、誰かに対する〝怒り〟や〝悲しみ〟といった感情や、〝頭痛〟、〝腹痛〟などの体の症状として知らせます。

しかし自分に正直になれず「わたしはこうあるべきだ」という仮面をつけたまま生きていると、やがて感情は抑圧されてしまうのです。

行き場を失ってしまった感情は、やがて心や体の内部で滞ってしまいます。そして恐ろしいマヤズムが目を覚ましてしまいます。滞ってしまった感情が、慢性疾患をつくっていくのです。

そんな人がホメオパシーのレメディーをとると、そのような自分が抑えていた感情が噴出してくることがあります。

そういうときは、

「この怒りはどこからきているのかな?」

「この悲しみの根っこって何なんだろう?」

「どうしてわたしは、人を信じられないの?」

「どうしてなんだろう?」

と、自分の心の中をじっくりのぞくことが必要となってきます。

インナーチャイルドの解放

「これは、わたしがこどものころ、父親にメチャクチャ怒られたときに感じたのと同じ気持ちだ……」

「お母さんは、わたしにあんなひどいことを言ったなぁ」

「わたしがぐっと我慢したときの、あの感情だ」

いろいろつらかったことを思い出すかもしれません。

しかしその感情を思い出せば、とらわれていた気持ちは、やがて解放されるでしょう。

原因に気がつくというのは、バイタルフォースの中で滞っている部分がわかるということなのです。

「お父さんを尊敬しなくてはいけない」→「あのときのお父さん！　サイテー！　嫌いだ」

「お姉ちゃんだから、わたしは我慢しないとダメ」→「お母さん、もっとわたしも抱っこして」

「勉強してまじめにしないと」→「そんなの嫌だ、遊びたいよ！」

と、そのときの本当の気持ちに気がつくのです。

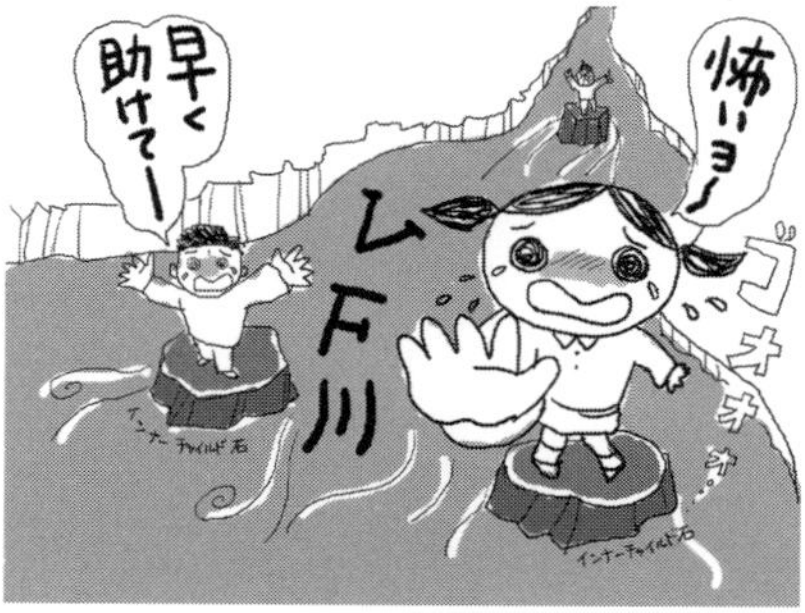

「育ててくれた親のことを、こんなふうに考えるなんて、わたしってひどすぎる」と思う必要は全くありません。

一度、自分の本当の気持ちに正直になってみるのです。

「わたしはもっともっと愛されたかった。甘えたかったのに」

「どうしてお母さんはお兄ちゃんばっかりかわいがって、わたしを見なかったの？」

「受験勉強ばかりじゃなくて、自分の好きなこともしたかったのに」

本当の気持ちを認めることができたとき、初めて抑えていた怒り、悲しみが出てきます。

体に例えると、それは排出のために〝発熱〟している状態です。

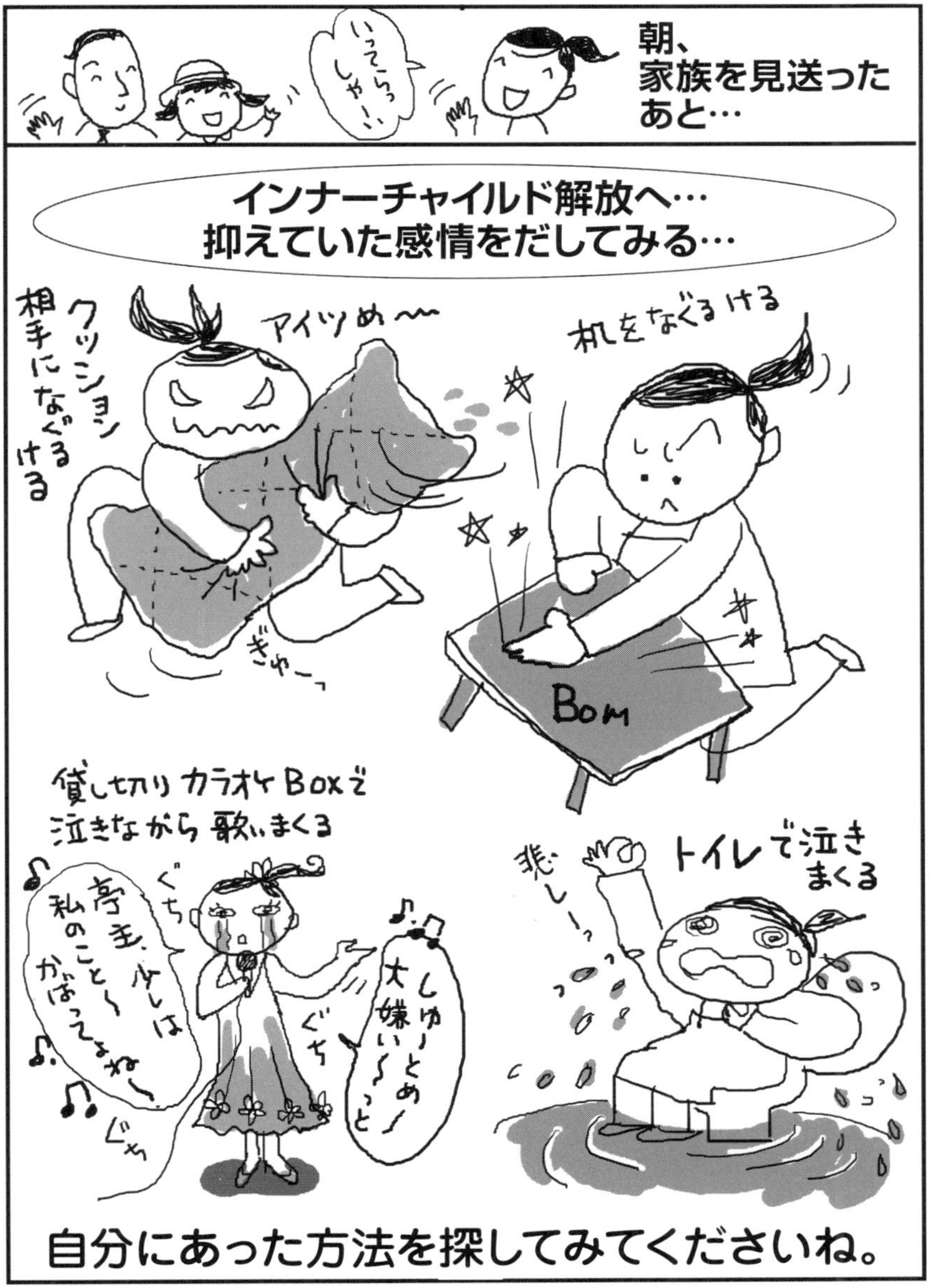
朝、
家族を見送ったあと…
いってらっしゃ〜い
インナーチャイルド解放へ…
抑えていた感情をだしてみる…
クッション相手になぐるける
アイツめ〜〜
ぎゃーっ
机をなぐるける
BOM
貸し切りカラオケBOXで
泣きながら歌いまくる
亭主、少しは
私のこと〜
かばってよね〜
ぐち
ぐち
しゅーとめ！
大嫌い〜〜っと
ぐち
トイレで泣き
まくる
悲しーっ
自分にあった方法を探してみてくださいね。

ものすごい怒りが出てきたり、泣きたくなったら、どこか一人になれるところで、思い切り感情を出してください。一人になることができないのなら、ひっそりとトイレでもいいのです。

こどもが眠ってから、枕に向かって怒りをぶつけるのもおすすめです。

そのときは、苦しいかもしれません。

しかし発熱して病気から回復したあとは、体も頭もすごく爽快になるものです。

思い切り怒って、泣いたあとも、気分がすっきりします。

そうやって感情を排出し、心の中のインナーチャイルドが消えていくと、ありのままに自分や人をみることができるようになります。

以前だったら、カッと怒ったり、悲しんでいたようなことがあったとしても、心がいちいちその事柄に対して反応しなくなるのです。

心の中の〝こだわり〟という名の石が消えると、大河のようにバイタルフォースも悠々と流れるようになります。

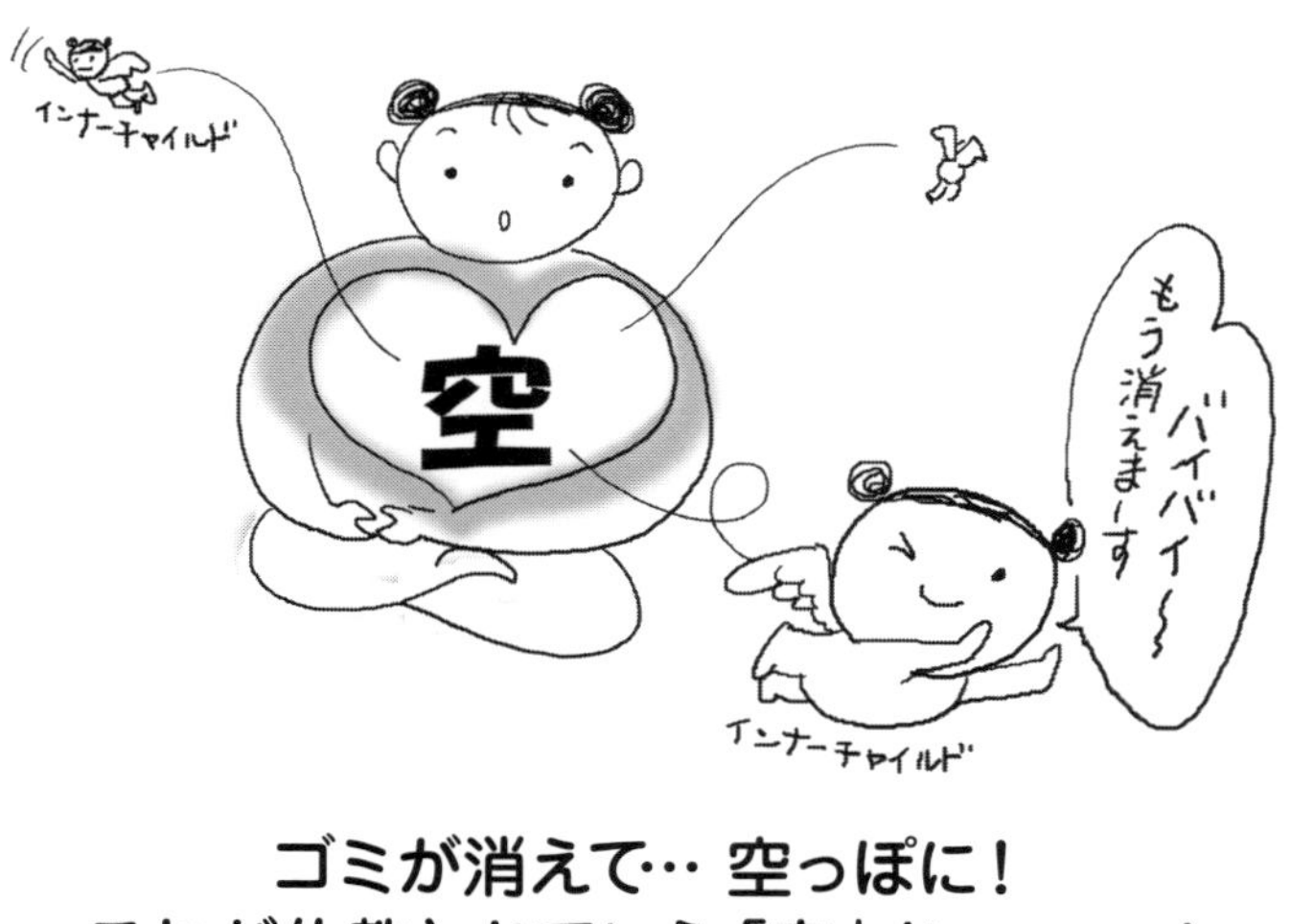

ゴミが消えて… 空っぽに！
これが仏教とかでいう「空」かぁ〜〜〜！

これは仏教でいう〝空〟という状態なのかもしれません。

いろんな感情のゴミが消えて、心が空っぽになると、何事にもとらわれず生きていけるのです。

「わたしは、このままでいいんだ」ということが自然にわかります。

すると、ほかの人に対しても、「あ、このままでいいのか～」とわかるのです。

こうしてありのままの自分を愛せると、ほかの人に対しても同じ心がもてるようになります。

自分のこどものことも、親のことも、そのままに愛することができるのです。

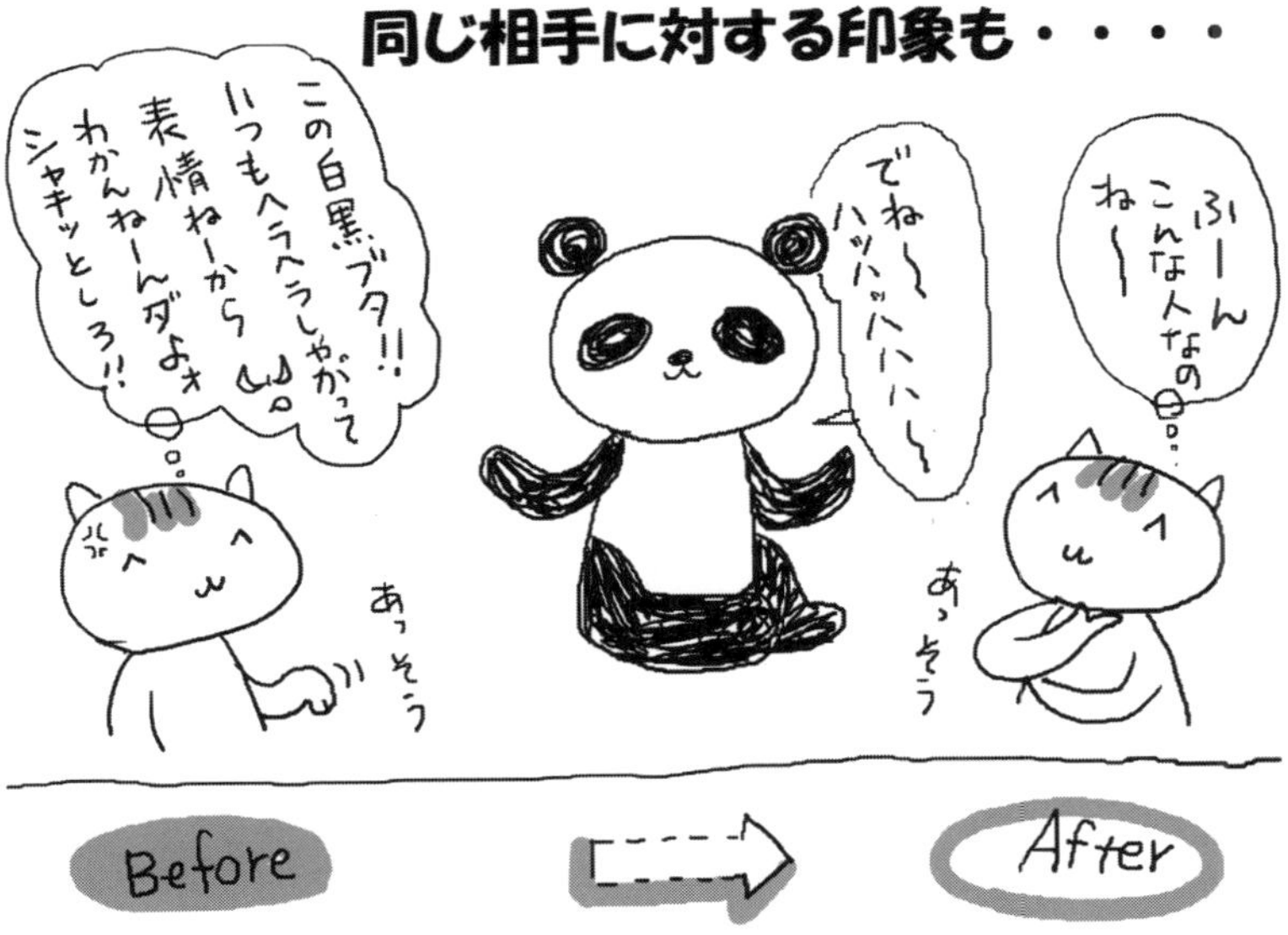
同じ相手に対する印象も・・・・
ふーん こんな人なのね～
でね～ ハッハッハハハ～
あっそう
この白黒ブタ!! いつもヘラヘラしやがって 表情ねーから わかんねーんダよォ シャキッとしろ!!
あっそう
Before
After

インナーチャイルドの連鎖を断ち切る!

ですから〝インナーチャイルド〟を放置していると、〝インナーチャイルド〟が〝インナーチャイルド〟を生み出す結果になってしまいます。

虐待する家庭では、親子代々で同じようなパターンを繰り返していることがあります。

親が抱えているインナーチャイルドのパターンは、自分が自分で気がつかないかぎり、やがてこどもにも引き継がれてしまいます。

ホメオパシーの相談会を見学していても、すべてではありませんが、「親の問題をこどもが表現している」と思われるケースがあります。

そのパターンの連鎖を断ち切ることができるのは、ほかの誰でもないあなた自身なのです。

ホメオパシー療法では、同種のレメディーによって、不自然な状態に陥っている体・心・魂から、あなた自身が〝気づき〟へと自分を導きます。

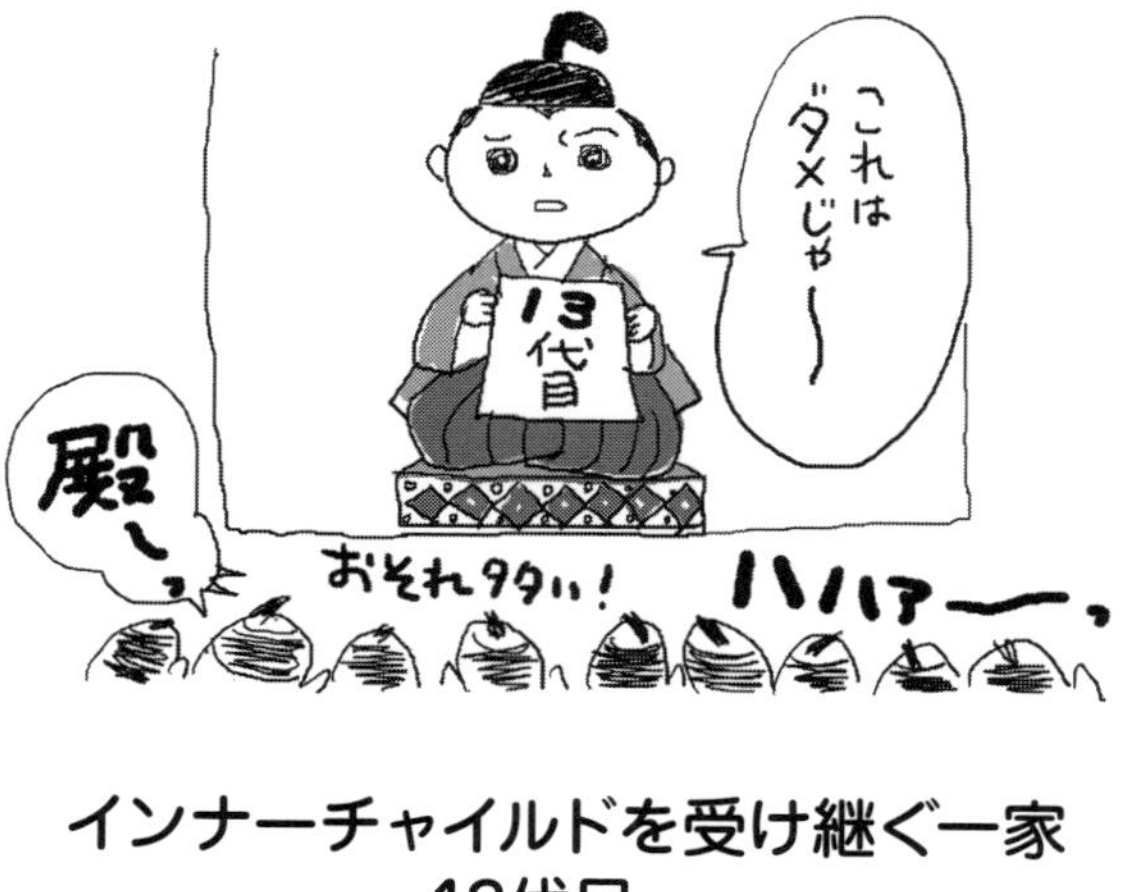
これはダメじゃ〜〜
13代目
殿〜
おそれ多い!
ハハァ〜〜

インナーチャイルドを受け継ぐ一家
13代目…

よ〜〜く、自分自身を観察してみてください。

あなたの怒り方や反応の仕方が、あなたの親とそっくり…だったりしませんか？

親が「こうすれば、きっと幸せになれる」と思い込んでいることが、実はこどもにとっては重荷であったり、足かせになっていることもあります。

よくよくその原因を探っていくと、親自身がかなえられなかった夢や、コンプレックスを、こどもの育て方や教育に反映させていることがあります。

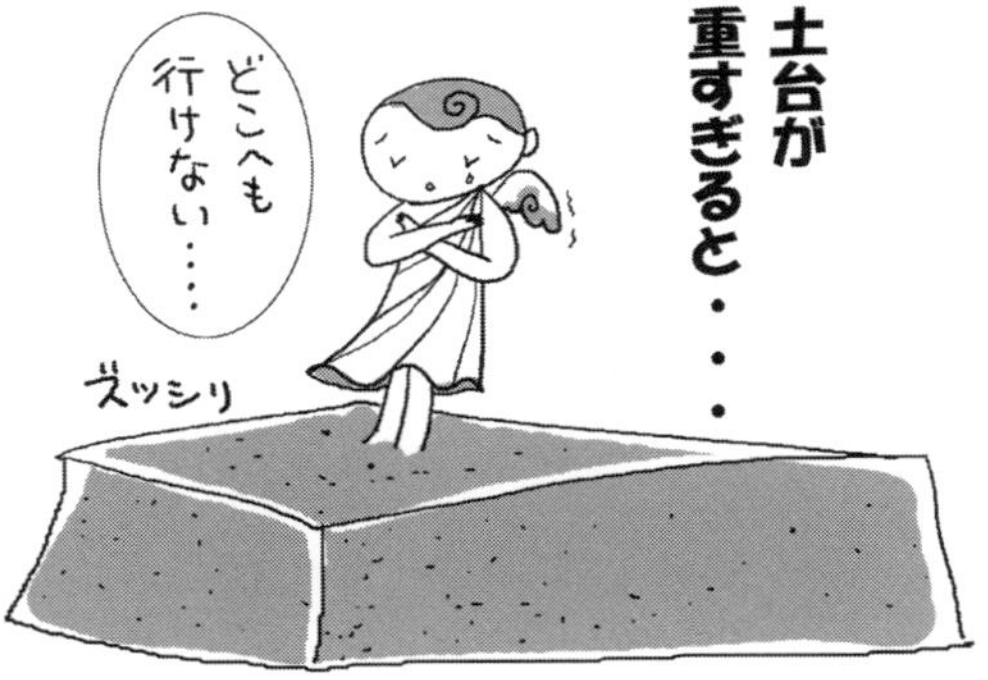
土台が重すぎると・・・
どこへも行けない・・・・
ズッシリ

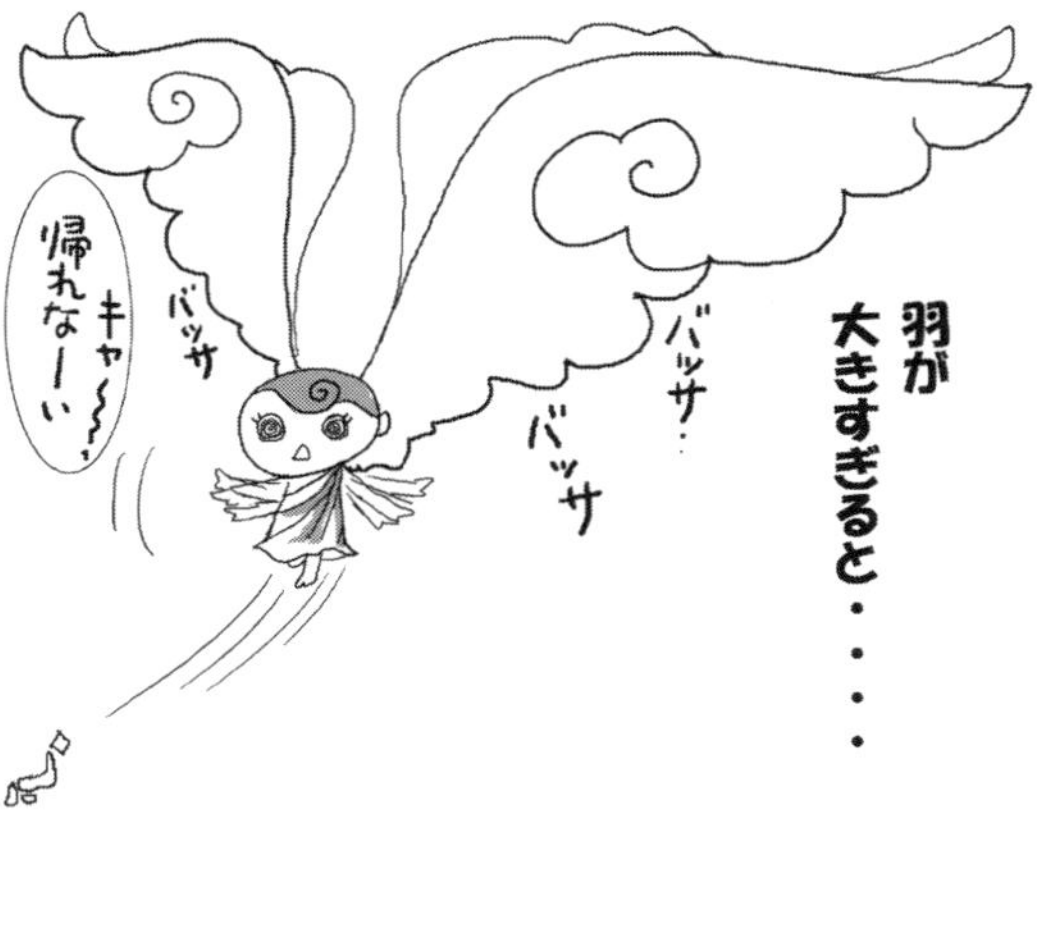
羽が大きすぎると・・・・
キャ〜〜、帰れなーい
バッサ
バッサ・・
バッサ

キリスト教の教えの中で、

「親の役割はこどもにしっかりとした土台と自由にははばたける羽を与えること」というものがあります。

土台が重すぎては、こどもは羽ばたくことはできませんし、羽が大きすぎると、どこかに飛んでいったきり帰ってこられなくなってしまいます。

日本の社会問題にもなっている「パラサイトシングル」や「ニート」は、土台が重すぎた結果なのかもしれません。

また多くの人が海外へ気軽に行く時代になりました。しかし、なかには〝自分探し〟をしにいったきり、いつまでも帰ってこない、ドラッグなどに溺れてしまい帰ってこられなくなっている若者たちも多く存在しています。これは羽が大きすぎたのかもしれません。

それには、まず親のインナーチャイルドを解放することが先決！

ありのままの自分を愛することができるようになって、ありのままのこどもを認めて愛することができるのです！

自由に羽ばたける程よい羽と
しっかりした程よい土台

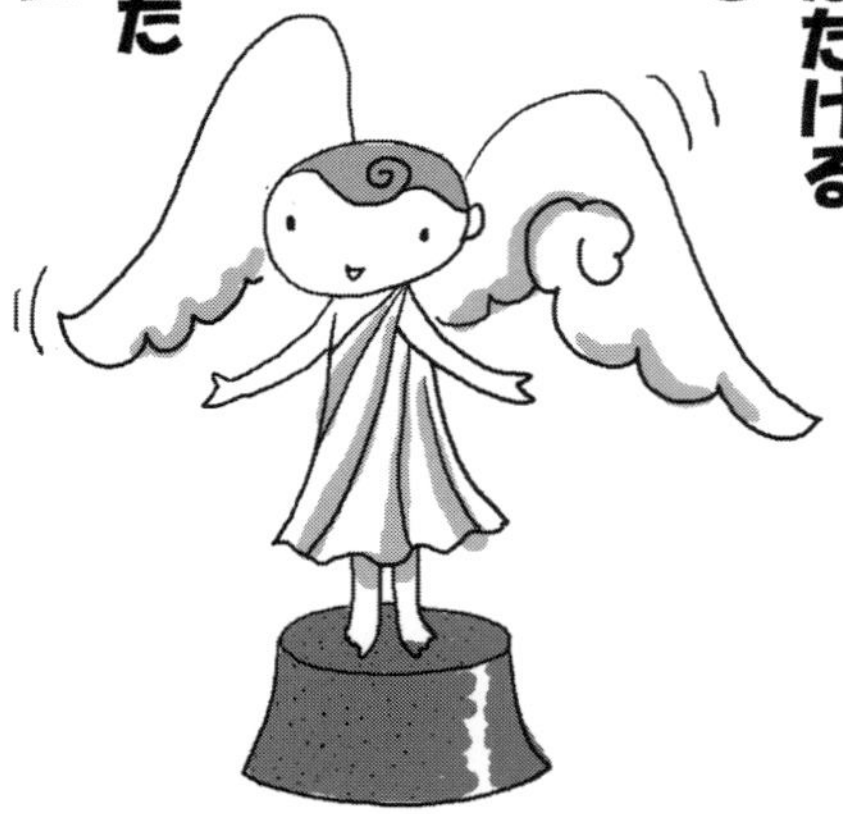

レメディーで自分のこだわりを解放！

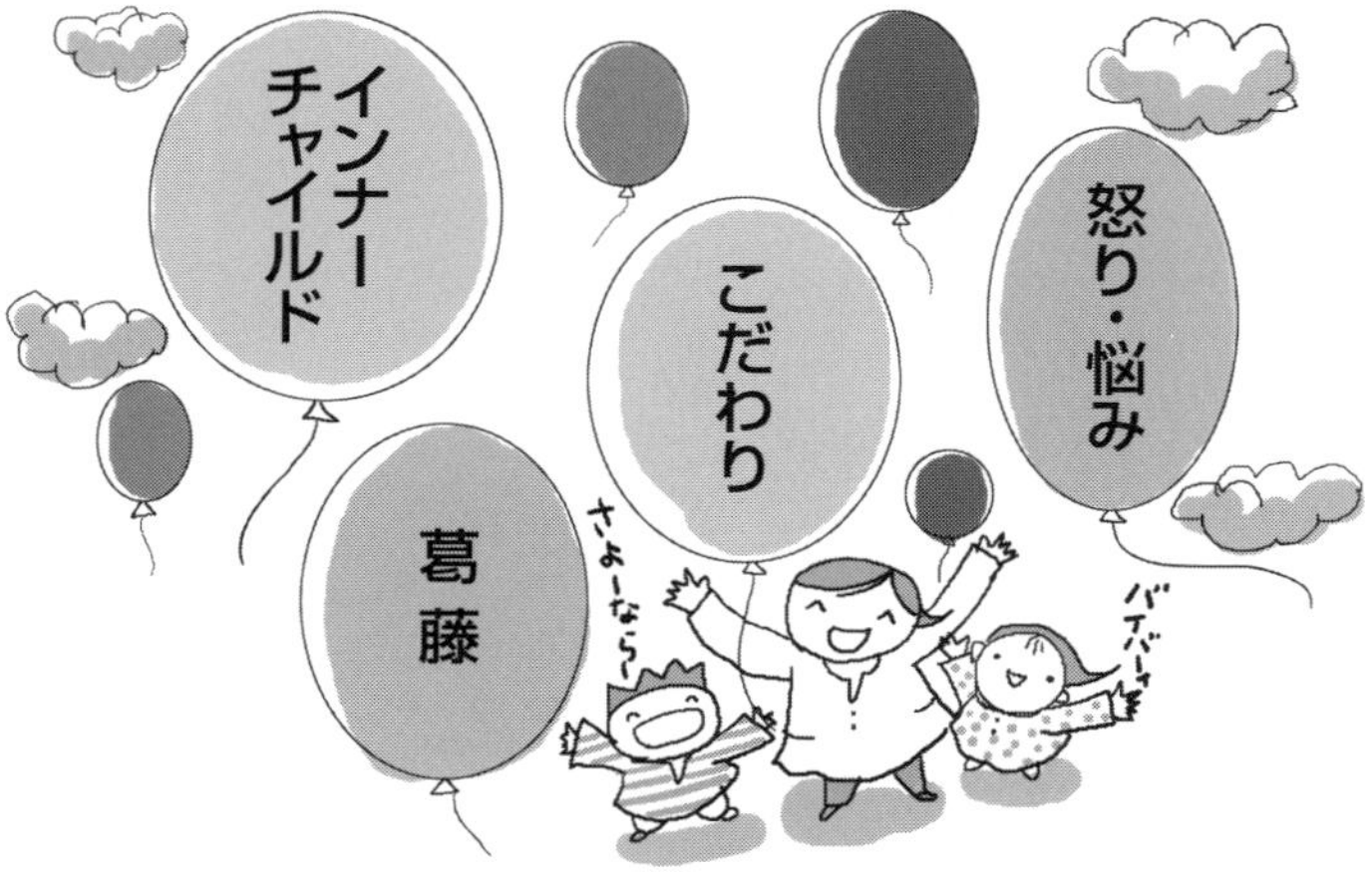
インナーチャイルド
こだわり
怒り・悩み
葛藤
さよーなら～
バイバーイ

子育てに悩んでいるなら…　まず「自分」から。

心の〝免疫力〟

「人を殺してはいけない」
「こどもやお年寄りを大切に」
「困っている人を助ける」
という様な世界共通の道徳観念があります。

こういった良識は心の〝免疫〟です。

心の免疫は何が自然で正しいのか、何が不自然で正しくないのか、あるいは何が真実で何が偽りであるかを見分ける力です。

体の免疫は、**体に必要なもの（＝自己）か、そうでないもの（＝非自己、例：ばい菌など）か**を判別する働きのことでしたよね…。

発熱や炎症などの症状を薬で不自然に抑え続けると、異物（＝非自己）を押し出すことができなくなってしまいます。

そうすると異物（＝非自己）を自己とする方向で適応しなければならず、いつの間にか体の免疫力が弱くなってしまいます。

そして免疫力が弱りすぎると、病原菌が体の中に入り込んでも、体は防御反応としての症状である発熱や下痢などの症状を出せなくなってしまうことがあるのです。

異物を異物として認識できなくなってしまっていて、自己治癒力が働かなくなってしまっているのです。

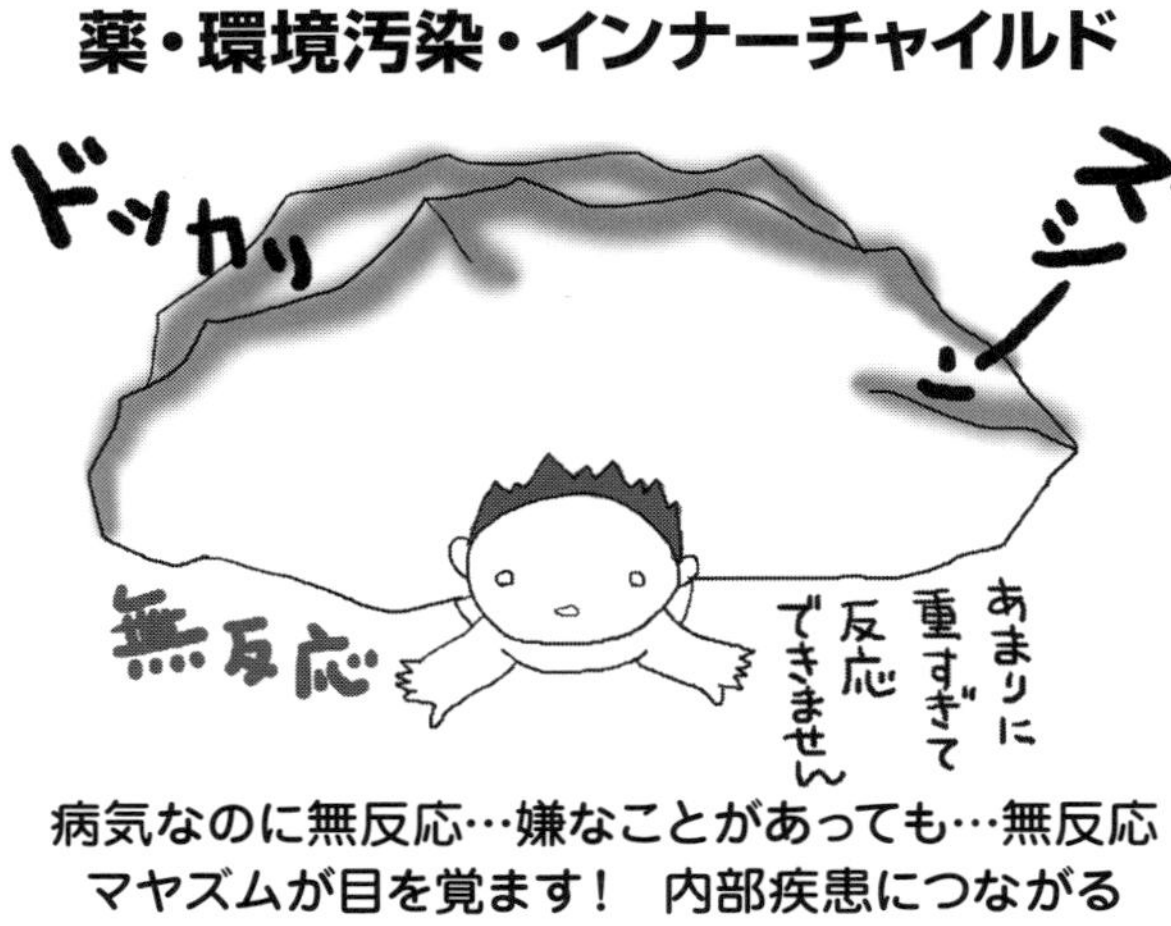

薬・環境汚染・インナーチャイルド
ドッカリ
ズシーン
無反応
あまりに重すぎて反応できません
病気なのに無反応…嫌なことがあっても…無反応
マヤズムが目を覚ます！　内部疾患につながる

あまりの負荷に、体が正直に反応できなくなっているともいえます。

そしてマヤズムが眠りから目を覚まし、疾患をつくっていきます。

インナーチャイルドも抑圧したままにしておくと、同じようなことが起こります。

心の異物（＝こだわり）が自己となってしまい、追い出すことができなくなってしまい、心の免疫力がだんだん弱くなって、何が自然で正しいのか、何が不自然で正しくないのかを、まともに判断できなくなってしまいます。

間違ったことをしていても、
「自分には関係ないし…」
「ほかの人がそうしてるから、自分もそうしておこう」
「本当の意見は言わないでおこう」
「それでいいのだ」
というふうに、自分をごまかすようになってしまいます。

こういうことをしていると、だんだんと、心と魂が病んでいってしまうのです。

心・魂の病気の場合のほうが、マヤズムが目を覚ますと、恐ろしい結果になってしまいます。

現在、「なぜ？　どうして？」と思わず問いかけてしまうような、無差別殺人や残虐な事件が、日本を含め、世界中で起こっています。

何が自然（善）で何が不自然（悪）かの判断ができなくなってしまっているからです。

これは心の免疫力が落ちてしまい、魂が病んでしまったことと関係しています。

魂の病気

魂が病むことを、英語では「spiritual pain（スピリチュアルペイン）」と表現します。これは精神医学用語でも使われている言葉です。

ＷＨＯ（世界保健機構）によると、「健康というのは、病気や欠陥がないというだけではなく、肉体、精神、社会の、すべてが満たされた状態のことを表す」と定義されています。

原　文：**Health is a state of complete physical, mental and social well-being and not merely the absence of disease or infirmity.**

1998年に開かれたＷＨＯの会議では、「**魂の**（＝スピリチュアル）**真に幸せな状態**」という言葉を付け加えることが提案されました。

原　文：**Health is a dynamic state of complete physical, mental, spiritual and social well-being and not merely the absence of disease or infirmity.**

提案は賛成22・反対０・棄権８で採択されましたが、審議の緊急性がほかの件に比べて低いことなどから、そのままになっているそうです。

この考えは、ホメオパシーの体・心・魂が三位一体とする考えと全く同じです。

そして健康というのは、体・心・魂が満たされていて、そして幸せな社会生活をおくっていることであるというのが、世界的にも共通した考えだということがわかります。

ホメオパシーは、体や精神だけでなく魂にまで響く療法なのです。

解決の鍵は自分がもっている

「**天は乗り超えられない試練を与えない**」という言葉があります。

ものすごく大変なことが起こるというのは、自分に変化が必要なときなのかもしれません。

自分の心の底をのぞくというのは、時に悲しく、つらいこともあります。

しかし、それを行うことができるときというのは、もっと大きく成長できるチャンスでもあるのです。

ホメオパシーは、あなたが自らつくり出してしまった心の傷（インナーチャイルド）に、同種のレメディーを投与することによって、自らインナーチャイルドに気づき、自分のもっている力で癒されていくという療法です。

「生きるのがつらい」のは、親のせいでも、誰かのせいでもないし、あなた自身のせいでもありません。あなた自身を責めないでください。

それは、あなたに自分を責めてしまうクセができてしまっているだけなのです。

問題の〝答え〟は、いつでも〝自分の中〟にあるのです。

「苦しいな」と思ったら、ホメオパスに会いにいってみてください（P.186）。

ホメオパスが相談にのり、最同種のレメディーを探してサポートします。

病気を治すのは、あなた自身です。

そして、その心のドアを開ける鍵をもっているのも、あなた自身なのです。

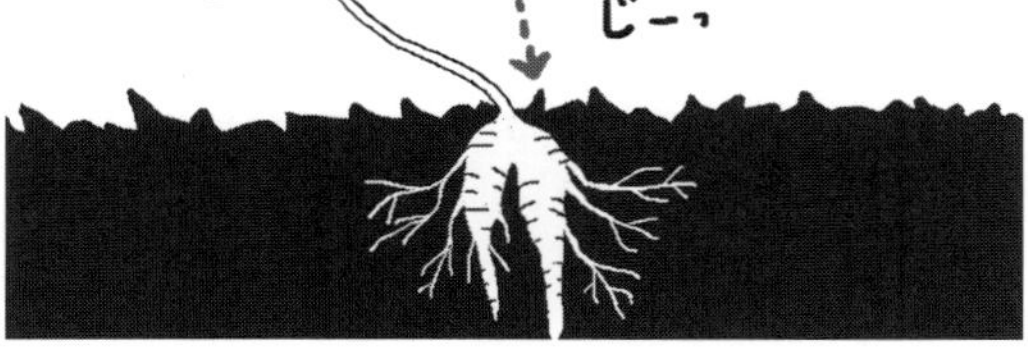

自分の根っこを見つめることも必要になってくる

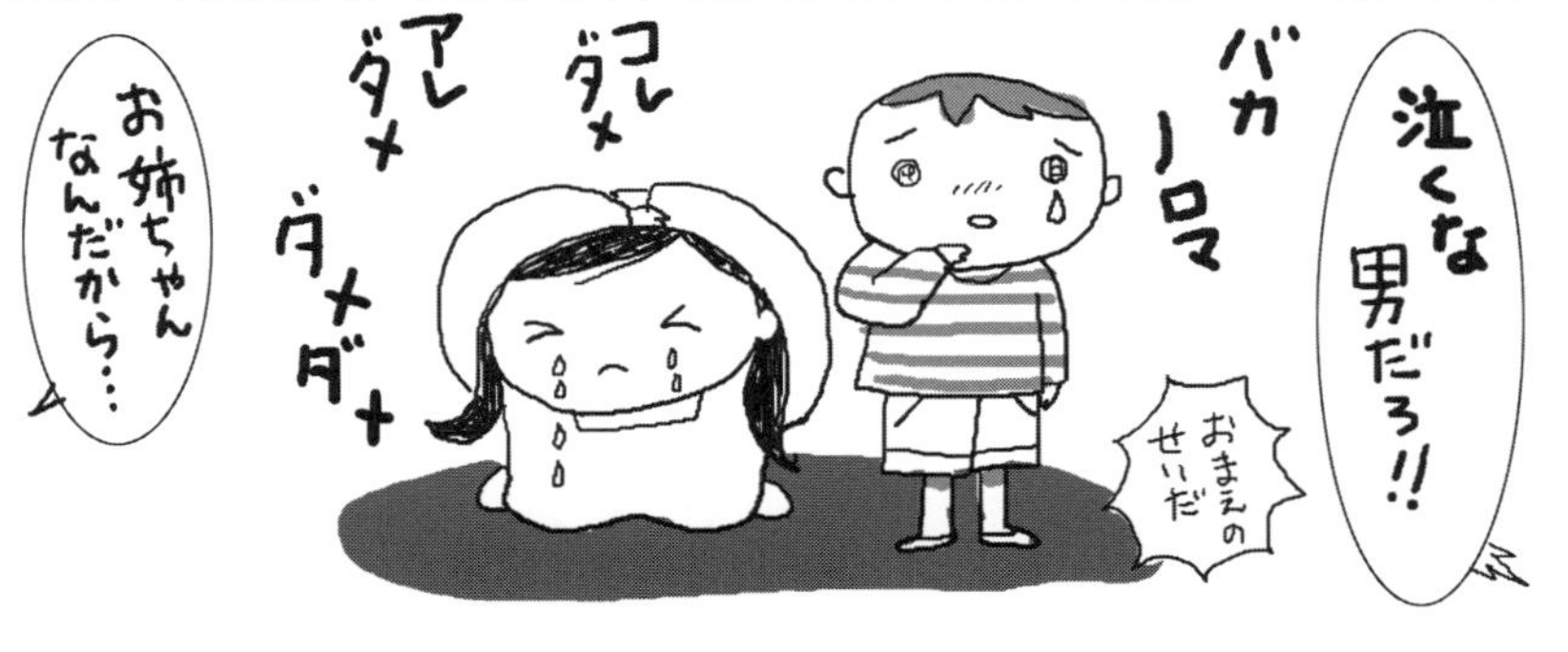
泣くな男だろ!!
おまえのせいだ
バカノロマ
コレダメ
アレダメ
ダメダメ
お姉ちゃんなんだから…

両親から激しく非難・制限・虐待されて育った

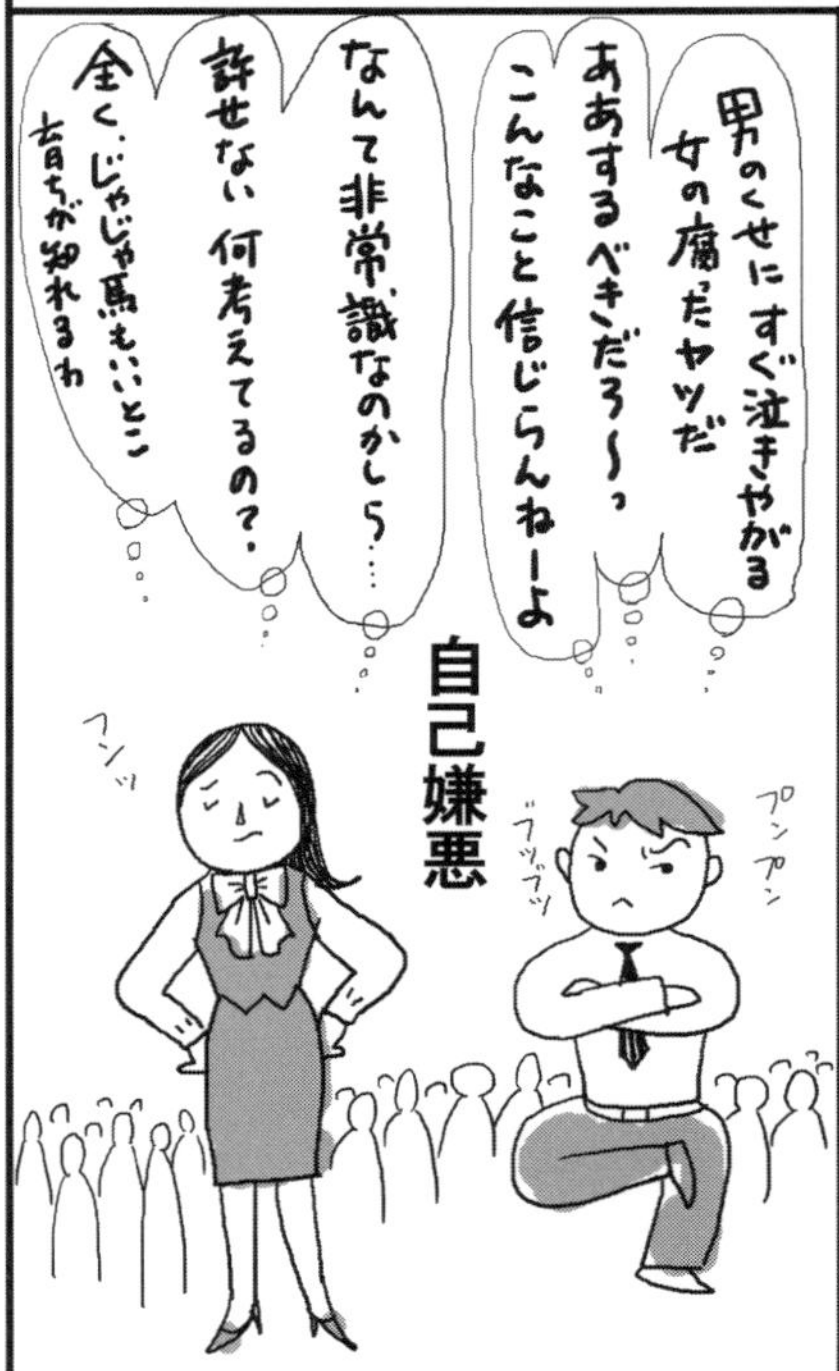
男のくせにすぐ泣きやがる
女の腐ったヤツだ
ああするべきだろ〜っ
こんなこと信じらんねーよ
なんて非常識なのかしら…
許せない 何考えてるの?
全く、じゃじゃ馬もいいとこ
育ちが知れるわ
自己嫌悪
プンプン
ブツブツ
フンッ

心のアレルギー反応

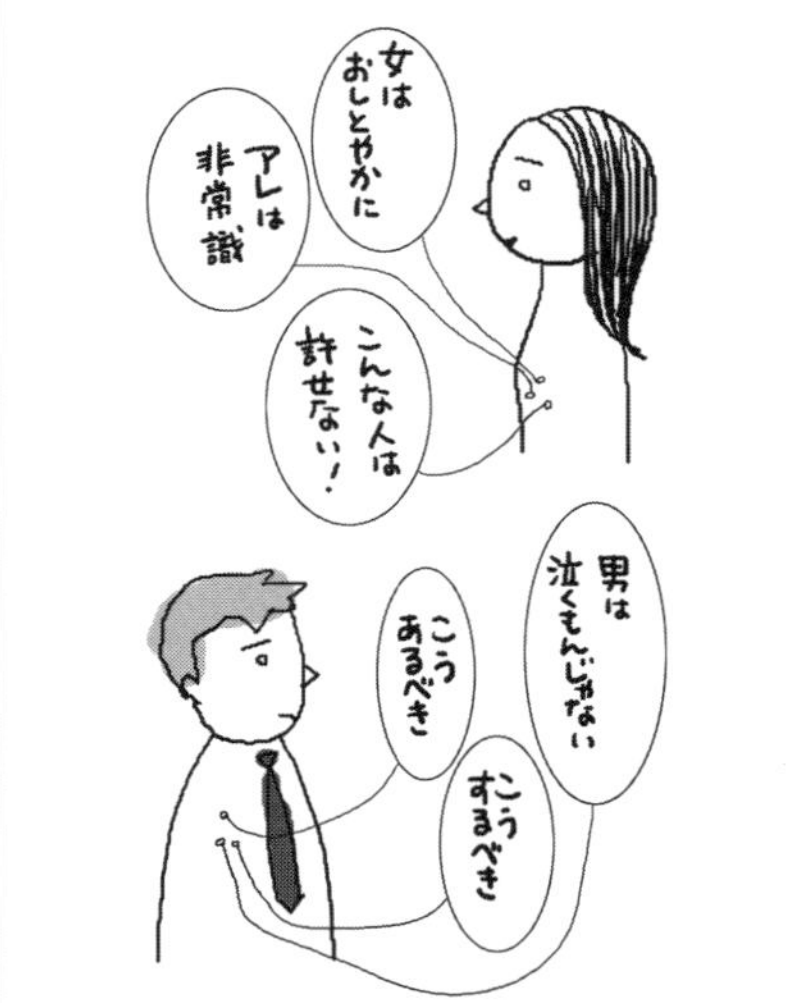
女はおしとやかに
アレは非常識
こんな人は許せない!
男は泣くもんじゃない
こうあるべき
こうするべき

「こうあるべき、あれは非常識、
こういう人は許せない」
という考え方
||
異物がいっぱい

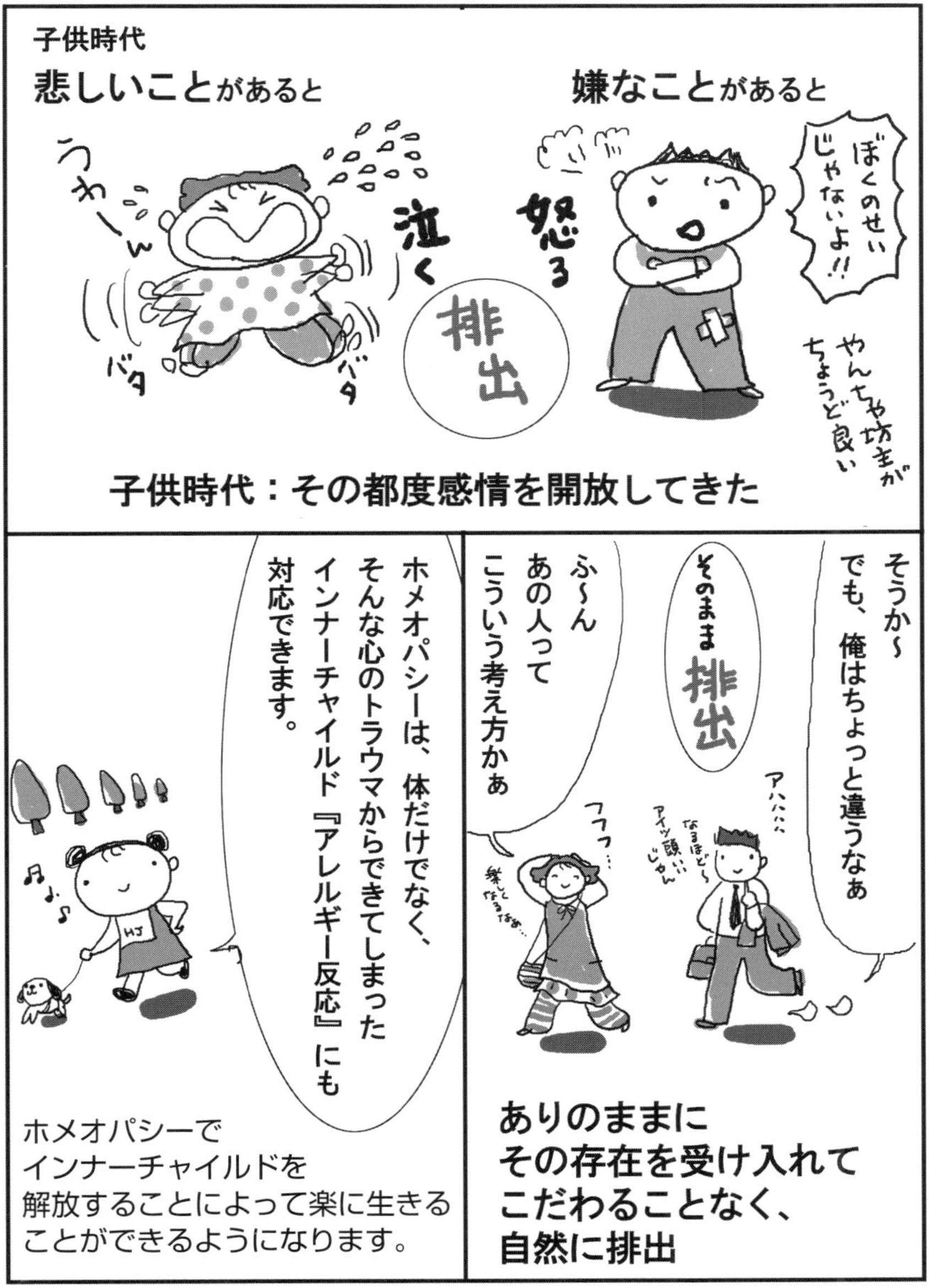
子供時代
悲しいことがあると
うわ～ん
泣く
バタ
バタ
排出
嫌なことがあると
怒る
ぼくのせいじゃないよ!!
やんちゃ坊主がちょうど良い
子供時代：その都度感情を開放してきた
そうか～
でも、俺はちょっと違うなぁ
そのまま
排出
ふ～ん
あの人って
こういう考え方かぁ
アハハハ…
なるほど～
アイツ頭いいじゃん
フフフ…
ありのままに
その存在を受け入れて
こだわることなく、
自然に排出
ホメオパシーは、体だけでなく、
そんな心のトラウマからできてしまった
インナーチャイルド『アレルギー反応』にも
対応できます。
HJ
ホメオパシーで
インナーチャイルドを
解放することによって楽に生きる
ことができるようになります。

第3章

ホメオパシーのある生活

この章では、「ホメオパスに会いにいってみたいなぁ」、「でも、なんか不安…どんな感じなのかな?」などと思っている方の疑問に答えます。

ホメオパスに会いに…

ホメオパシーは心と体のさまざまなことに幅広く対応しています。

ホメオパスを選ぶときには、緊急時の対応や、相談会やホメオパシーの講座などへの通いやすさを考えて、なるべく自分の住んでいる地域のホメオパスを探してみてください。

ホメオパスのいない地域でしたら、インターネットやスカイプなどを使った通信相談もあります。

また面と向かって話をするのはどうしても苦手だな…という場合も、ファックスやメールを使った通信相談が利用できます。

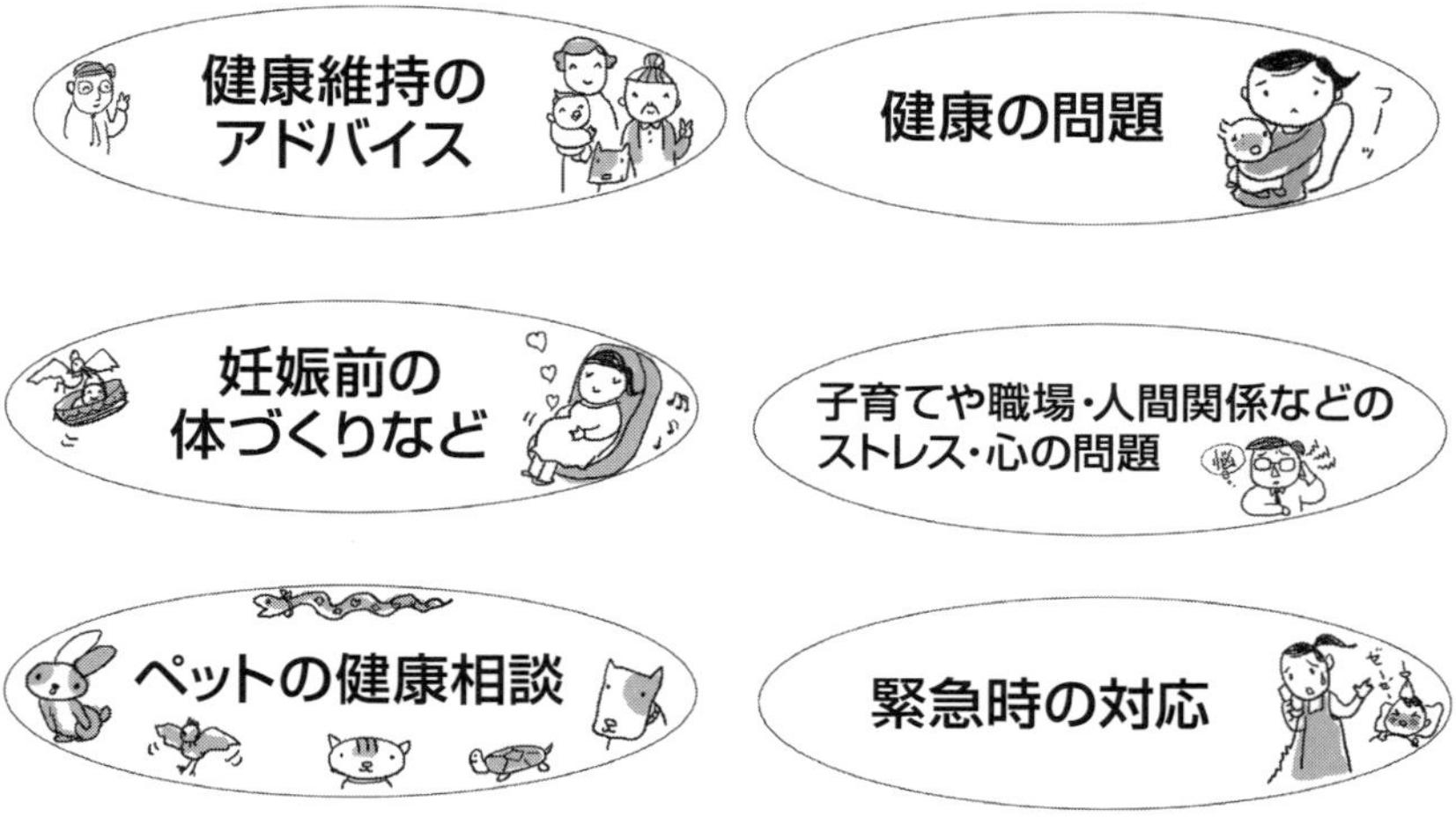
健康の問題
健康維持のアドバイス
子育てや職場・人間関係などのストレス・心の問題
妊娠前の体づくりなど
緊急時の対応
ペットの健康相談

ホメオパスとあなたの相性なども大切です。

ホメオパスを選ぶにあたっては、「本当にこの人は信頼できるなぁ」と思える人がベストです。

お友達のおすすめのホメオパスでも、「なんかこの人は、わたしには合わない」、「嫌な感じがするなぁ」と少しでも感じるなら、別のホメオパスを探してみてください。

女性が産婦人科医や助産師さんを選ぶのに似ているかもしれません。

まず実際にホメオパスが開催しているセミナーに参加してみたり、インターネットで探してから、口コミなどで評判のいい自分に合いそうなホメオパスの情報を集めましょう。

http://www.homoeopathy-center.org/

日本ホメオパシーセンターでは、日本ホメオパシー医学協会（JPHMA）認定ホメオパスによる健康相談を全国310か所（2017年6月1日現在）で行っています。

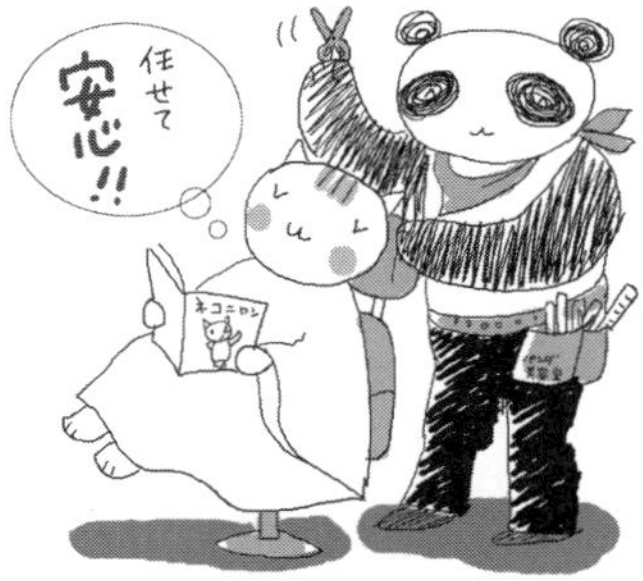

相性のいい美容師さんを探すのにも似ているかも

各センターでの
健康相談の詳細については、
直接各センターまで
お問い合わせください。
(P. 223 参照)

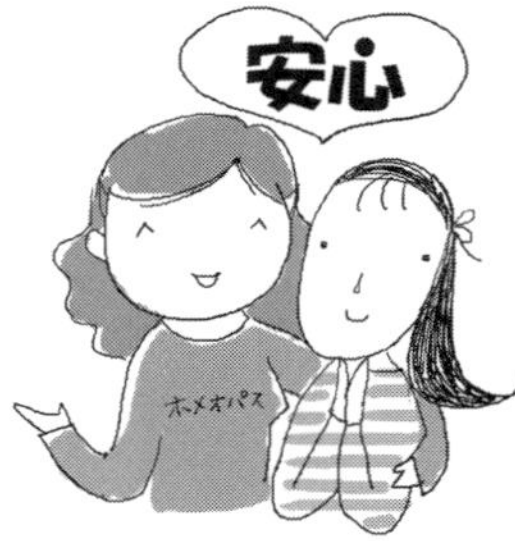

ホメオパスとの信頼関係が大切！

- 同じ地域のホメオパスがおすすめ
- 自分が信頼できるかどうか
- セミナーなどに参加してみる
- 口コミなどを参考に
- HPがあれば、チェック！
- ホメオパシーセンターに電話してみる

質問票が届いたら…

ホメオパスの診察を受けるときには、たいてい前もって質問票とタイムライン（胎児期から現在までの生い立ち・病歴やショックだった事件などを記載する）が渡されます。

質問票の内容はホメオパスによって異なります。

たいていは、
名前や生年月日、出生体重・身長、現在の体重・身長・などのほかに
主訴は何か？

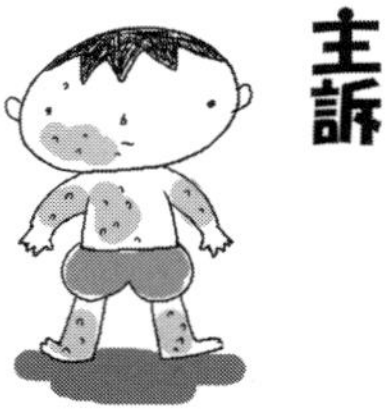

どの場所か？
どのような症状なのか？
どのくらいの期間で患っているのか？

いつ具合が悪くなるのか、
どのようにしたらよくなるのか？
具合の悪くなる時間・よくなる時間

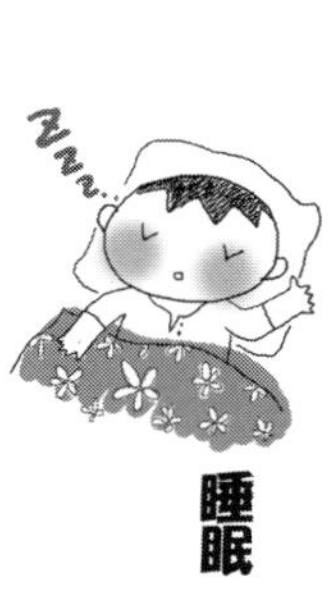

睡眠は？
排便・排尿は？
発汗は？
今まで使ったことのある薬・手術・予防接種の有無
両親・兄弟、祖父母の病歴など
今までで一番ショックな出来事・
悲しかった出来事・事故・けがなど

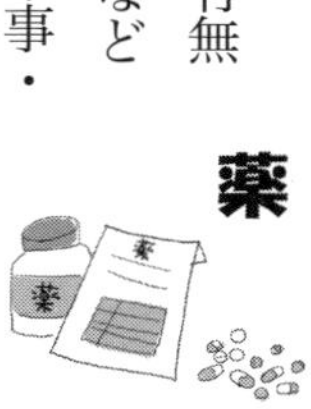

好きな季節・嫌いな季節
食欲・喉の渇き
好きな食べ物・嫌いな食べ物
山と海　どちらが好きか？
よくみる夢

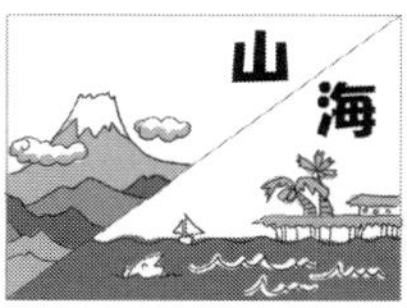

音楽を聴くのは好きか？

どのような音楽が好みか？

など。

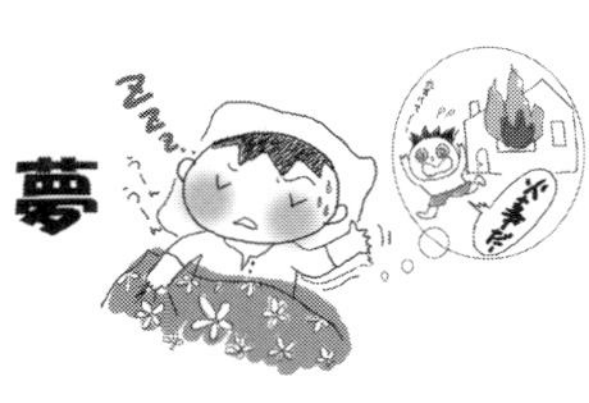

「なんの関係があるの？」と思うような、さまざまな変わった質問がたくさん並んでいるはずです。

じっくりと考えながら、質問票に記入していってください。

書き終わった質問票は、当日、手渡しする場合もあれば、相談会の前にホメオパスに送りかえすこともあります。

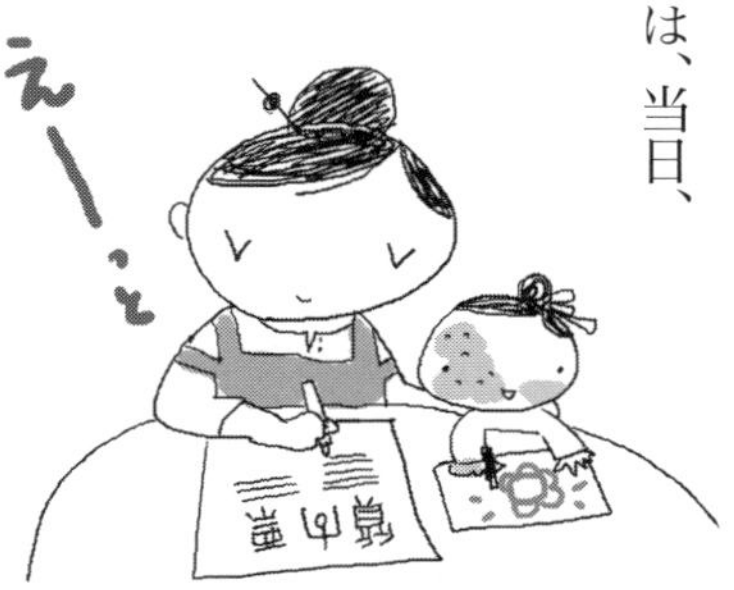

病院での検査結果や、薬の投与記録、お子さんの場合は母子手帳もあれば参考になります。

またホメオパシーは医療行為とは異なります。あくまでも自分のもっている自己治癒力で健康になるという自然療法です。

それを理解したという承諾書も質問票とあわせて、ホメオパスに渡します。

主訴：自分の一番解決したい問題は何？

ホメオパスに会う前の準備としては、自分の気になっている問題について、体と心をじっくりと観察してみることがおすすめです。

そうすると、相談会で自分の症状をより詳しく説明できるので、効率的です。

解決したい体や心の悩みの中で、
いつ、具合がよくなるのか?
悪くなるのか?
どのような症状なのか?

特に、その症状がどのような感じなのかを、できるだけ詳しく表現してみてください。

ふだんは、あまり気がつかないかもしれませんが、意識を症状やそのときの気持ちに向けて、じっくり観察してみるのです。

例えば、肌のかゆみが、まるで、ノミが跳ねているように感じられるなら、そのまま表現してください。

「こんなことをいうと、おかしいと思われるかも…」などという心配はご無用です。

例えば、胃が痛いという場合でも、人それぞれです

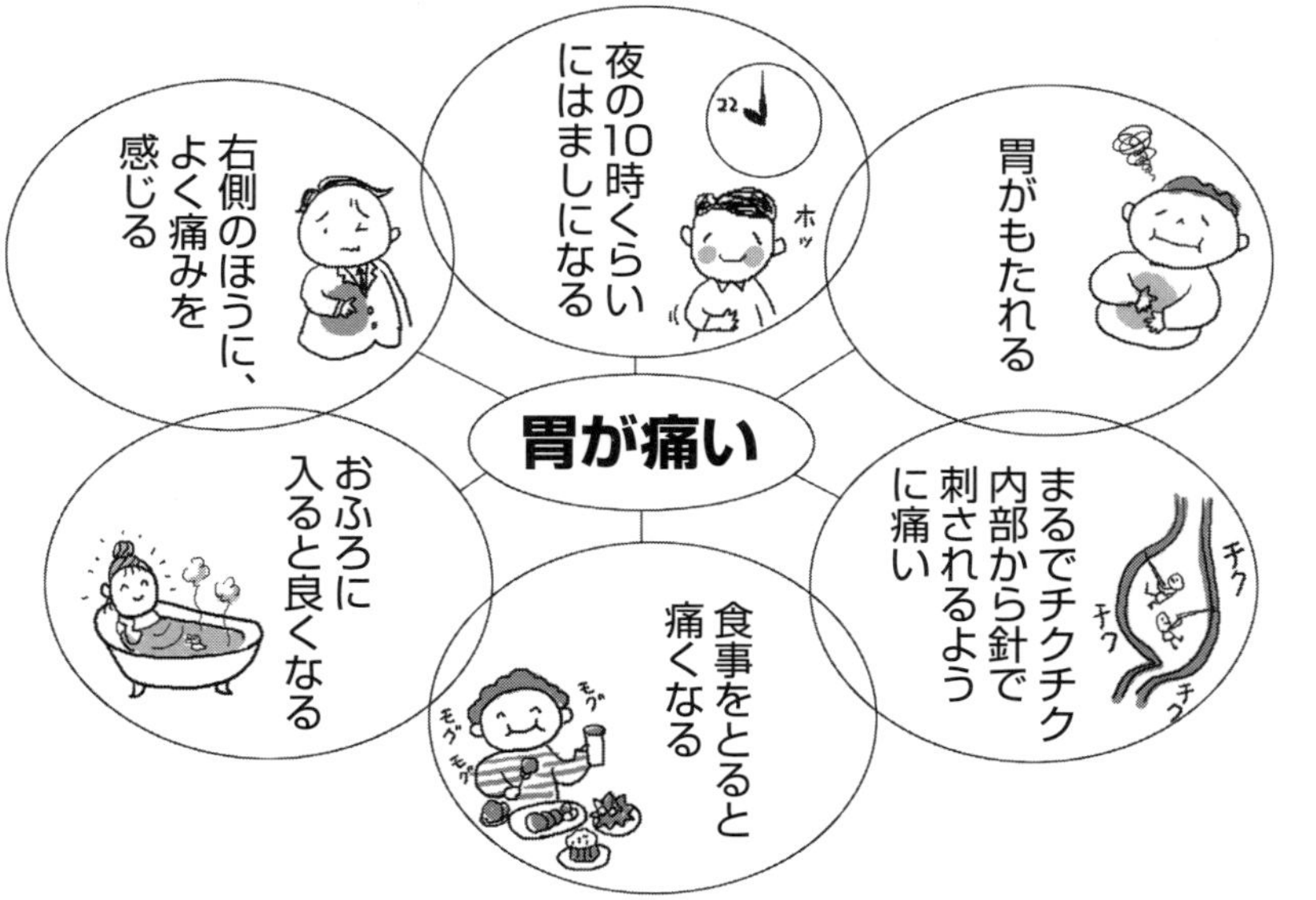
胃が痛い
夜の10時くらいにはましになる
ホッ
胃がもたれる
まるでチクチク内部から針で刺されるように痛い
チク
チク
チク
食事をとると痛くなる
モグ
モグ
モグ
おふろに入ると良くなる
右側のほうに、よく痛みを感じる

自分が感じる言葉で、症状を可能なかぎり詳しく表現することが、最同種のレメディーを選ぶに当たって非常に助けになります。

下のイラストのように、何でも気がつくことを話してみてください。

また、どんなときに、その症状や行動が出るのか、そういうことを事細かに観察しておいてください。

自分では「こんなことぐらい…、ま、いいか」と思っているような細かいことでも、ホメオパスにとっては重要なポイントになることがあります。気づいたときに、簡単にメモしておくとよいでしょう。

頭痛でも

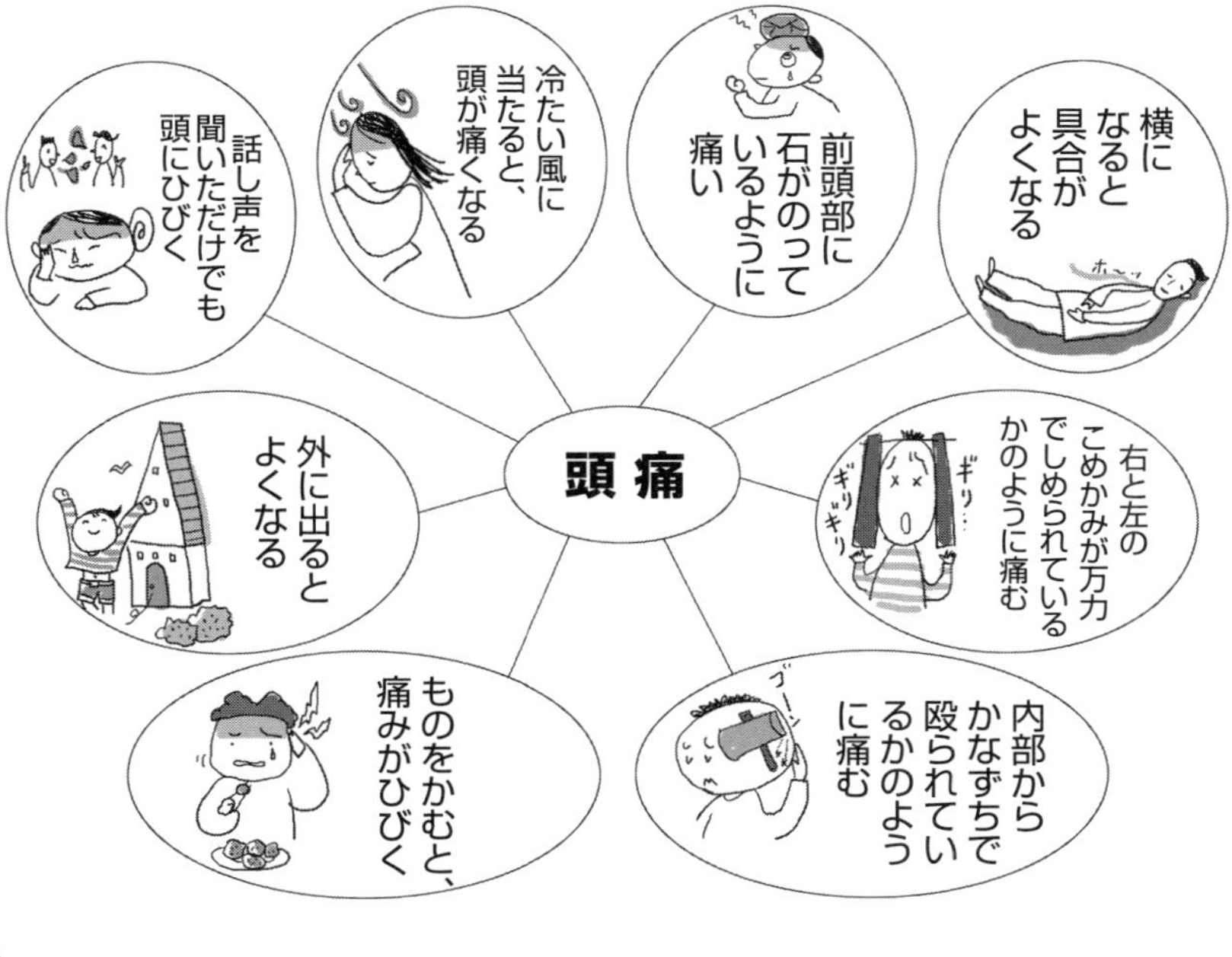
頭痛
横になると具合がよくなる
前頭部に石がのっているように痛い
冷たい風に当たると、頭が痛くなる
話し声を聞いただけでも頭にひびく
外に出るとよくなる
右と左のこめかみが万力でしめられているかのように痛む
内部からかなずちで殴られているかのように痛む
ものをかむと、痛みがひびく

そして今、あなたを一番悩ませている問題のほかに、一番長く続いている症状はありませんか？　例えば、

「そういえば、物心ついたときから頭痛持ちだった」

「わき腹の湿疹は、こどものころからあるなぁ」

「こどものころからいつも鼻が詰まっている」

「生理痛は毎回ひどいのよね…」とか…

ず〜っとある症状というのは、家族はもちろん、本人でさえ当たり前になってしまっていて、意識されにくいことがよくあります。そういった症状がないか、ちょっと考えてみてください。

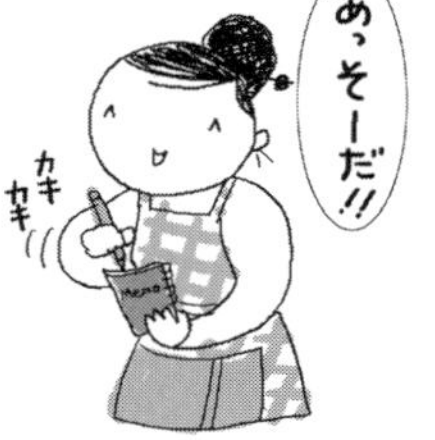
あっそーだ!!
カキカキ

気がついたことは、メモをとっておくと便利

こどものことでも…

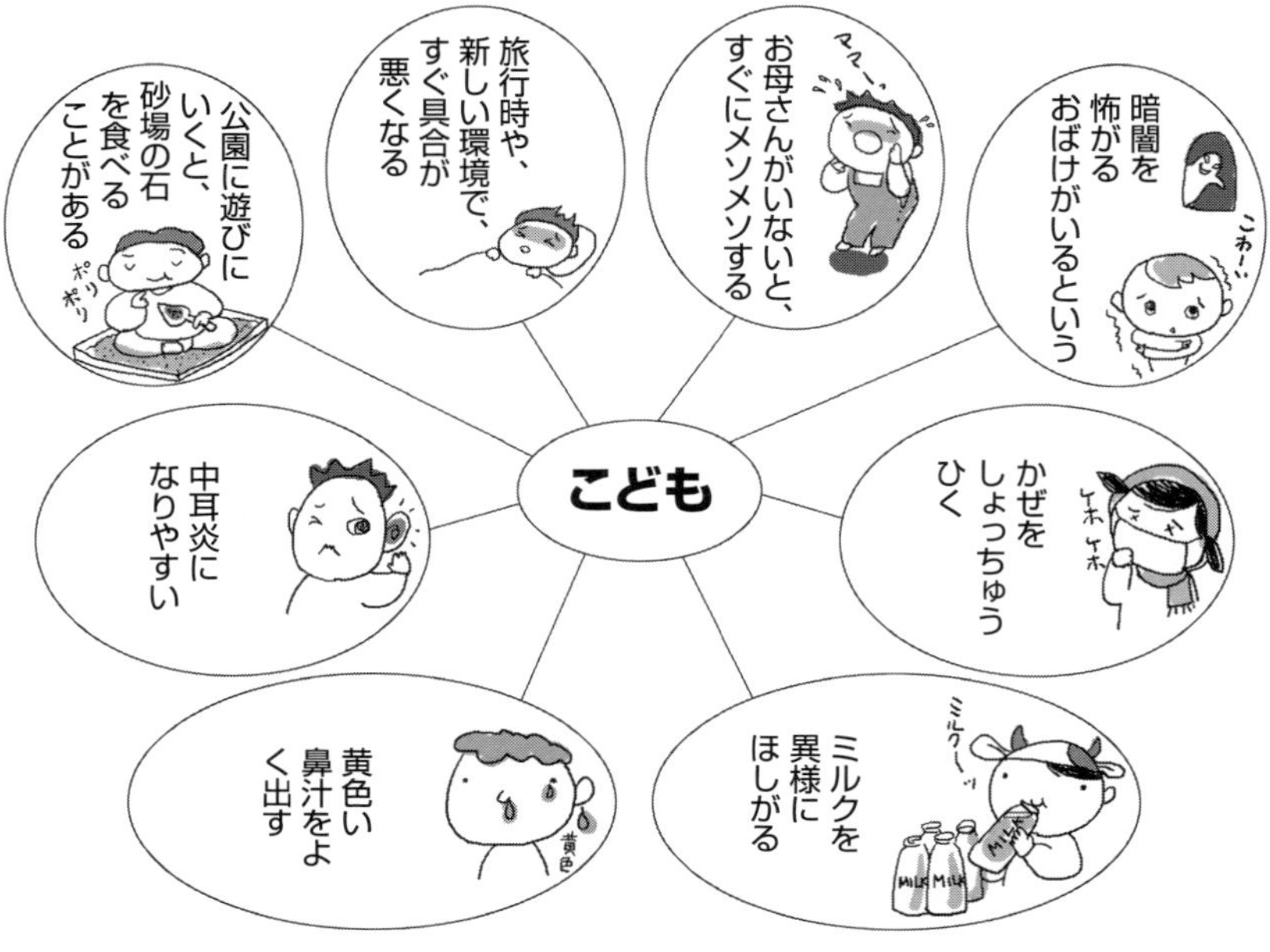
こども
暗闇を怖がる　おばけがいるという
こわ～い
お母さんがいないと、すぐにメソメソする
ママ～
旅行時や、新しい環境で、すぐ具合が悪くなる
公園に遊びにいくと、砂場の石を食べることがある
ポリポリ
かぜをしょっちゅうひく
ケホケホ
中耳炎になりやすい
ミルクを異様にほしがる
ミルク～ッ
MILK
黄色い鼻汁をよく出す
黄色

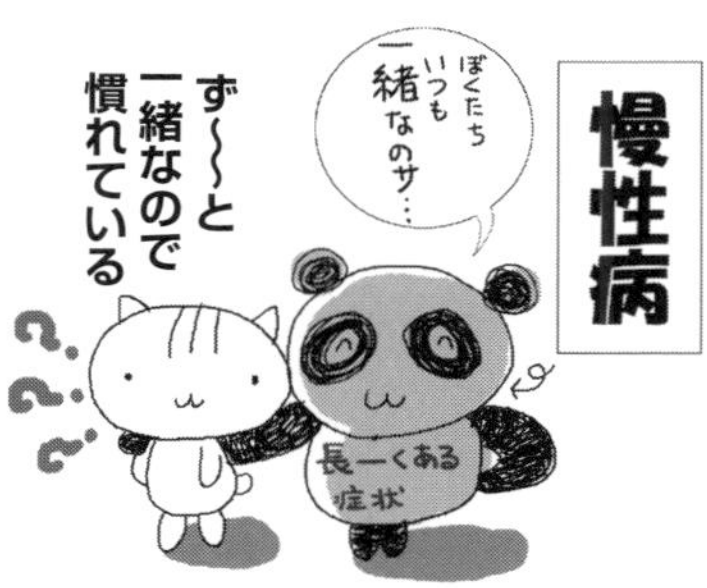
慢性病
ぼくたちいつも一緒なのサ…
ず〜〜と一緒なので慣れている
長ーくある症状

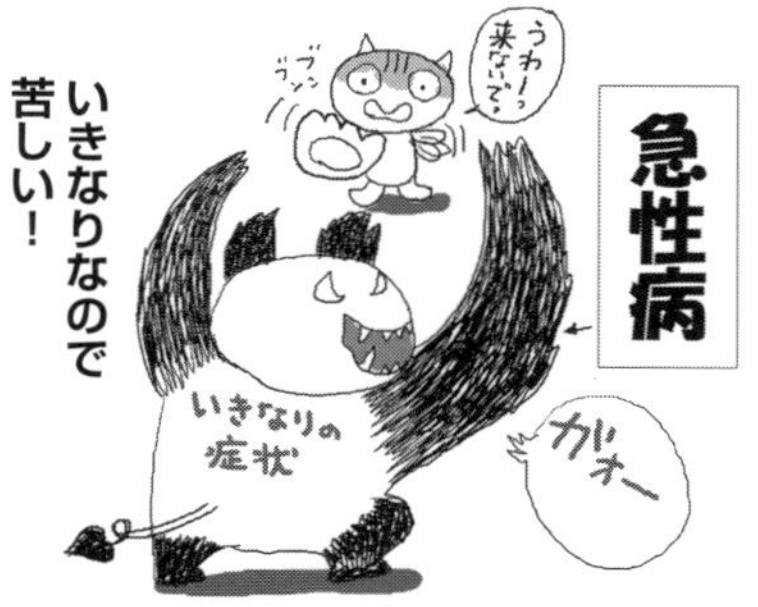
急性病
うわーっ来ないで!
いきなりなので苦しい！
ガオー
いきなりの症状

ゆっくりと時間をかける相談会

ホメオパシーの相談会は、医師の診察と同じようなものと想像して臨むと、全く違っているので、戸惑ってしまうかもしれません。

まず、ゆっくりと時間をかけて、あなたの話を聴きます。

初診なら最低でも1時間程度かけるホメオパスが一般的です。

あまり緊張する必要はありません。

個人情報に関しては絶対に秘密厳守なので、安心して話してください。

たいていホメオパスとの相談室には、大きめの机があり、椅子が対面式に並んでいます。

「なんでこんなことを聞くのかな?」と思うような変な質問もあるかもしれません。

時には、心の奥底に沈んでいたような、一番聞かれたくないようなことがひきだされるかもしれません。しかし、それはあなたにぴったりのレメディーへとつながるヒントを探っているのです。

一番大切なのは、できるかぎり自分の言葉で、そのときの自分の気持ちや病気について細かく話すこと…。もちろん話したくないことは無理に話す必要はありません。

相談会では、自分が抑えていた感情が出てきて涙する人も少なくありません。

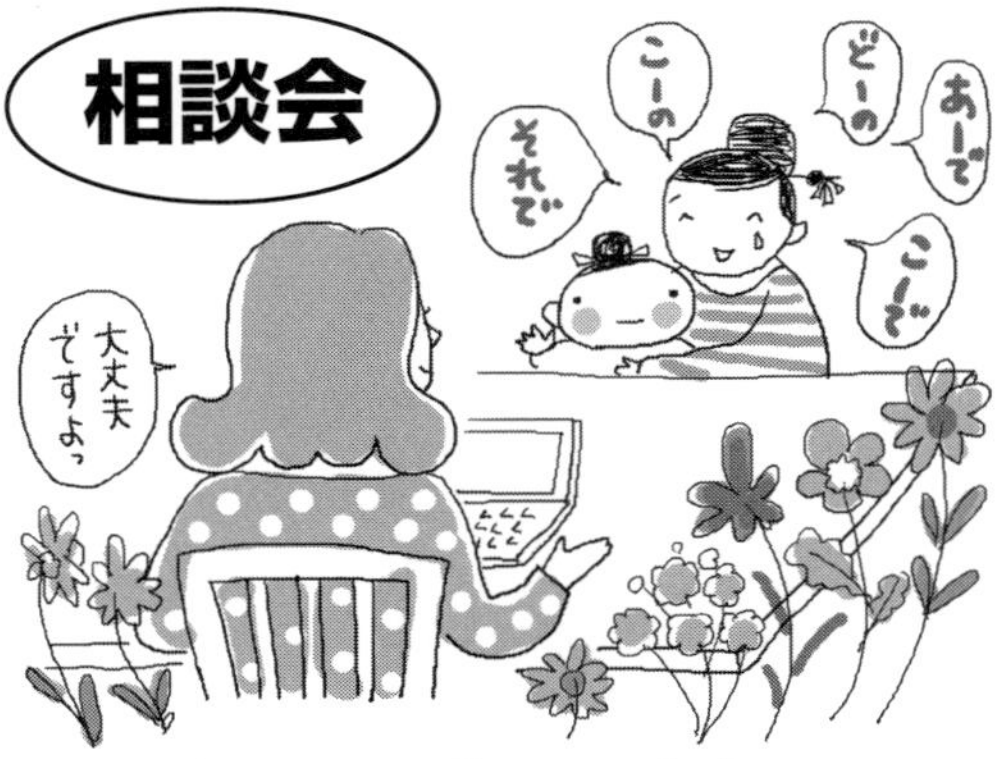

何でも話せて安心…
心のオアシスでもある

何も心配することはありません。これまで誰にも言えずに、心にずっと秘めていたことや気持ちを100％聞いてくれる場所でもあるのです。

安心して、訪ねてみてください！

相談会の費用

「ホメオパスの相談会にかかってみようかな」と思ったけれど、やはり、気になるのはお金のことではないでしょうか？

現在のところは、残念ながら日本ではホメオパシーの相談会には健康保険は適用されません。

ホメオパシーの相談会の費用は、日本ホメオパシー医学協会（JPHMA）認定の日本ホメオパシーセンターの場合、モラル料金として5千円〜1万5千円で、レメディー代は別料金になります。

体験談：ホメオパシー相談会は経済的

ホメオパシーの相談会、最初は「高い…」と躊躇してしまいました。

病院では乳幼児保険でカバーできるので、つい、それと比べてしまうのです。

だから自分でこどもの病気をどうにかしようと、勉強したり、本を読んだりして、市販のキットからレメディーをいろいろ試していました。が、やはり自分でするには、無理が…。でも薬に頼るのは避けたい！

思案していましたが、こどもの咳がどうにもならなくなって、やっと相談会に出かけてみました。

ホメオパスにかかってみて納得。こどもの臓器・体質・マヤズムなど、多角的なアプローチによってレメディーが選ばれているし、素人では考え付かない処方でした。

結局、相談会を受けるほうが、安上がりだったし、こどもも元気になりました。

もっと早くかかっていれば、と思いましたよ！

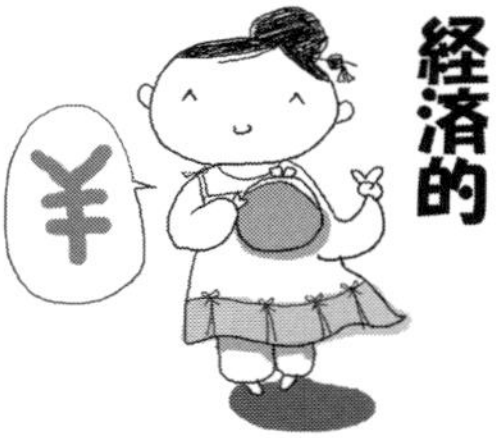

レメディーの処方や、生活面でのアドバイス

初診のあとで、ホメオパスはあなたに適したレメディーをアドバイスします。

現代医学の薬のように、頭痛には頭痛薬といった決まった型はありません。

ですからホメオパスによって、レメディーの選び方もさまざまなのです。

あなたの全体像に合致したレメディーに加えて、臓器のサポートや、薬害の毒出し、マヤズムなど総合的に何種類かのレメディーを選ぶホメオパスもいれば、1種類だけを選ぶホメオパスもいます。

ただ、目指すゴールは同じなのです。

あなたが「**自分のもっている自己治癒力で、心も、体も本当の健康を取り戻す**」という願いは、どのホメオパスにも共通する想いなのです。ですから、「このホメオパスに任せてみよう！」と思ったら、ほかの人のかかっているほかのホメオパスの処方ややり方は気にしないことです。

またレメディー選びのほかにも、生活面でのいろいろなアドバイスも受けるでしょう。レメディーをとっていれば、ほかは何でもOKというわけではありません。

肝臓が悪いのに、レメディーをとってお酒を飲んだりしていたら、意味がないですものね…。

自己治癒力を発揮できるように、どのような食事を心がけたらよいかといったアドバイスや、環境改善、運動法やハーブなどに関するアドバイスも参考にして、健康を目指して生活改善をしてください。

だからといって、好きなものをがまんしすぎないでください。

ストレスが一番の不健康のもと。

もしインスタント食品などを食べるときには、体に悪いものだと思って食べないこと。

何でも感謝して「おいしく」いただくことが大切です。

たまに食べるカップラーメンって本当においしいですよね…。

またホメオパスに会う回数、間隔もその人それぞれです。

たいていは、1～2か月に1回程度だったり、初診の2週間後にもう一度会ったりする場合もあります。

初診のあとに、２回目の予約を決める場合もあります。

例えば遠方からだったら、初回だけ対面して、あとは通信相談（スカイプやメール・電話）を行う人もいます。

わからないことや疑問点などは、何でもホメオパスに聞いてみてください。

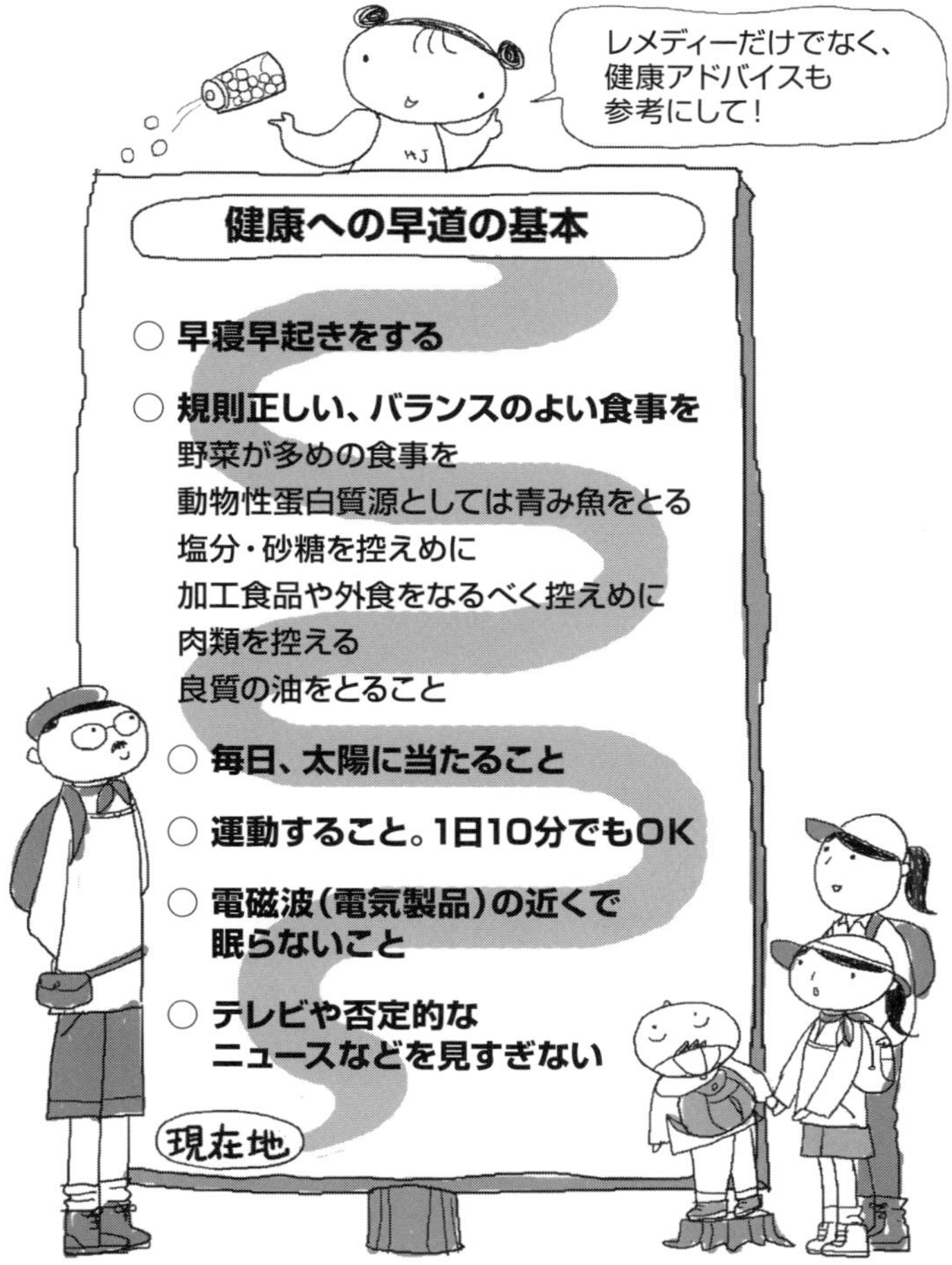

レメディーだけでなく、健康アドバイスも参考にして！
健康への早道の基本
○ 早寝早起きをする
○ 規則正しい、バランスのよい食事を
野菜が多めの食事を
動物性蛋白質源としては青み魚をとる
塩分・砂糖を控えめに
加工食品や外食をなるべく控えめに
肉類を控える
良質の油をとること
○ 毎日、太陽に当たること
○ 運動すること。1日10分でもOK
○ 電磁波（電気製品）の近くで眠らないこと
○ テレビや否定的なニュースなどを見すぎない
現在地

メモ

レメディーのとり方・注意点

レメディーは、なるべく手で触れないようにしましょう。

たいていレメディーは小瓶に入っています。小瓶のフタに一粒をとってから、口の中に入れてください。

そうして、ゆっくりと溶けるのを待ちます。

なるべくレメディーにほかの物質が作用しないために、できるだけ食後・食前30分は間隔をあけてください。

でも、緊急の場合は全く気にすることはありません。

意識のない場合などは、手ににぎらせたり、水にレメディーを入れてスプレーする方法もあります。

レメディーを保管するときは、直射日光・電磁波（テレビの上など）・高温多湿の場所はさけましょう。レメディー専用のアルミ缶や木箱などに入れておくと保存しやすいです。

学生からのアドバイス

レメディー選びは、気軽に。気楽に。

「このレメディーでいいのかしら?」

そういう場合、急性の症状がおさまらないときは、しばらくたってから違うレメディーを選んでみてください。

そうやって試しているうちに、だんだん自分やこどもの急性症状の傾向がわかってきます。

気軽に試してみるのが、第一歩です。

あなたの体を治すのは、あなた自身

さまざまなセラピーや治療を受けている人の中には、

「この人がいないと、わたしは生きていけない」、「この人でないと、わたしの病気は治せない」

そう思い込んでしまっている人もいるようです。

もしくは、そう思い込んでしまいそうになったら…要注意です！

自然療法というのは、自然の力を借りながら「自己治癒力で健康になる」という療法です。現代医学の医師であっても、セラピスト・ホメオパスであっても、その人に「依存」する、頼り切ってしまうことは、治療を受ける側の態度としては、好ましくありません。

また医師やホメオパス・セラピストが「わたしが治す」というような態度であるならば、それは間違っています。

医師やホメオパス・セラピストとあなた自身（クライアント、患者…呼び名はいろいろですが）との関係は、ほかの人間関係と同じなのです。

基本的に、お互いが自立して、敬意をもって、信頼しあえる関係がベストですよね。

そして「わたしの体を治すのは、わたし自身」ということを忘れないでください。

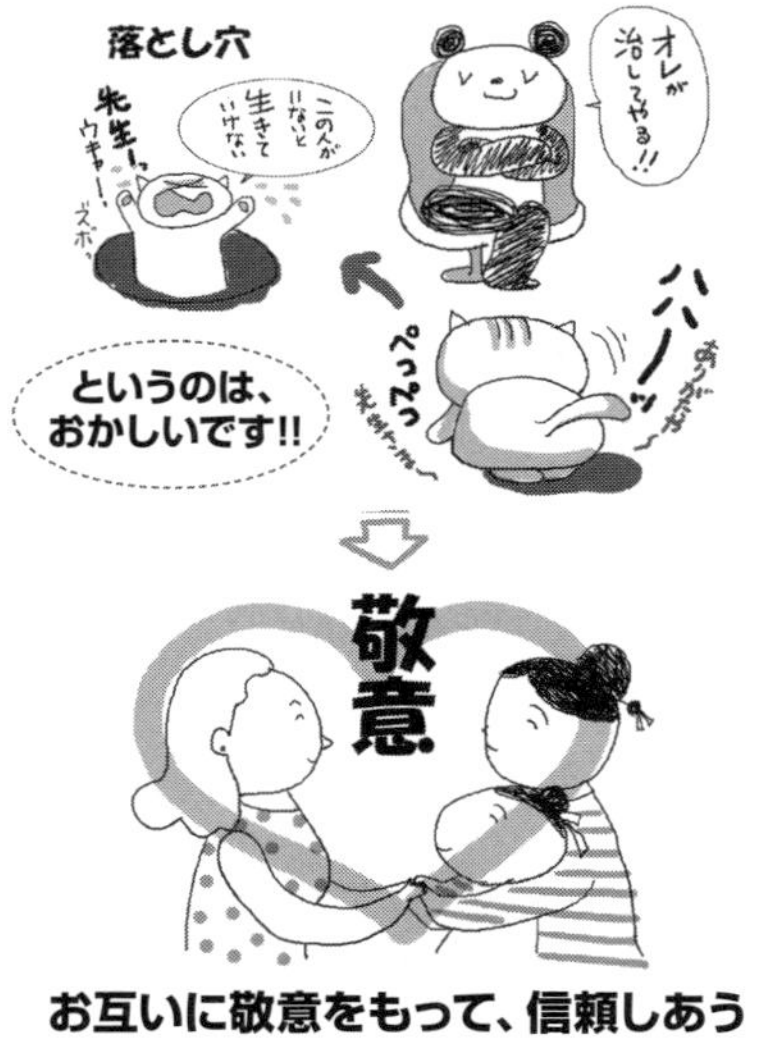
落とし穴
この人がいないと生きていけない
先生!
ウキャー!
ズボ
オレが治してやる!!
ハハーッ
ありがたや〜
ペコッペコッ
というのは、おかしいです!!
敬意

お互いに敬意をもって、信頼しあう

レメディー摂取後の変化
――好転反応と治癒への道

レメディーをとりはじめると、人によってさまざまな変化が起こりはじめます。

フワッと心が軽くなったり、痛みがとれたりと、すぐに、よい変化が感じられる場合もあれば、そうでない場合もあります。

個人によって異なりますが、急に悲しくなったり、頭痛がしたり、発疹が出てくる場合もあります。

そんなときは、もう一度、あなたの体を「家」に例えてみてください。

そう、それはまさにゴミ屋敷!?

自己治癒力が動き出して、家をグラグラと地震のように揺るがしていたマヤズムが眠りました。

バイタルフォースがようやく力を取り戻して、家中の掃除を開始したところなのです。

さびついていた玄関の扉を開けて、窓を開け放して、ホコリだらけの戸棚の一つ一つをチェックすると、不用品やゴミがたっぷり詰まっています!

バイタルフォースは、「これも要らない!」「こんなところにゴミがいっぱい!」「こいつは追い出さなきゃ!」と、家の外に不法侵入者や、ゴミ、不用品を、がんがん出していきます。

それが体に表れている症状だったり、今まで抑えていた感情だったりするのです。

今まで無理やり閉じ込められていたいろいろなものが、一気に噴出してくるのです。

治癒の過程で、心身が本当に健康でクリーンアップされるためには、こういった〝排出〟は、自然なことではないでしょうか?

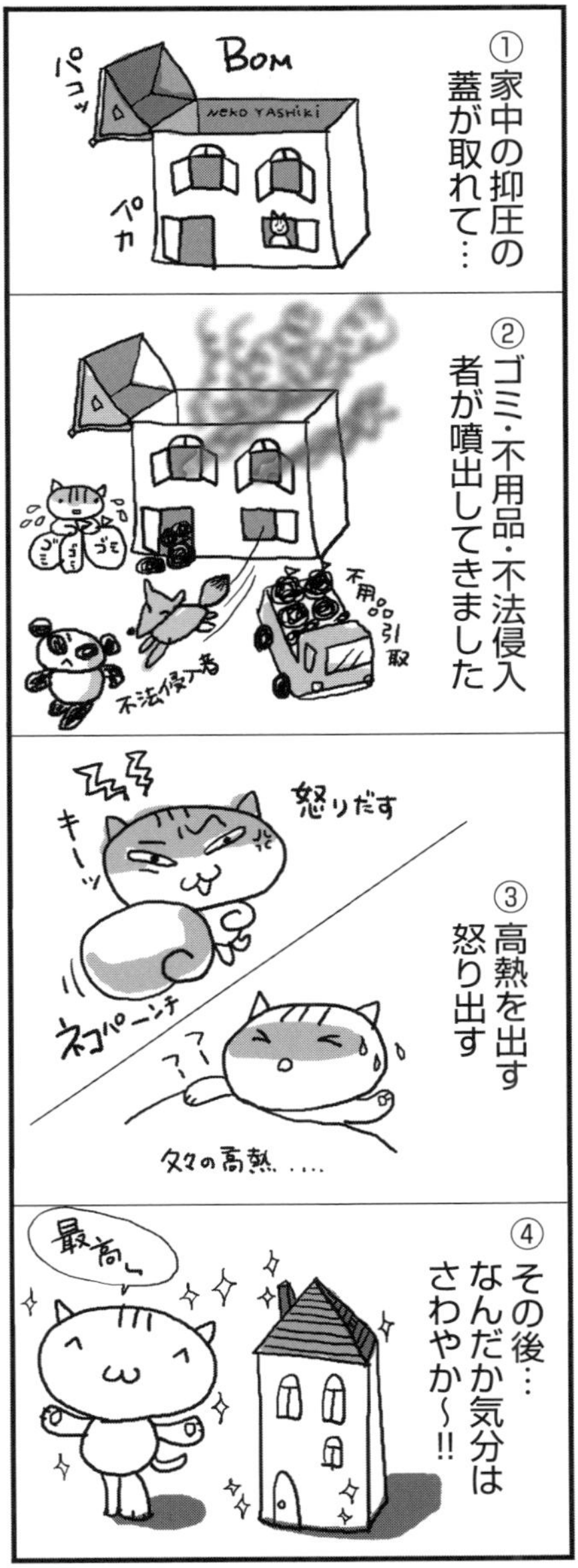
①家中の抑圧の蓋が取れて…
BOM
パコッ
NEKO YASHiKi
パカ
②ゴミ・不用品・不法侵入者が噴出してきました
ゴミ
不用品引取
不法侵入者
③高熱を出す
怒り出す
怒りだす
キーッ
ネコパーンチ
久々の高熱….
④その後…
なんだか気分はさわやか〜!!
最高〜

それをホメオパシー的には、**好転反応**といいます。

つまり、好転反応というのは、自己治癒力を触発した結果生じる排出反応のことです。

忘れていたこども時代のくやしかった感情が出る人もいれば、いきなり悲しくなったりする人もいます。

時には、体中に発疹が出てきたり、小さなお子さんの場合は、高熱が出たりすることもよくあります。

アトピー性皮膚炎などのアレルギー疾患をもつこどもたちも、一時は排出症状がものすごくなりますが、そうしてツルツルの肌になっていったケースがたくさんあります。

これらの好転反応はレメディーによって動き出した自己治癒力による一時的な排出症状なので、出るものを出しきったら治癒していきます。

好転反応では、見た目は皮膚症状や高熱があって、どう考えてもつらいはずなのに、本人は至って元気な状態ということもよくあります。

お母さんの気持ちが落ち着いていれば、そういう場合は、少し様子を見てもよいのではないでしょうか。もちろん心配な場合は、かかりつけのホメオパスに相談してください。

家庭用レメディーキットでの対応をアドバイスしてくれたり、緊急レメディーを処方してもらうこともできます。

かかりつけのホメオパスがいない方は、あらかじめホームドクターのようなかかりつけのホメオパスを探しておくことをおすすめします。

とくに病気を患っていなくても一度診てもらうと、その子のだいたいの状況をホメオパスが把握できます。

その後、セルフケアでやっていくのがよいか、ホメオパスにかかるのがよいかなどアドバイスしてもらえるでしょう。

またセルフケアの際でも、何かあったときに、一度診ていると、ホメオパスとしてもアドバイスしやすくなります。

慢性病ならホメオパスに

慢性症状を患っている場合は、最初からホメオパスにかかるのがおすすめです。

アトピー性皮膚炎などのアレルギー疾患をもっているこどもさんの場合は、好転反応が長く続くことがあります。

長年ステロイドなどの薬を使ってきた方、あるいはお父さん・お母さんがステロイドなどを使っていたという場合、生まれてきたお子さんの好転反応が、長いと数年に及ぶケースもあります。

これは、薬を長年とりすぎて、薬による〝フタ〟ができてしまっている場合などです。

ただし、治療方法に問題があって好転反応が長く続く場合もあります。

ですから腕のよいホメオパスを探すことも重要です。

レメディーで自己治癒力が刺激されて排出症状が出はじめたとしても、そのフタが取り除かれないかぎり、症状が出続けるだけで根治には至りません。

そういう場合は、まずこのフタを取り除くことが必要になります。

一見症状がなくて元気そうに見える人でも、現代では薬のとりすぎやワクチンなどでフタができてしまっていることが多いのです。

セルフケアしてみて、レメディーで自己治癒力が動き出しても、このフタを取り除くことはできません。

そうして結局、症状が止まらくなってしまい、病院に行って再び薬で症状を抑圧するというケースも多々あるようです。

これでは、せっかく「よし！元気になろう！がんばろう！」と動き出した自己治癒力が報われませんよね。

慢性病の場合は、最初からホメオパス（薬の害とマヤズムに対するアプローチをマスターしたホメオパス）に相談するのがおすすめです。

急性症状や健康アドバイスを目的としたセルフケアでも症状が出続けるときには、すぐにホメオパスに相談してみてください。

だからといって、好転反応に絶対薬を使ってはいけないということではありません。

感情や体の症状があまりに苦しくて耐えられないようなときは、一時的に薬による症状の緩和も必要です。

ホメオパシーには幅広いアプローチ法があります。

ＬＭポーテンシーという穏やかに好転反応を出す方法もあります。花からつくられた〝フラワーエッセンス〟なども好転反応をサポートできます。心配なときは、ホメオパスに相談してみてください。

体験談（学生）**：お医者さんと自然療法**

好転反応が出ると、すごく心配になるのはわかります。

初めてわが子がレメディーをとったあとに、すごい咳と高熱が出たときは、ちょっと焦ったし怖かったです。不安のレメディーをとって自分もケアしました。

いざというときには病院へ行くというガイドラインを決めていたし、「排出中なのか…」、「なんか毒素がいっぱいたまっていたんだなぁ」と考えることにして、少し気も楽になりました。

その後、こどもは、すっかり回復して、前日まで熱があったのがうそのように、元気になりました。

「薬がなくても、大丈夫なんだ！」

バイタルフォースのすごさを感じました。

好転反応って「怖い」ようですが、何度が経験すると、親子で慣れてくるものなのです。

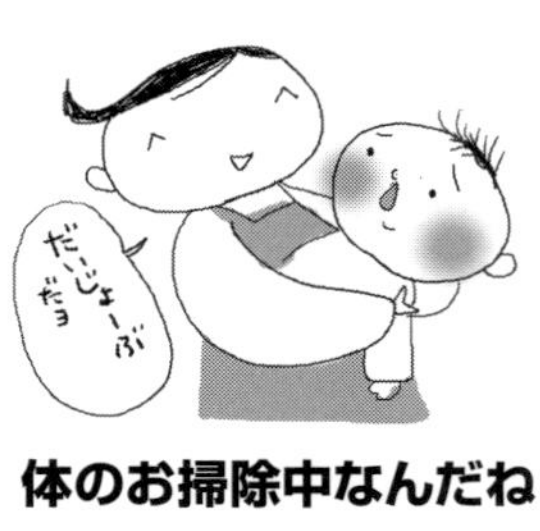

体のお掃除中なんだね

アトピー性皮膚炎のこどもの治癒への過程

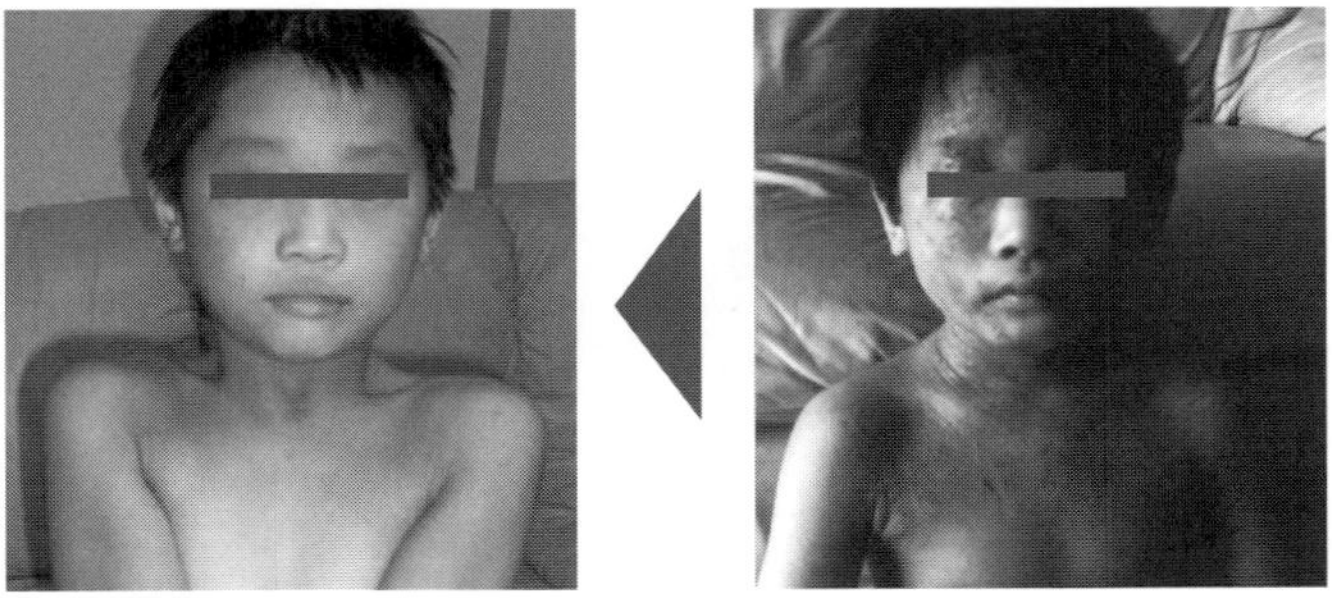

写真２　４か月後　　　写真１　レメディーによる好転反応

８才、男児、アトピー

もともとアトピーで薬で抑圧してきた経緯がある。相談に来たときは肌がかさかさしており乾いた湿疹が全身に広がっていた。薬害のふたをとるレメディーを与えたところ、激しい排泄が生じ、真っ赤にただれ全身から血膿が流れる（写真１）。その後もホメオパシーの健康相談を継続し、約４か月後、肌はきれいになった（写真２）。　※由井寅子博士の症例より

「治癒の法則」
——病気が治るときってどんなことが起こるの？

わたしたちの体が治癒に向かっているとき、体は病気を一定の方向に押し出そうとします。

これは19世紀にアメリカでホメオパシーの大家と呼ばれたヘリングによる「治癒の法則」によるものです。

○重要な器官からより重要でない器官へ

心臓や脳の病気が肺や胃などの症状に変わる。

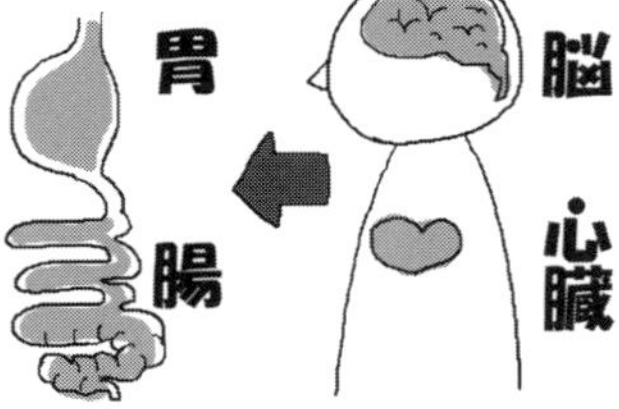

○**心から体へ**

精神的な症状が、体の症状に変わる。

例：うつ病や対人恐怖症などが治まって、かぜをひきやすくなった。

○**体内から体外へ**

体内にたまっていた毒が、排泄・分泌物の形で体外へ出ます。

例：皮膚疾患、おりもの、痰、嘔吐、下痢、耳垂れ、鼻水、目やに、唾液など。

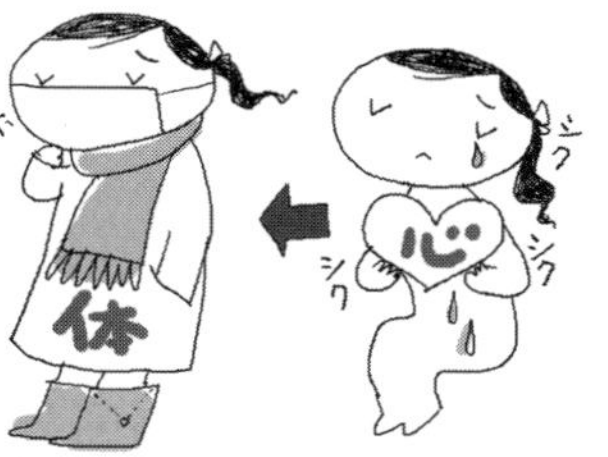

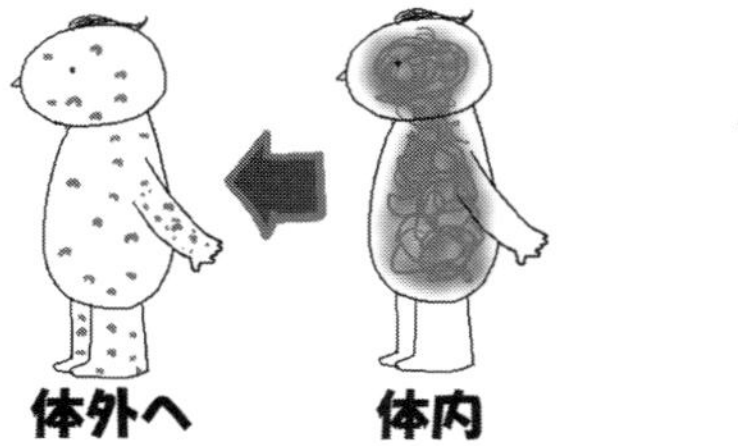

○**上から下へ**

この「上下」というのは、動物のように四つんばいになった状態でのことです。

例えば、胴体に発疹が出ていたものが、足の水虫などに変わるのは、治癒の方向に沿っています。

○**病気が重くなっていったときと逆の過程へ**

抑圧した昔の病気の症状がかえってくることがあります。例えば、潰瘍性大腸炎が治っていく過程で、昔かかったインフルエンザの症状が出る、などです。

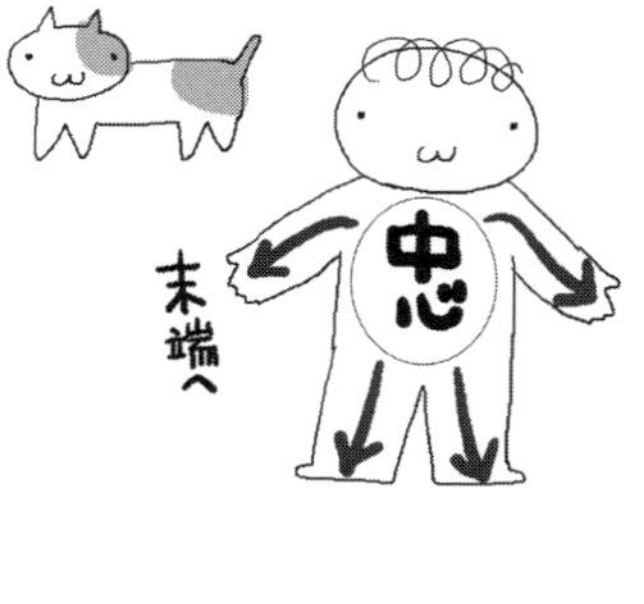

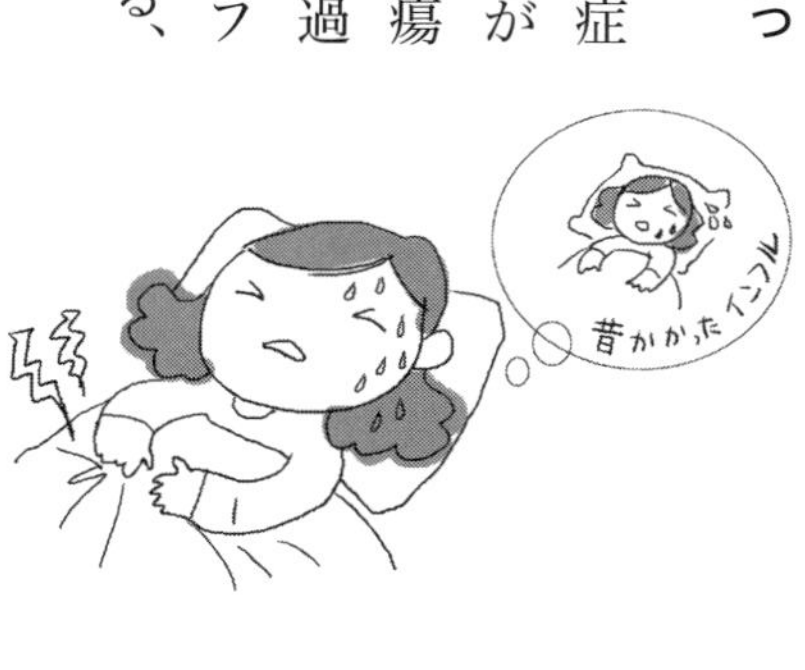

治癒に要する時間
——「いつ病気はよくなるの？」

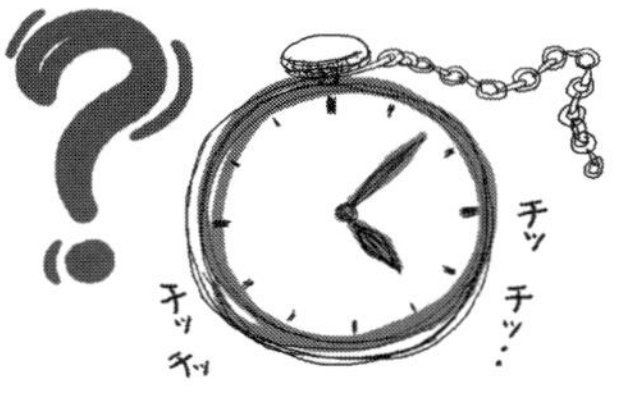

「いつ、治るんでしょうか？」と聞きたくなるその不安な気持ちを、多くの人がおもちだと思います。

ホメオパシーは自分の自己治癒力によって体を自然な状態に戻すという療法です。

慢性病の場合は、ある程度の時間が必要でしょう。

レメディーをとった翌日に、がんが消えていたり、アトピー性皮膚炎の肌がツルツルになるというわけではありません。

人によって、自己治癒力が動き出してから、治癒に至るまでにかかる時間はさまざまです。

自分やクラスメートの経験や、多くのケースを見学してわかるのは、こどもは比較的早く反応して治癒に向かっていくケースが多いということです。

大人の場合は、今までため込んだ体毒の量もさることながら、「インナーチャイルド」という大きな石がドカンと鎮座していたりして、治癒に時間がかかるケースが多いように見受けられます。

あるドイツのホメオパスは、治癒には自分がその病気にかかっていた10分の1の時間を目安にすればいいと言っています。

そう考えると、大人の慢性病であれば、それなりの時間が必要になってきますよね。

5歳のこどものころから喘息があり、現在35歳であれば、30年間患っているということになります。

そうすると自己治癒力がすこしずつ働きはじめ、治癒へ至るには〝約3年〟という時間が必要だということです。

もちろん、これはあくまでも一つの目安です。一人ひとり、わたしたちの体の健康状態は異なります。比較的早くに自己治癒力が働き出し、速やかに治癒していく人も多くいます。

これは例えですが、ヘドロで汚染された河川が、美しく澄み切った水になり、魚がすめるようになるまでには、ある程度の時間が必要ですよね。

体も同じことなのです…。

それに病気が臓器や組織にまで進行していたら、それが治癒するには物理的に考えても時間がかかります。

自然療法には焦らないでのんびりした気持ちと、病気の重さに応じた時間がいるのです。

ホメオパシーを生活の中に取り入れて、めまぐるしく忙しい毎日の中で、ちょっと立ち止まってみるのもいいのでは？

今までと違った景色が見えてくるはずです。

ゆっくりじっくり、自分の体と心と向き合ってみませんか？

ゆっくり自分の体と
心に向き合おうよ…
忙しい毎日、
立ち止まったら…
野の花が咲いているなぁ…
空は青いなぁ…

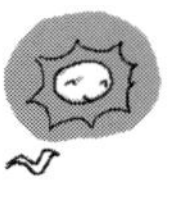

世界がそのままで、
素敵なことに気がつけるよ。

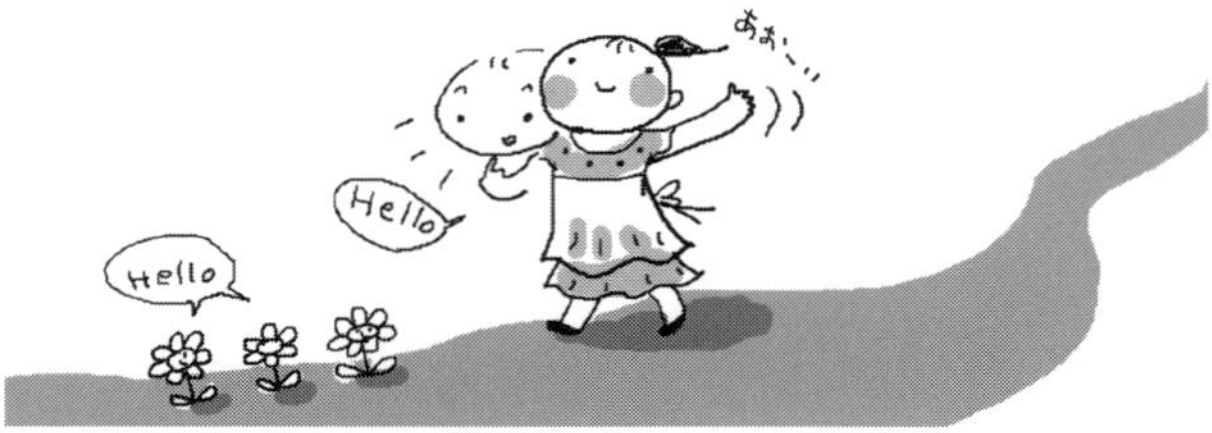

こどもらしいこども・治癒した人の笑顔

学生でケース見学をしていて、「うわぁ、よかったなぁ」と思うのは、相談会に来られていた方の表情が、だんだんと明るくなることです。

最初は、暗い雲が立ち込めているかのような表情だったのが、だんだん変化しはじめるのです。

自己治癒力が働き出すと、本来の「その人らしさ」が出てくるのです。

そして治癒に向かっているときに、パァーーっと太陽の光が差し込んだように、笑顔が輝く瞬間があります。

そういうときに、その人の魂は輝いているんだなぁと感じさせられます。

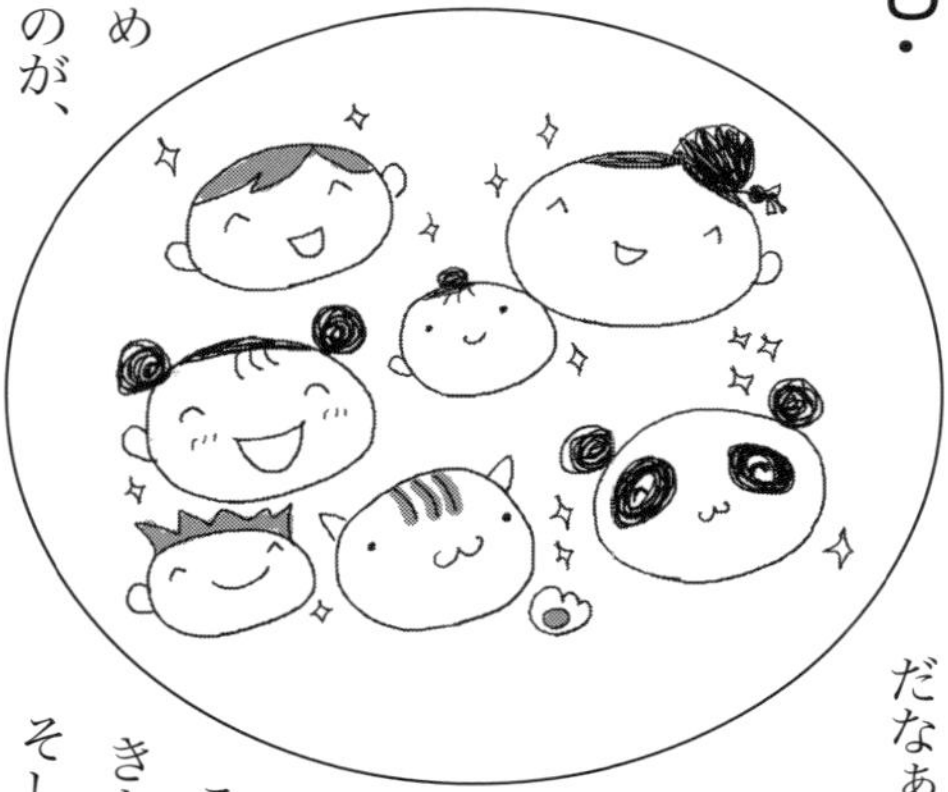

何にもまして、こどもたちの劇的な変化には、学生のほうが驚かされます。

最初は、「本当に大丈夫なのかな？」と思うような、なんだか遠くをさまよっているような印象だったこどもたちの瞳に光が宿り、生き生きとしてくるのです。

そして、こどもが、こどもらしく笑い、話し、「ちょっと！　ちゃんと座っていなさい！」なんてお母さんから注意されながらも、元気に狭い診療室を歩きまわる姿を見ると、「あぁ、よかったなぁ」と、いつも心からほっとします。

こどもがこどもらしく、自分が自分らしくなれるのが、ホメオパシーなんだなと感じるのです。

体験談（学生）：川崎病になった息子も健康に

1歳のときに次男が川崎病という病気になりました。川崎病は原因不明の免疫不全になる疾患です。はじまりは三種混合の2回目の予防接種を打ってからでした。

その後、次男は調子を崩して、かぜをひき、全く回復の兆しがみられないので、病院に行くと「肺炎になりかけている」ということで、入院し、〝川崎病〟と診断されました。

酸素テントの中でぐったりしていく次男を見ていて、「このままではいけない」と考えて、退院後は薬にはなるべく頼らず、こどものケアにホメオパシーを取り入れるようになりました。

そうこうしているうちに、興味がわいてきて学校にも入学。しかし自分だけのケアでは限界があり、ホメオパスにかかりました。

次男は由井先生のZENホメオパシー※のおかげで、見違えるほど元気になりました。

以前は、冬になると、喘息発作のような咳が続いたり、蚊に刺されるだけで意識がなくなるような症状だったのが、今では蚊に刺されても平気。インフルエンザにかかっても高熱を出しきって、2日間眠りつづけ、あっという間に回復するようになりました。

またホメオパシーを知らなかったわたしの子育てのせいで「よい子」で感情を抑圧していた長男も、いきいきと感情表現ができるようになりました。こどもたちは、のびのびとこどもらしく成長していっています。

次男の回復ぶりを見て、ホメオパシーに対し半信半疑だった夫ですら変化してきています。

次男の病気がきっかけになり、導かれるようにして出会ったホメオパシーが、家族を救ってくれました。

※ZENホメオパシー　人間を体・心・魂からなる三位一体の存在ととらえ、それぞれの病気に個別かつ同時にアプローチする方法。

ホメオパシーと自然療法

ホメオパシーと自然療法では、ハーネマンがつくり出した通常のレメディーのほかにも、後世の研究者たちによって発見された興味深いレメディーがあります。またマザーチンクチャー（P.217）などを含め、さまざまな自然療法も積極的に取り入れています。

レメディーと組み合わせて、健康維持、リラクゼーション、その他いろいろな場面であなたをサポートしていきます。

生命組織塩（ティッシュソルト）レメディーって何？──「ホメオパシー版サプリメント」

生命組織塩（ティッシュソルト）レメディーというのは、ドイツの医師・ホメオパスだったヴィルヘルム・シュスラー博士によってつくられたレメディーのことです。

シュスラー博士は、病気になるのは、体の細胞の必須ミネラルのバランスがくずれるからだと考えたのです。そこでシュスラー博士は、12種類の必須ミネラル（無機塩）をレメディーにしました。

人間の体は小さな細胞でできています。そして、この細胞の成分は97％が水や有機物（脂肪や糖分）であり、そして残りの３％がミネラルです。

このたった３％の微量なミネラルが、生命を維持するのには必要不可欠なのです。

体の中のミネラルバランスがくずれると、けがが治りにくかったり、体に老廃物がたまってしまったり、栄養不足、ストレス、疲労感、慢性や急性のさまざまな病気等を引き起こします。

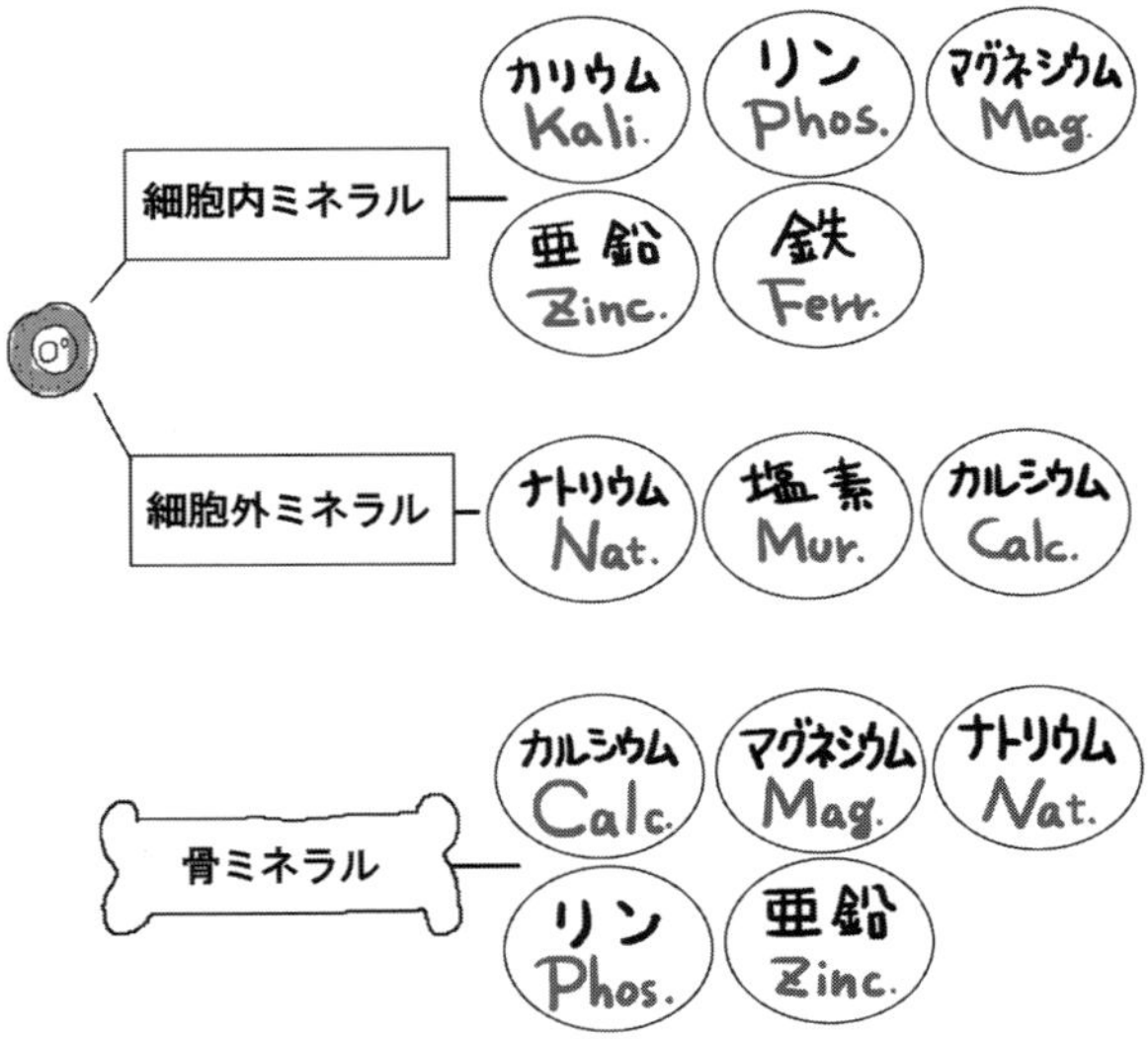
細胞内ミネラル
カリウム
Kali.
リン
Phos.
マグネシウム
Mag.
亜鉛
Zinc.
鉄
Ferr.
細胞外ミネラル
ナトリウム
Nat.
塩素
Mur.
カルシウム
Calc.
骨ミネラル
カルシウム
Calc.
マグネシウム
Mag.
ナトリウム
Nat.
リン
Phos.
亜鉛
Zinc.

この必須ミネラルは、体の中でつくりだせるものではありません。

わたしたちがいつも食べているものから吸収していく必要があるのです。

最近は、「レモン100個分のビタミンC」とか、テレビのコマーシャルでもビタミンをはじめ鉄分やカルシウムなど、いろいろなミネラルや栄養素の不足に対して補強食品が紹介されています。が、ここでシュスラー博士が言っているのは、〝ミネラル不足〟ではありません。

〝病気〟予備軍になるのは、体がミネラルを上手に吸収・排出できていないという**〝代謝の問題〟**があるということなのです！

ですからミネラル豊富なバランスのよい食事をいくら心がけていても、体が上手にミネラルを吸収できなければ、意味がないのです。

そこでミネラルのレメディーをとることで、ミ

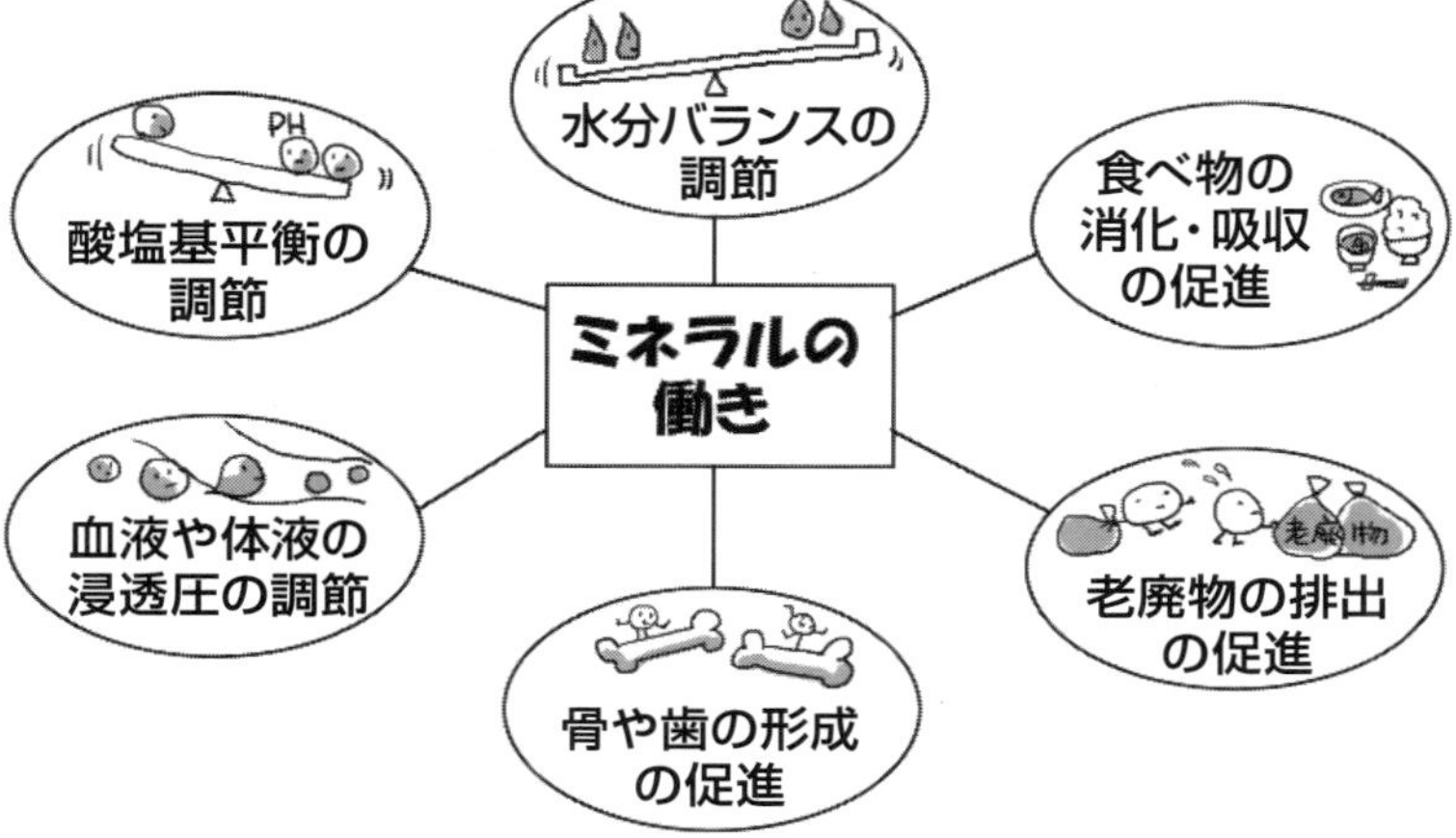
ミネラルの働き
水分バランスの調節
食べ物の消化・吸収の促進
老廃物の排出の促進
骨や歯の形成の促進
血液や体液の浸透圧の調節
酸塩基平衡の調節
PH
老廃物

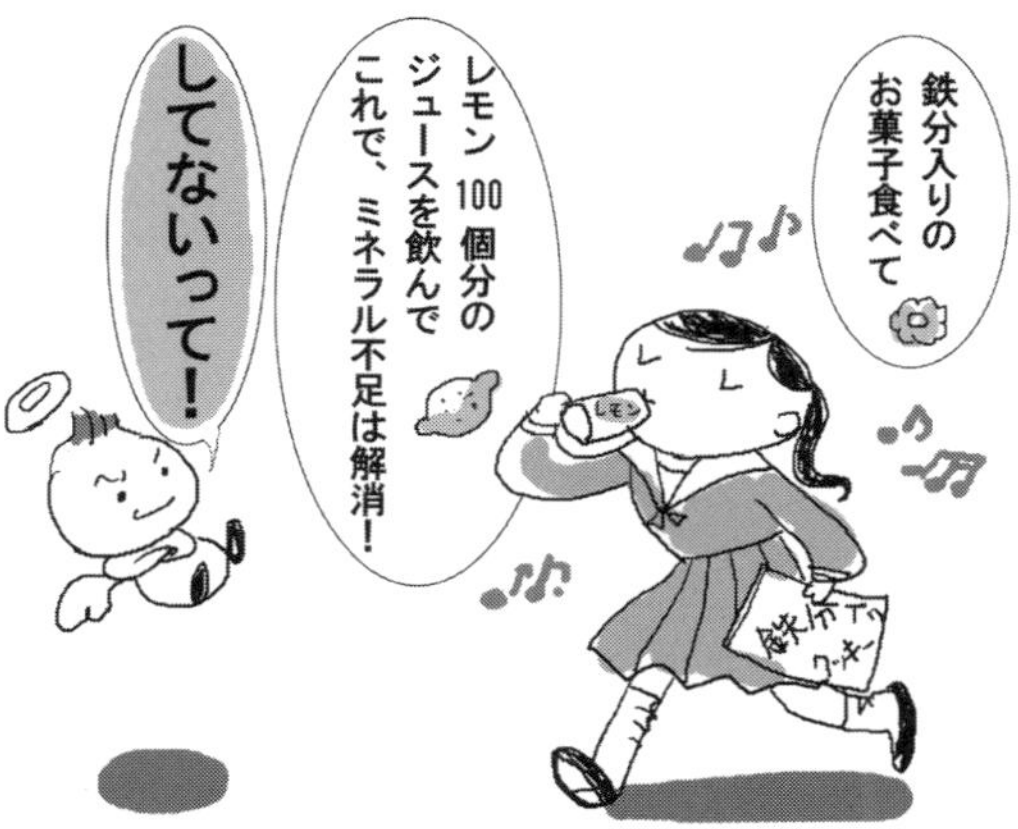
鉄分入りのお菓子食べて
レモン100個分のジュースを飲んでこれで、ミネラル不足は解消！
してないって！
レモン

ネラルの〝情報〟が、正しく体に伝わり、体がミネラルの過不足を感じて、バランスを整える方向に働きはじめます。そうして食物からきちんとミネラルを吸収できるようになるのです。

現代人の体の中は、車・オートバイ・自転車・人でゴチャゴチャ…今にも事故が起こりそうな道路に例えることができます。そこで生命組織塩は〝**信号機**〟のような役割を果たします。交通整理をして、渋滞を防いでくれるのです。

体内のミネラルに〝合図〟を送って、スムーズに吸収・排出が行われるように促します。

「吸収！」、「排出！」
道路で生命組織塩信号が
合図を送っている

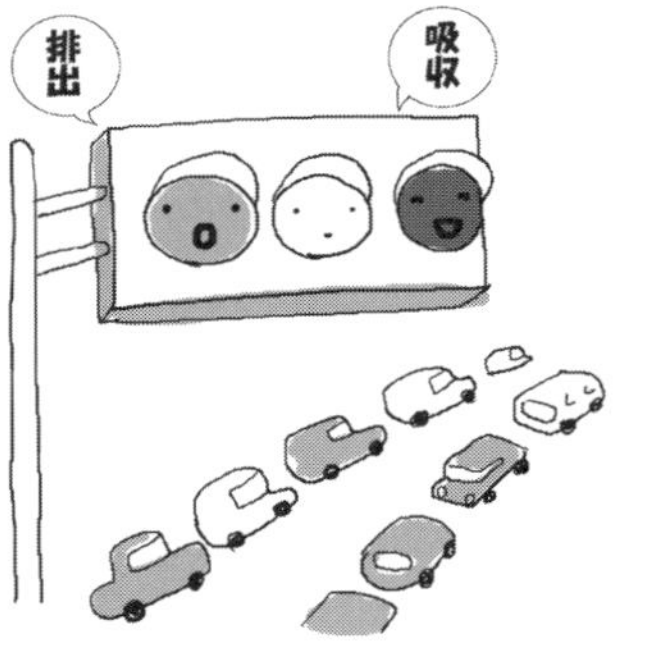

現代人の体の中
渋滞しそう…

この12種の必須ミネラルには、体の細胞内での、それぞれの役割分担が決まっています。

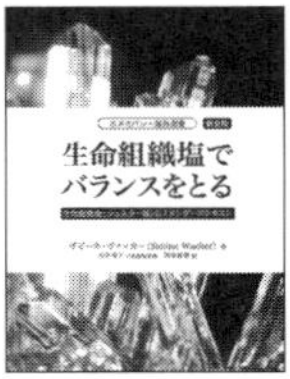

『生命組織塩でバランスをとる』

生命組織塩入門の決定版ともいえる書。初歩的な事項からレメディー選択のコツまでを全ページカラーで、やさしく、わかりやすく解説します。

ホメオパシー出版

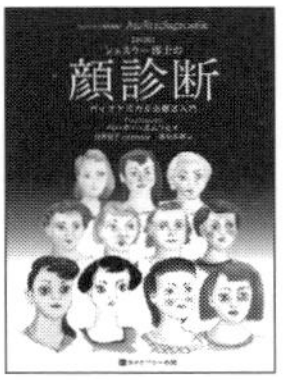

『シュスラー博士の 顔診断』

ティッシュソルト専門のレパートリーもかなり充実。ティッシュソルトのレメディーを使いこなしたいという人に、ぜひ活用してほしい一冊。

ホメオパシー出版

12種類の生命組織塩（ティッシュソルト）レメディー（付録）

	名称	働き	適応症	特徴	含有する食物
1	**カルクフロアー** **Calc-fluor.** （フッ化カルシウム）	**・組織の強化** 硬くなったところを軟らかく、たるんだところをひきしめる	爪の問題、関節症、皮膚・血管の弛緩、静脈瘤、ひび、あかぎれ	荒れた舌、硬い角質化した皮膚、湿った天気や寒さで悪化	ゴマ、ヒマワリの種、タンポポ、クレソン、アーモンド、ブロッコリーなど
2	**カルクフォス** **Calc-phos.** （リン酸カルシウム）	**・骨、細胞をつくる** 成長の促進、疲労回復、骨・歯の形成促進	骨折、骨形成の遅れ、成長痛、骨粗しょう症の予防、虚弱、硬化していない瘢痕、アレルギー	舌がざらざらしていて、甘い感覚、青白いロウのような顔、安静時と夜に悪化	カルシウム：小魚、干しエビ、海藻類、ゴマ、切り干し大根 ※リンが食事で不足することはない
3	**ファーランフォス** **Ferrum-phos.** （リン化鉄）	**・免疫のために** 応急処置に、酸素を運ぶ補助的な働き	**初期の炎症** 39℃までの熱、貧血、けが、皮膚の傷、集中力のないこども（ADHD）	青白くてきゃしゃ、目の落ちくぼみ、熱・興奮で悪化	鉄分：ヒジキ、アサリ、プルーン、レーズン、葉菜類、ゴマ、焼きのりなど

	名　称	働　き	適 応 症	特　徴	含有する食物
4	**ケーライミュア** **Kali-mur.** （塩化カリウム）	**・腺と粘膜に** ドロドロ血液の浄化、皮膚・粘膜の炎症	**炎症第２段階** 関節炎、扁桃炎、予防接種後	分泌物は粘着性がある、白い舌苔	カリウム：スイカ、リンゴ、柿、クリ、セロリ、ジャガイモ、サツマイモ、小豆、海草、アユ、バナナなど
5	**ケーライフォス** **Kali-phos.** （リン酸カリウム）	**・神経のために** 脳・神経・筋肉エネルギーの低下、熱の応急処置	**疲労困憊** **衰弱状態** 不眠症、休暇・緊張後の便秘、円形脱毛症	不安、目の下が青白い、乾燥肌、適度な運動で好転、黄色の舌苔	
6	**ケーライソーファー** **Kali-sulph.** （硫酸カリウム）	**・解毒のために** 発汗・呼吸のサポート、内臓・髪の毛の栄養	**肝機能障害** **皮膚病** 慢性副鼻腔炎、神経性の頭痛、月経前症候群、 **炎症第３段階**	黄色っぽい肌、粘着性の分泌物、黄色い目・舌	カリウムは野菜などの場合、調理すると水に溶け出してしまうので素早く！
7	**マグフォス** **Mag-phos.** （リン酸マグネシウム）	**・抗痙攣** **・ホメオパシー版痛み止め** 神経・筋肉の働きをスムーズにする	**痛み、神経の興奮と不安に** 筋肉の痙攣、咳、のぼせ	顔が赤みがかっている、温かさで好転、寒冷で悪化	魚肉類、バナナ、ホウレンソウ、ゴマ・大豆、ワカメ、昆布など
8	**ネイチュミュア** **Nat-mur.** （塩化ナトリウム）	**・体液調整** 循環不良、消化・栄養吸収の促進	**花粉症、** **ヘルペス、** **帯状疱疹、** 更年期障害、関節リウマチ	舌に小水疱 水分過多でむくんではれる⇔水分不足で乾燥	※ナトリウムは塩分なので、不足することはない
9	**ナットフォス** **Nat-phos.** （リン酸ナトリウム）	**新陳代謝** **・体の酸化を防ぐ** 腎臓の働きの促進、脂肪代謝	**消化器の問題、** **胸やけ、にきび、** 胆石、リウマチ	頬と鼻のあたりが赤っぽい、にきび、淡黄色・白の舌苔	インスタント食品など食品添加物に多く含まれる！ 過剰摂取に注意！
10	**ナットソーファー** **Nat-sulph.** （硫酸ナトリウム）	**・腸からの排出** 水分調節、老廃物を取り除く、抵抗力を高める	**浮腫**（特に目の周り）、 **悪い食事・アルコールの解毒**	まぶたのはれ、緑がかった舌苔、湿った黄色っぽい分泌物	
11	**シリカ** **Silica** （二酸化ケイ素）	**・結合組織に** 〝美〟の再生レメディー、過剰なカルシウム排出、爪・肌・髪の毛の成長サポート・清浄と除去	**免疫系の衰弱** 関節炎、化膿、毛髪・爪のもろさ、動脈硬化	顔のこじわ、透き通るような肌、早い老化、乾燥した舌、臆病	昆布、ハマグリ、ゴマ、パセリ、玄米、牡蠣、大豆

	名　称	働　き	適応症	特　徴	含有する食物
12	**カルクソーファー Calc-sulph.** (硫酸カルシウム)	**・化膿のプロセスに** リンパ液の解毒 ※シリカと似ている	**皮膚・粘膜の化膿、骨の成長、慢性のリウマチ** 肝機能障害	粘土質・色の舌苔、分泌物は膿や血が混ざることも	

サプリメントの落とし穴にご注意！

「レモン100個分のビタミンC」、「1日分のカルシウム」などとうたったサプリメントや、栄養補助食品がたくさんあります。

でも、わたしたちは自然にレモンを100個も食べるでしょうか？　それは、すごく不自然です。

それだけのレモンを本当に食べたりしたら、おなかがおかしくなってしまいますよね。

サプリメントというのは、そういう不自然な状態を体の中につくり出してしまうのです。

またカルシウム製剤・鉄剤などがありますが、これらを過剰に摂取すると、かえって疾患のもとになってしまうことがあるって、知っていましたか？

例えば、骨粗しょう症予防に、多くの人が〝カルシウム製剤〟をとりますが、カルシウムを骨に取り込むには、マグネシウムも必要なんです。

このバランスが悪いと、血中にカルシウムが過剰に増えてしまい、それが高血圧や動脈硬化の原因になることがわかっています。

だから、「不足を解消しよう！」と思って、サプリメントをとればいいというわけではないのです。

ある医師は、「サプリメントは、体の中に爆弾を落とすようなもの」と表現しているくらいです。

〝自己治癒力〟は、わたしたちがもっている自然の力です。その力を最大限に生かそうと思えば、不自然な栄養補給は必要ないのです。

必要な栄養素は、食事から自然に取り入れるのが体にとっても〝自然〟なのです！

サプリメント レモン100個爆弾 投下…

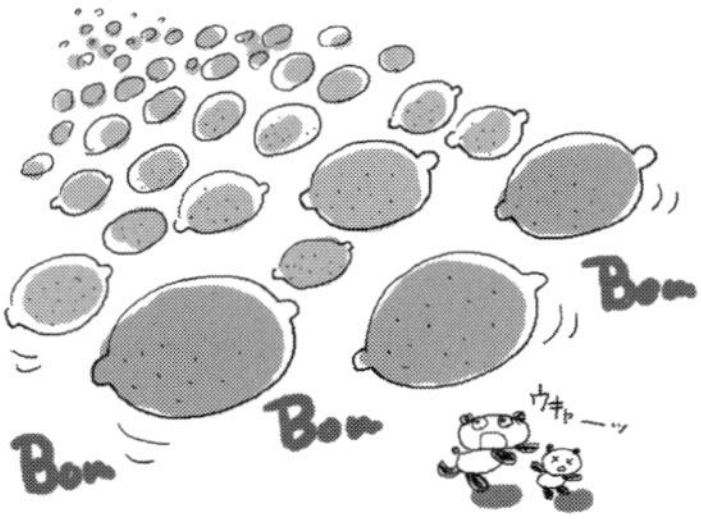

太陽の光と植物の癒し　——マザーチンクチャー

マザーチンクチャーとは、ハーブを中心とした植物からつくられたホメオパシーのレメディーの原液のことです。植物のエネルギーが一番高い季節や時間に、手摘みして、アルコールに漬けてつくられています。

マザーチンクチャーは、その花や植物のもつ〝エネルギー〟に加え、薬効成分も含まれており、主に肉体に働きかけます。

栄養不足や臓器などに問題がある場合、レメディーによってもバイタルフォースが動かないことがあります。そういったときにマザーチンクチャーで、肉体面からのサポートをしていきます。

漢方やハーブと異なり、マザーチンクチャーは、水などで薄めて使います（ですから長く使えます！）。通常は、コップ一杯の水に５〜６滴をたらして飲みますが、クリームやスプレー、湿布、お風呂に入れたりと、そのマザーチンクチャーの特徴によって、さまざまな使い方ができるのです。

マザーチンクチャーには、日本古来の薬草からつくったマザーチンクチャーも多くあります。昔から、その土地にある植物は、その土地に暮らす人々を癒す働きがあるといわれています。

まさに日本に暮らす人のための、日本オリジナルのマザーチンクチャーなのです。

カレンデュラ

キンセンカ
傷ついた心も体も優しくケア

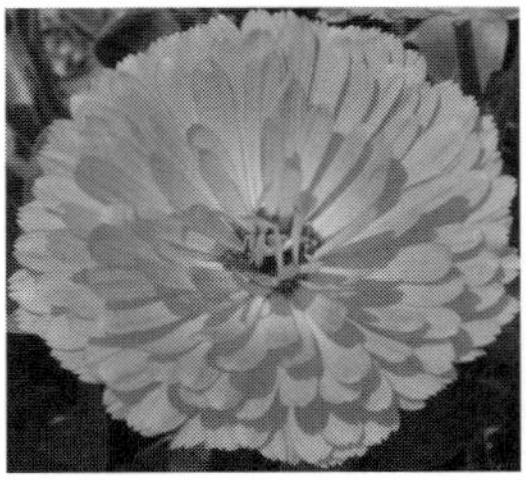

カレンデュラのマザーチンクチャーは、飲んだり、傷、お風呂に入れたり幅広く使えます。
抗菌、体を温める作用。湿気などで悪化する人、冷え性に。
傷やあせもなどには、カレンデュラの湿布がおすすめ。

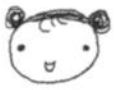

パッシフローラ

トケイソウ
穏やかで優しい気持ちに

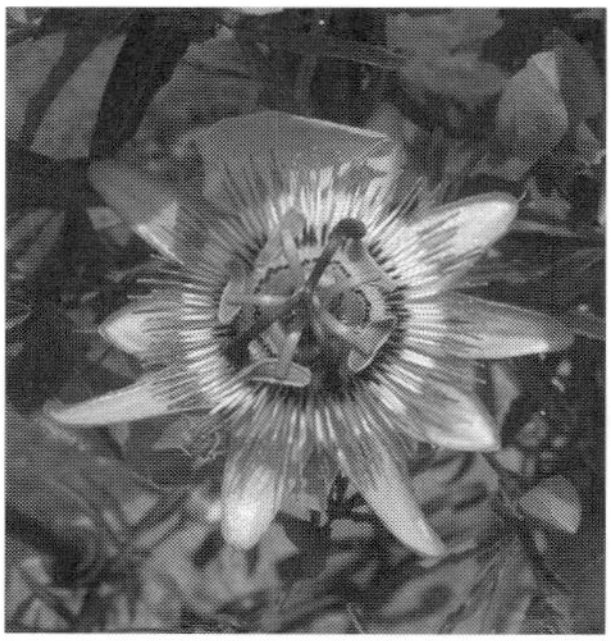

神経疲労や過敏、興奮に。
子育てのストレスやヒステリーに。
よく眠れないときなどにも。

ハイペリカム

オトギリソウ
とがった神経を穏やかに

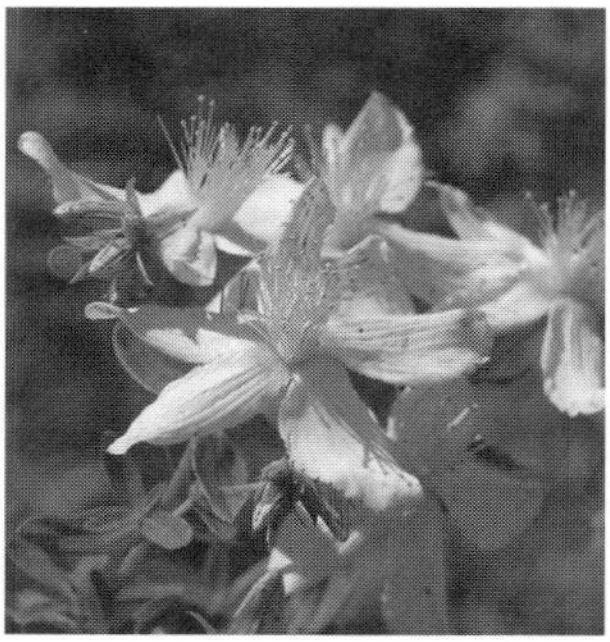

神経伝達を高めて、イライラして落ち着かないときに、ストレスや神経痛を改善。手足の衰弱感や麻痺、うつにも。

スーヤ

ニオイヒバ
「生命の樹」とよばれる
長寿のマザーチンキ

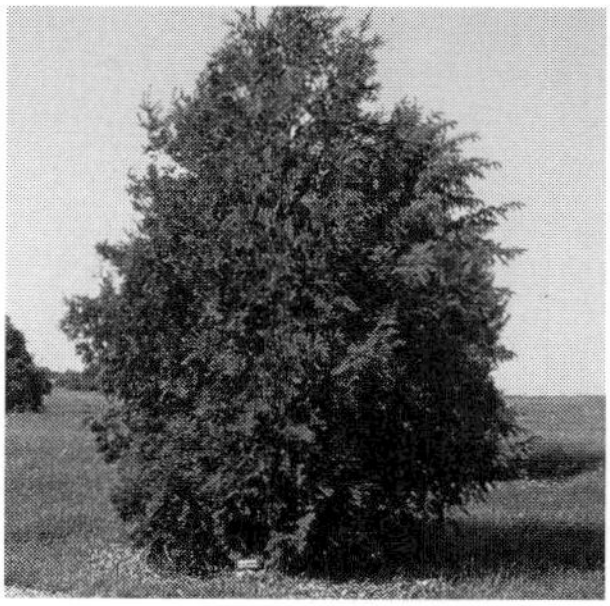

薬害・水いぼなど、小さなこどもの成長期をサポートできます。腎臓や生殖器、泌尿器の問題にも。

エキネシア

かぜをひいたり、
調子をくずしたら

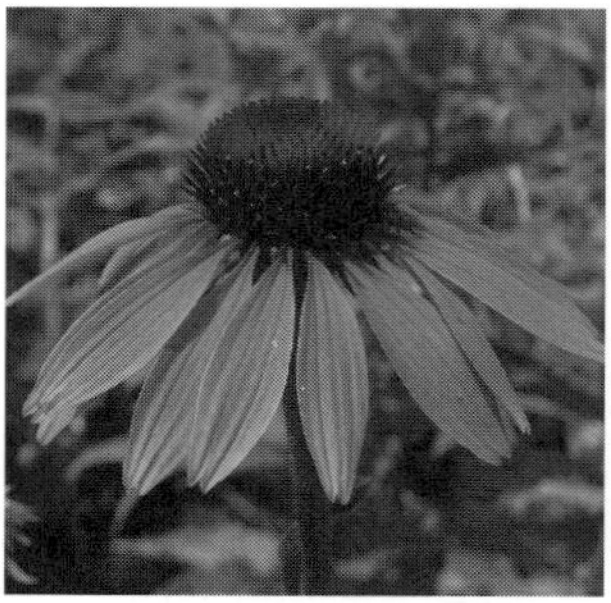

発熱・感染症・喉の痛みなどに。ヨーロッパでも昔から愛されてきた、かぜや初期感染症に使われるマザーチンクチャーです。

ハマメリス

マンサク
血をさらさらに浄化

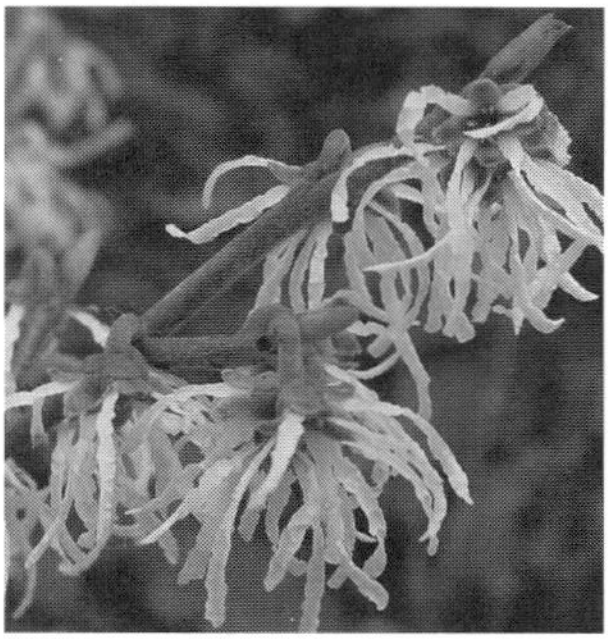

血管や血液の問題に。
出血・静脈瘤・痔・鼻血・生殖器の問題に。

アルファルファ

体の健康は〝腸〟から

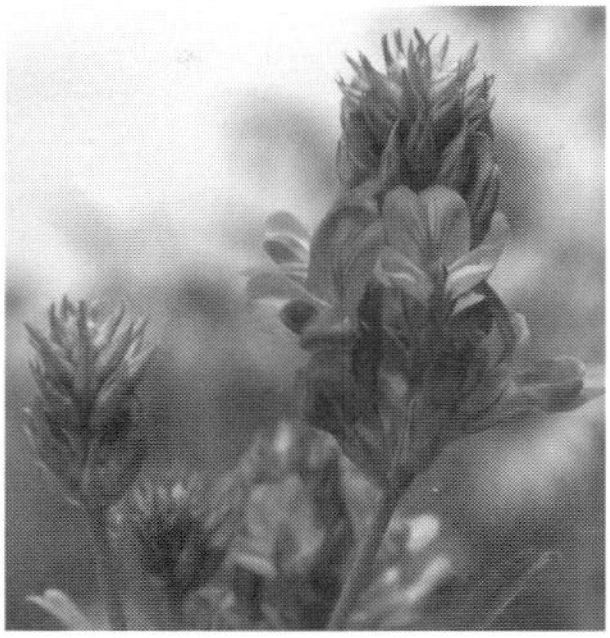

「やせの大食い」タイプに。
腸からの栄養吸収不足・食欲があまりないときにも。

タラクシカム

タンポポ
心身に太陽の光を運ぶ

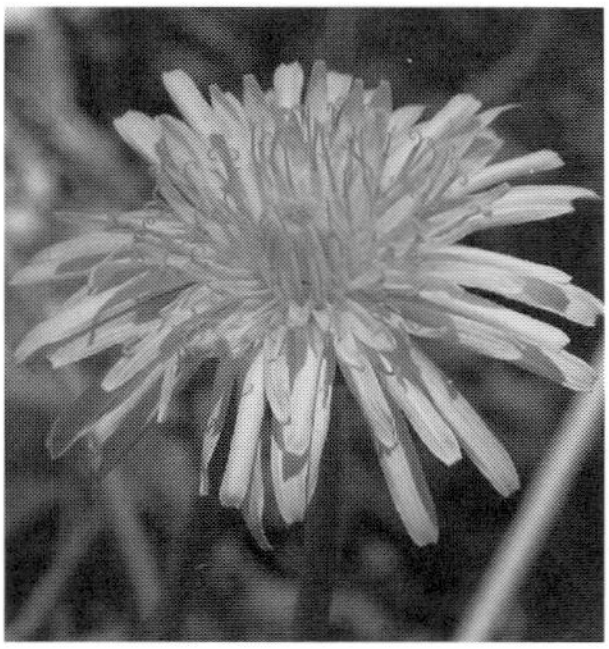

排尿障害や、冷え性・解毒・発汗に。
冬はお風呂に入れて冷え性予防にも。

アートメジア

ヨモギ
昔からの身近な万能薬

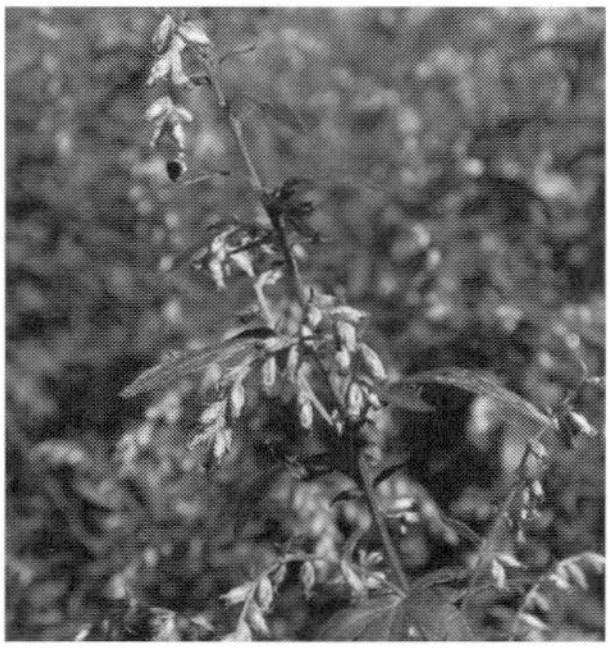

貧血・体をあたためて冷え性の防止に。
婦人科系の病気に。

最後に。

お読みいただき、ありがとうございました。

感想やご意見をお待ちしております。

ホメオパシーに関する新聞などの報道では、一部の誤った情報のみが流されています。

ホメオパシーについての正しい情報、自然療法の素晴らしさを伝えたいと考えて、この本を学生たちでつくりました。

身近な方や、ご家族に「ホメオパシーを理解してもらうにはどうしたらいいかなぁ」と考える方々の手助けになれば幸いです。

ホメオパシーを学ぶCHhom学生一同、

この本をとってくださった方、お母さん、赤ちゃん、お父さん、おじいちゃん、おばあちゃん、ワンコや猫ちゃんなどのペットたち、家族みなさまの体・心・魂の真の「健康」を心から願っています。

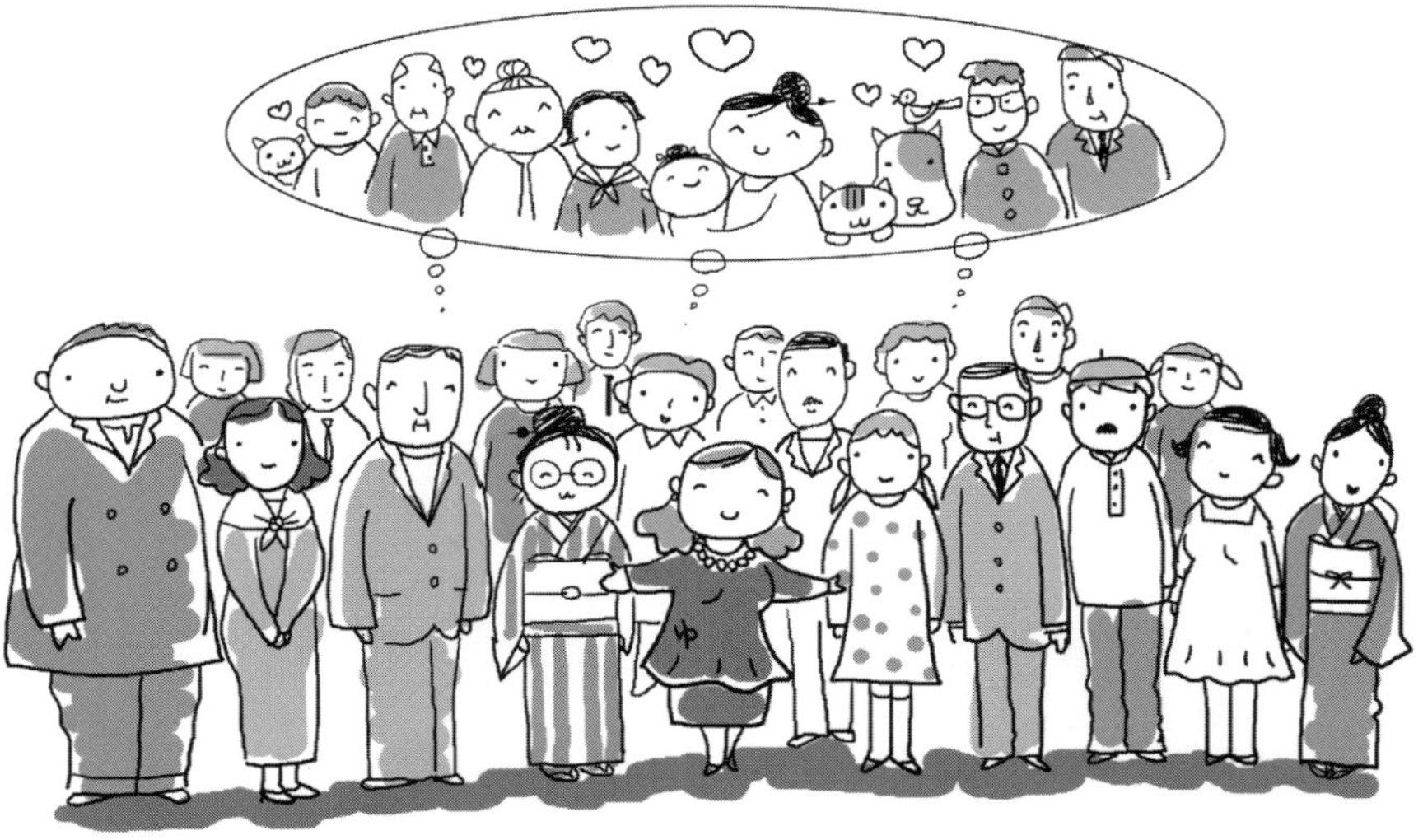

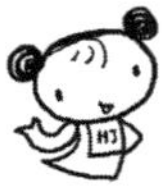

参考図書
ホメオパシー学校学生おすすめの本

ホメオパシーについて知りたい・ホメオパシーを始めたいなら…

『ホメオパシー in Japan』　由井寅子 著　ホメオパシー出版

『ホメオパシー的妊娠と出産』　由井寅子 著　ホメオパシー出版

『レメディーカード』　ホメオパシー出版

『ホメオパシー大百科事典』　Dr. アンドルー・ロッキー著　産調出版

こどものケアや毎日のケアに

『実用ホメオパシー』　Dr. David Gemmell 著　ホメオパシー出版

『キッズ・トラウマ』　由井寅子 著　ホメオパシー出版

『子供のための生命組織塩』ファイヒティンガー＆ニーダン著　ホメオパシー出版

『スピリット・オブ・ホメオパシック・レメディー』＜改訂版＞
ディディエ・グランジョージ 著　ホメオパシー出版

ホメオパシーの歴史的背景やハーネマンのことを知りたい

『ハーネマン』　マルチン・グンペルト 著　ホメオパシー出版

『バイタリズム』　マシュー・ウッド 著　ホメオパシー出版

『ホメオパシック・ラブストーリー』　リマ・ハンドリー 著　ホメオパシー出版

『ホリスティック　家庭の医学療法』　ヴィクター・シエルピナ総監修　産調出版

『癒しのホメオパシー』　渡辺順二 著　地湧社

『世界の一流有名人がホメオパシーを選ぶ理由』
デイナ・アルマン著　ホメオパシー出版

予防接種のことについて

『真の医学の再発見』　ジャン・エルミガー 著　ホメオパシー出版

『健康な子供 <新装改訂版> ――ホメオパシーと自然療法で抵抗力を強化する』
クレメンティーナ・ラブフェッティ著　ホメオパシー出版

『予防接種トンデモ論』　由井寅子 著　ホメオパシー出版

『ホメオパシー的予防』　由井寅子 著　ホメオパシー出版

自己治癒力・自然療法について

『癒す力、治る心――自発的治癒とはなにか』　アンドルー・ワイル 著　角川書店

『ホメオパシールネサンス』　ルディ・バースパー 著　ホメオパシー出版

『ワイル博士のナチュラル・メディスン』　アンドルー・ワイル 著　春秋社

『図説 東洋医学 基礎編』　山田光胤、代田文彦 著　学習研究社

『マヤズム治療のための大事典』スブラタ・クマー・バナジー 著　ホメオパシー出版

『修道院の薬草箱――70 種類の薬用ハーブと症状別レシピ集』
ヨハネス・G・マイヤー、キリアン・ザウム、ベルンハルト・ユーレケ 著　フレグランスジャーナル社

『〈からだ〉の声を聞きなさい』　リズ・ブルボー 著　ハート出版

『あなたが主治医』　大村雄一 著　ほたる出版（2017年現在は絶版・重版未定）

ハーネマンの著書

『慢性病論　第二版』　サミュエル・ハーネマン著　ホメオパシー出版

『医術のオルガノン 第六版<改訂版>』サミュエル・ハーネマン著 ホメオパシー出版

『マテリア・メディカ・プーラ』　サミュエル・ハーネマン 著　CHhom テキスト

子育て・インナーチャイルド関連

『インナーチャイルドが叫んでる！』　由井寅子 著　ホメオパシー出版

『今日から怒らないママになれる本！
――子育てがハッピーになる魔法のコーチング』　川井道子 著　学陽書房

『そよ風のように生きる』　バレンタイン・デ・スーザ 著　女子パウロ会

『ライフ・レッスン』　キューブラー・ロス、デヴィッド・ケスラー 著　角川書店

『考えない練習』　小池龍之介 著　小学館

自然農業などのこと

『マリア・トゥーンの天体エネルギー栽培法＜新装版＞』
マリア・トゥーン 著　ホメオパシー出版

『バイオダイナミック農法入門』　ウイリー・スヒルトイス 著　ホメオパシー出版

『日本のハーブ事典――身近なハーブ活用術』　村上志緒 著　東京堂出版

その他

『RAH & CHhom テキスト』
『ホメオパシックジャーナル（JPHMA 機関誌）』
『オアシス（ホメオパシーとらのこ会会報誌）』　など

ドイツ生まれの自然療法
「ホメオパシーってなぁに？」

2011年6月10日　初版　第一刷発行
2017年6月30日　第三版　第一刷発行

編　者　CHhom（カレッジ・オブ・ホリスティック・ホメオパシー）
絵　橋本美里
装　丁　ホメオパシー出版株式会社
発行所　ホメオパシー出版株式会社

〒158-0096 東京都世田谷区玉川台２－２－３
電話：03-5797-3161　FAX：03-5797-3162
E-mail　info@homoeopathy-books.co.jp/

ホメオパシー出版　http://homoeopathy-books.co.jp/
豊受オーガニクスショッピングモール　https://mall.toyouke.com/

Printed in Japan.
ISBN978-4-86347-047-7　C2077
落丁・乱丁本は、お取替えいたします。